PETER SELG

Nach Auschwitz

Auseinandersetzungen um die Zukunft der Medizin

VERLAG DES ITA WEGMAN INSTITUTS

Wir meinen, dass die Gequälten dieses Zeitabschnittes ein Recht darauf besitzen, dass an ihr Schicksal ein Stück unseres historischen Wissens geknüpft wird.
«Wissen» wird hier nicht als archivarischer Besitz verstanden, sondern als Teil eines lebendigen Zeitbewusstseins, das gegenwärtige – und auch zukünftige! – Gefährdungen unserer humanen Positionen umfasst.

Alexander Mitscherlich, 1960

Es ist eine legitime Frage, ob die Krise der Ärzteschaft und der Medizin unter Hitler, deren schlimmste Auswüchse im Nürnberger Ärzteprozess offenbar wurden, eine heilsame Wirkung auf das Gesundheitswesen in der modernen Welt hatte.

Michael Kater, 2000

Studienreihe
Ideengeschichte der Medizin
und ärztliche Bewusstseinsbildung

Band 4

Herausgegeben von
Integriertes Begleitstudium Anthroposophische Medizin (IBAM)
Universität Witten / Herdecke
Alfred-Herrhausen-Straße 50 | D-58448 Witten

1. Auflage 2020

Gesamtgestaltung: Walter Schneider, www.schneiderdesign.net
Druck: Gulde Druck, Tübingen
ISBN 978-3-906947-45-7

Inhalt

Vorwort

History does not repeat, but it does instruct.
Timothy Snyder[1]

Unter dem Titel «Lehren von Auschwitz» stellten Studierende der Medizin und Psychologie der Universität Witten/Herdecke am 1. November 2019 im Stadtzentrum von Witten Arbeiten und Reflexionen vor, mit denen sie sich im Nachgang eines medizinethischen Seminars an der Gedenkstätte Auschwitz-Birkenau im Frühjahr desselben Jahres auseinandergesetzt hatten.[2] Die Präsentationsveranstaltung wurde umfangreich vorbereitet und fand an Allerheiligen statt; in Thüringen war kurz zuvor gewählt worden. 23,4 Prozent der abgegebenen Stimmen waren an die Partei «Alternative für Deutschland» (AfD) gegangen; eine relative Mehrheit aller Thüringer unter 60 Jahren, so zeigten die Wahlanalysen, hatte für sie gestimmt, im Bundesland Weimars, Jenas und Buchenwalds. An Buchenwald hatten die unter 60-Jährigen, das heißt nach 1959 Geborenen, offenbar keine Erinnerung mehr.

Da Aleida Assmann den erfragten Gastvortrag am 1. November 2019 aus Termingründen nicht halten konnte, versuchte ich in meinem Ersatzreferat, das ich hiermit in ausgearbeiteter Form vorlege, einen größeren geschichtlichen Bogen zu schlagen – und sprach über Primo Levi (1919 – 1987) und Alexander Mitscherlich (1907 – 1982) sowie über die Intentionen Gerhard Kienles (1923 – 1983) bei der Gründung der Universität Witten/Herdecke, mit einem vorbildlichen Medizin-Modellstudiengang, der auf seine Art den «Lehren» des 20. Jahrhunderts verpflichtet war und ist.

In Auschwitz setzen wir uns im Rahmen der seit 2009 stattfindenden Seminare in erster Linie mit der Rolle der deutschen Ärzte im NS-Regime und an der Stätte des ehemaligen Konzentrations- und Vernichtungslagers auseinander – und gedenken einzelner Opfer. Primo Levi hat Auschwitz überlebt; er wäre im Sommer 2019 100 Jahre alt geworden, beendete 1987 jedoch vorzeitig sein Leben. Er litt nach 1945 und in zunehmendem Maße an den nicht gezogenen «Lehren von Auschwitz», der gesellschaftlichen Verdrängung des Geschehenen, den unterbliebenen Konsequenzen des europäischen «Zivilisationsbruches». An vielen Orten erinnerten sich 2019 Menschen an ihn. Levi sah sich nie als einen «Heiligen»; das Allerheiligenfest aber war in der Geschichte eine Zeit lang gerade den unbekannten Märtyrern der Humanität gewidmet gewesen. So erschien uns sinnvoll, Primo Levi an diesem Tage einzubeziehen.

2019 wurde auch der Schrift «Wissenschaft ohne Menschlichkeit – Medizinische und eugenische Irrwege unter Diktatur, Bürokratie und Krieg» gedacht, des berühmten Abschlussberichtes des Nürnberger Ärzteprozesses (9. 12. 1946 – 19. 7. 1947) aus der Feder von Alexander Mitscherlich und Fred Mielke, ein Buch, das 1949 in Heidelberg im Verlag Lambert Schneider erschien, vor 70 Jahren. Ich stellte in Witten dar, worum es Mitscherlich mit dieser Dokumentation – sowie ihrem Vorläufer «Das Diktat der Menschenverachtung» (1947) und einigen assoziierten Zeitungsartikeln – nach 1945 ging und für welche Selbstbesinnung der Ärzte und therapeutisch Tätigen er damals und später eintrat. Mitscherlich unternahm es auf seine Weise, «Lehren von Auschwitz» für die Medizin in grundsätzlicher Weise zu ziehen, insbesondere für das Denken in der Medizin, das Denken über den Menschen, über sein «Bild» in Gesundheit, Krankheit und Therapie, auch Lehren der medizinischen Ethik, angesichts gesellschaftspolitischer Gefährdungen, die er keinesfalls als beendet ansah. Es ist bekannt, dass Mitscherlichs Dokumentations- und Reflexionsarbeit, seine kritischen Analysen und Vorschläge Ende der 1940er-Jahre auf großen Widerstand stießen, von den deutschen Ärzten, medizinischen Standesorganisationen und Fakultäten abgewehrt und marginalisiert wurden – und die systematische und akribische Geschichtsforschung und -schreibung der NS-Medizin in Deutschland erst Jahrzehnte später beginnen konnte, nach dem Aufruhr der 1968er-Generation und dem Aufkommen einer ersten «Erinnerungskultur», in den Jahren nach Mitscherlichs und Levis Tod (1982 beziehungsweise 1987).

Im dritten Teil meines Referates versuchte ich zur Darstellung zu bringen, inwiefern die Gründung und Eröffnung der Universität Witten/Herdecke 1983 mit ihrem innovativen Medizin-Modellstudiengang in Beziehung zu jener medizinisch-anthropologischen wie gesellschaftlichen Wende steht, die Menschen wie Levi und Mitscherlich durch ihre Arbeit mit vorbereiteten. Gerhard Kienle, die zentrale Gründerfigur der Universität, hatte seinen geistigen Orientierungspunkt anders als Mitscherlich nicht in der Psychoanalyse Sigmund Freuds oder der medizinischen Anthropologie Viktor von Weizsäckers, Mitscherlichs klinischem Lehrer, sondern bekanntermaßen in der anthroposophischen Geisteswissenschaft Rudolf Steiners. Auch Kienle beschäftigte die Frage, wie eine neue ärztliche Ausbildung und Behandlungsweise nach den Einbrüchen des totalitären 20. Jahrhunderts und den Bedrohungen der Humanität ideell zu fundieren und praktisch durchzuführen ist, zumal er in Steiners Anregungen innovative Ideen für eine andere, menschliche Zukunft fand.[3]

Am Ende des Referates ging es schließlich in skizzenhafter Weise um gesellschaftliche, medizinische und medizinethische Herausforderungen der Gegenwart; über sie hatte der Freiburger Medizinethiker Giovanni Maio an der Universität Witten/Herdecke und im Gemeinschaftskrankenhaus

Herdecke in der letzten Zeit gesprochen und eine nachhaltige Resonanz bei den Studierenden sowie den Mitarbeitern der Universität und des Krankenhauses erzielt.

Ein Ziel der Darstellung war, die Beiträge von Levi, von Weizsäcker und Mitscherlich, Kienle und Maio, die nahezu ohne gegenseitige Bezugnahme erfolgten, in einen größeren, «dialogischen» Verweisungszusammenhang zu stellen beziehungsweise einen übergeordneten Bogen aufzuzeigen, innerhalb dessen ihren Überlegungen durch ausgewählte Zitate Stimme und Gewicht verliehen wird. Die inhaltlichen Beziehungen, die zwischen den engagierten Arbeiten trotz unterschiedlicher Ausgangspunkte und weltanschaulicher Prämissen bestehen, sind bei näherer Betrachtung deutlich und im Ringen um eine wirkliche Humanmedizin meines Erachtens von bleibendem Wert.

Insgesamt sollte die Veranstaltung am 1.11.2019 etwas von den Motiven und Intentionen sichtbar machen, die unseren Seminaren in Auschwitz-Birkenau und unseren Ausbildungsbemühungen in Witten/Herdecke zugrunde liegen. Und es sollte deutlich werden, welch große Bedeutung und fortbestehende Aktualität den seminaristisch aufgeworfenen Fragestellungen der Geschichte nach wie vor zukommen. «Im Medium der Erinnerung setzt man sich in der Gegenwart für die Zukunft gemeinsam Ziele.» (Aleida Assmann[4])

*

Mein persönlicher Dank für die vielfältigen Erfahrungen, die wir seit über zehn Jahren in Auschwitz-Birkenau sammeln durften, gilt in erster Linie *Dr. phil. Krzysztof Antończyk*, dem Leiter des digitalen Archivs der Gedenkstätte, und seinen wissenschaftlichen Mitarbeitern, darunter *Halina Jastrebska*, *Małgorzata Hałat* und *Ewa Pasterak*. Sodann danke ich *Diethard Tauschel*, der unsere Auschwitz-Seminare und das mit ihnen verbundene Curriculum zur Medizinethik in

Witten/Herdecke[5] möglich gemacht hat – sowie allen Studierenden, die durch ihre Betroffenheit, ihr Interesse, ihre Fragen und ihr Engagement unseren Exkursionen und Besprechungen bis heute ihr Leben verleihen. Ich zitiere am Ende meines Textes einige ihrer eindrucksvollen Reflexionen in und nach Auschwitz (vgl. S. 270ff.).

Ita Wegman Institut
Arlesheim, März 2020

Peter Selg

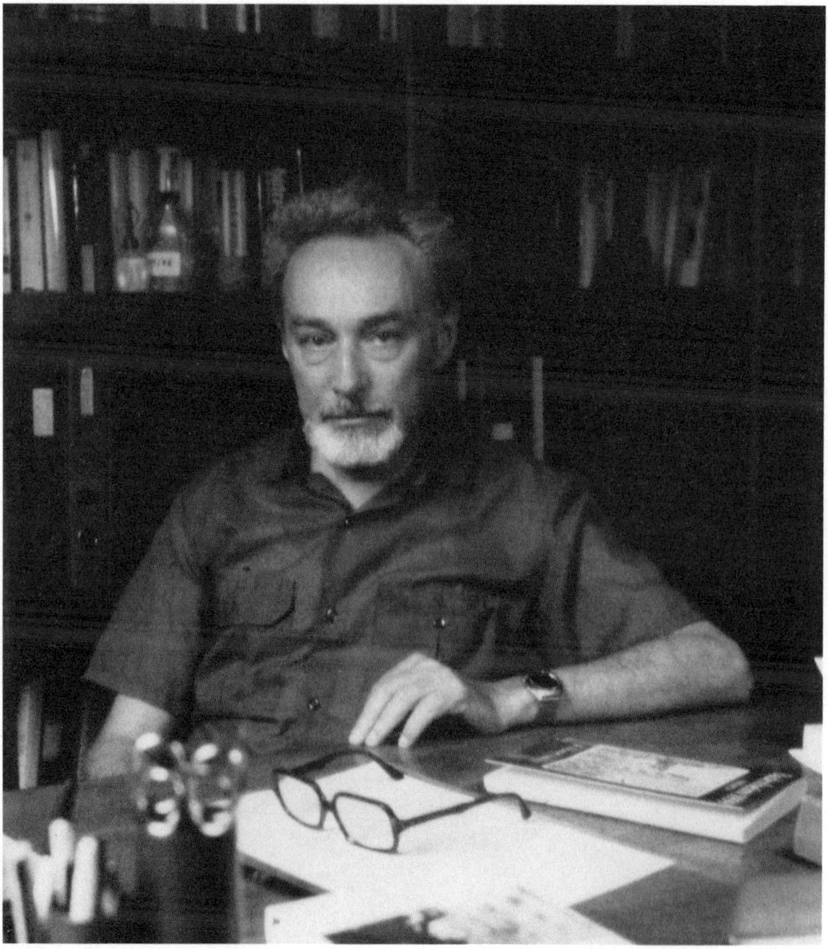

Abb. 1: Primo Levi am Schreibtisch, Turin 1981. © akg-images

1.

Überleben nach Auschwitz. Primo Levi und die Hoffnung auf Veränderung

> Heute gibt es, wie immer in Krisenzeiten, Symptome einer Rückkehr, wenn nicht zum Nazismus, so doch zu einem rechtsgerichteten Regime, das stark ist, mit einer straffen Ordnung. (1986[6])

1. Der Tod Primo Levis

Die Nachricht vom plötzlichen Tod, gar vom Selbstmord Primo Levis am Samstagmorgen, dem 11. April 1987, dem Jahrestag der Befreiung des Konzentrationslagers Buchenwald, war erschütternd. Gerade er, der wie wenig andere Auschwitz und die Lagererfahrungen restlos durchgearbeitet hatte, analysiert und verstanden im menschenmöglichen Sinne und auf hohem intellektuellem, aber auch emotionalem und moralischem Niveau, er, der sein «Vertrauen in die Zukunft des Menschen»[7] nicht verloren hatte, sein Setzen auf den Sieg des Humanen, trotz aller Hindernisse – gerade er hatte offenbar aufgegeben. «Auschwitz hat in mir Spuren hinterlassen, meinen Lebenswillen jedoch nicht gebrochen, sondern eher gesteigert – was ich erlebt habe, gab meinem Leben einen Sinn, nämlich Zeugnis abzulegen, damit derartiges nie wieder vorkommt», so hatte Levi sich wiederholt geäußert[8] und im Kommentar für ein Schulbuch geschrieben: «Durch das Erleben, Überdenken und Schildern jener Geschehnisse habe ich viele Dinge über die Menschen und die Welt gelernt.»[9] Er hatte alles durchlebt, durchdacht und zur wirklich inneren «Erfahrung» gemacht, auch in Worte und Begriffe gebracht, in mündlicher Form und in markanten Schriften. Levi war, seinem eigenen Zeugnis zufolge, in Auschwitz «erwachsen geworden»[10]. Er hatte mit Nachdruck auf das «Erwachsenwerden» der menschlichen Zivilisation und Europas nach Auschwitz gebaut und auf die Vernunft gesetzt, die er als «heilsam» erlebte[11], auf das Licht jener «Aufklärung», die für ihn kein einfacher Rationalismus war, sondern eine substanzielle Wirklichkeitserkenntnis durch die «Schule des Denkens». Als «Schule des Denkens und somit des Schreibens» hatte er die Wissenschaft bezeichnet[12], war selbst Naturwissenschaftler, aber auch in der Geistesgeschichte der Menschheit zu Hause, in der Kultur und in verschiedenen Sprachen kundig und bewandert.

In den Biografien, die später über ihn geschrieben wurden[13], kann man die Spur seiner depressiven Phasen und Einbrüche bis in die frühen 1970er-Jahre hinein zurückverfolgen, auch seine Einnahme von Beruhigungsmitteln und seine Beschäftigung mit dem Suizidgedanken, den er jedoch insgesamt verwarf, trotz der periodisch wiederkehrenden Not, Bedrängnis und Verdunkelung. Ob sein Hingang wirklich durch einen «Freitod» erfolgte, blieb daher auch noch lange nach dem 11. April 1987 umstritten und ist es für manchen bis heute. Es gab möglicherweise auch andere Gründe für sein Ableben; Levi war ein störender «Zeuge», für viele Menschen *der* Zeuge von Auschwitz schlechthin.

In der hier folgenden Annäherung an die «Tragödie» dieses «Optimisten»[14] lege ich den Schwerpunkt auf Levis Leiden am Ausbleiben dessen, was man die «Lehren» von Auschwitz nennen kann; dies macht meines Erachtens einen großen Teil seiner «Tragödie» nach 1945 aus. Wäre es in den vier Jahrzehnten nach der Befreiung der Lager anders in Deutschland und Europa gekommen, so hätte er eine andere Biografie gehabt, dessen bin ich mir gewiss, auch wenn solche Zusammenhänge bekanntlich nicht zu beweisen sind.

Doch nun zu Levi, in der methodischen Bemühung, ihn selbst an verschiedenen Stellen «zu Wort» kommen zu lassen. «History gives us the company of those who have done and suffered more than we have.» (Timothy Snyder[15])

2. *Der Weg nach Auschwitz*

Er wurde in Turin ein halbes Jahr nach dem Ende des Ersten Weltkriegs geboren, im Gründungsjahr der NSDAP und von Mussolinis «fasci di combattimento», den faschistischen Kampfgruppen Italiens. Dennoch hatte er eine behütete Kindheit, in der Wohnung des Vaters und Großvaters im Corso Re Umberto 75, einer Allee des schönen Turiner Crocetta-Viertels. Dort wohnte die Großfamilie Levi, mit vielen Cousins und Cousinen in nächster Nähe, sephardische Juden, die in der Mitte des 16. Jahrhunderts, aus Spanien fliehend, nach Italien gekommen waren, ins Piemont, wo sie geachtet und integriert lebten, «unsere ehrwürdigen, arbeitsamen und feinsinnigen Vorfahren»[16].

Wie sein Vater, der Ingenieur Cesare Levi, liebte Primo Levi von Kindheit an die Naturwissenschaften und die Literatur, auch die Poesie der Naturwissenschaft. Er wollte bereits früh Chemiker werden und wurde es später auch, ging mit dem Mikroskop und dem Teleskop um, mit den Erscheinungen und Gesetzen der Chemie und der Astronomie, den Substanzen und den Sternen. «Die Chemie erschien mir als der wichtigste Schlüssel, um hinter die Geheimnisse des Himmels und der Erde zu kommen [...].»[17] Sein Chemiestudium, das er mit 18 Jahren – 1937 – begann, erlebte er als «Insel der Vernunft» inmitten des faschistischen Wahnsinns»; hier fand er Klarheit und Präzision, Eindeutiges und Nachprüfbares in einer zeitgeschichtlichen Situation der politischen Lüge und Demagogie, der damaligen «fake news», der Verzerrung und Verdummung. Ab 1938, nach Einführung der Rassegesetze und dem enger werdenden Bündnis mit Deutschland, durfte auch in Italien kein Jude mehr ein Studium beginnen; Levi aber konnte seines noch fortführen und abschließen, erlebte, wie er später in Interviews sagte, keine offene Feindseligkeit, aber auch wenig Solidarität. «Die Freundschaften mit Ariern lösten sich eine nach der anderen auf.»[18] Sein Promotionswunsch wurde abgelehnt, er arbeitete nach dem Studium in einem physikalischen Institut, dann in einem Bergwerk und schrieb erste Novellen (über Blei und Quecksilber). 1943, nach dem Turiner Arbeiterstreik im März, der Auflösung der Regierung im Juli und der Besetzung Norditaliens durch die Truppen der deutschen Wehrmacht, begann die Hetzjagd auf Juden auch südlich der Alpen. Levi schloss sich, anfänglich zögernd, einer Partisanengruppe an, ging – passionierter Bergsteiger, der er war – «in die Berge», hatte kein Geld, keine Waffen und keine Erfahrung. Er hörte von geflohenen Soldaten Nachrichten über Vernichtungslager in Polen[19], las diesbezügliche Artikel in Schweizer Zeitungen und informierte sich in englischen Rundfunksendungen. Das «Weißbuch» der englischen Regierung übersetzte er selbst in die Sprache seines Heimatlandes.[20] Levi und seine kleine Gruppe aber wurden denunziert, er wurde verhaftet («die ‹bewaffnete Verteidigung› gehörte nicht zu meiner Welt»[21]), gab seine jüdische Identität in Verhören zu und kam am 27. Januar 1944, exakt ein Jahr vor der Befreiung von Auschwitz-Birkenau, ins Lager Carpi-Fossoli, nördlich von Modena, einem der Provinzkonzentrationslager (*campi provinziali*). Später schrieb er das Gedicht «Sonnenuntergang in Fossoli»:

Io so cosa vuol dire non tornare.
A traverso il fino spinato
Ho visto il sole scendere e morire;
Ho sentito lacerarmi la carne
Le parole del vecchio poeta:
«Possono i soli cadere e tornare:

A noi, quando la breve luce è spenta,
Una notte infinita è da dormire».

Ich weiß, was es heißt: nicht heimkehren.
Durch den Stacheldraht hab ich
Die Sonne sinken und sterben sehen.
Ich habe die Worte des alten Dichters
Das Fleisch mir zerfetzen gefühlt:
«Sonnen können sinken und kommen:
Uns aber, ist das kurze Licht erst erloschen,
Ist eine unendliche Nacht gegeben zum Schlaf.»[22]

In Carpi-Fossoli waren die Bedingungen des Lebens vorerst noch relativ gut, Levi und seine Kameraden durften nach Hause schreiben und Pakete empfangen; dann jedoch erfolgte die Übergabe des Lagers an die Deutschen, mit drakonischen Maßnahmen, und am Dienstag, dem 22. Februar 1944, Levis Deportation nach Auschwitz, in einem der zwölf Waggons eines Transportes des RSHA, des «Reichssicherheitshauptamtes» in Berlin. Er war 24. Viele alte Männer und Frauen waren Teil des Zuges, darunter sämtliche Bewohner des jüdischen Altersheimes von Venedig, insgesamt waren es 650 Menschen. «Ein alter Mann [Arturo Foà] von siebzig Jahren hatte wenige Tage zuvor eine Hirnblutung erlitten, er wurde trotzdem in den Zug verladen und starb während der Fahrt.»[23] Die jüdischen Gefangenen litten auf dem Weg nach Nordosten unter der eisigen Winterkälte; die Metallrohre im Innern des Wagens waren am Morgen von Eis bedeckt, sie lebten mit furchtbarem Durst, fast ohne Wasser, und in großer Angst. Am späten Samstagabend des 26. Februars 1944, nach viertägiger Fahrt in elenden Verhältnissen, trafen sie in Auschwitz ein. An der «Alten Judenrampe» wurden die Türen aufgerissen und die Menschen kurz darauf «selektiert». Von den 650 italienischen Juden wurden nur 95 Männer für hinreichend «arbeitsfähig» befunden; von diesen 95 überlebten nur 15 bis zur Befreiung; des Weiteren 29 Frauen (von denen acht überlebten).[24] Die übrigen 526 italienischen Juden des Transports wurden noch am Tag der Ankunft in den Gaskammern von Auschwitz-Birkenau getötet.[25]

Primo Levi erhielt die Häftlingsnummer 174517 und kam nach «Auschwitz III Buna», an die ausgedehnte Baustelle einer Fabrik, wo circa 40000 Arbeiter tätig waren. Mitten auf dem Fabrikgelände befand sich das Lager der KZ-Häftlinge, acht Kilometer vom «Stammlager» Auschwitz entfernt. In «Buna» sollte Butadien-Natrium, das heißt synthetischer Kautschuk (auf Butadiengrundlage) hergestellt werden, in einem Zweigwerk der IG Farben, des europaweit mächtigsten Konzerns, der sich als erstes Unternehmen in Auschwitz aufgrund der billigen jüdischen Sklavenarbeiter angesiedelt hatte. Buna, auf dem Gebiet der polnischen Kleinstadt Monowice gelegen (daher «Monowitz Buna»), war, so Levi, ein «privates Konzentrationslager»[26]. Die IG Farben, die auch Anteile an der DEGESCH hatte, der «Deutschen Gesellschaft für Schädlingsbekämpfung», dem Hersteller des Giftgases Zyklon B, bezahlte der SS die jüdischen Sklaven, die tagsüber unter dem Kommando des deutschen Betriebes standen, nachts dagegen im Lager in den Holzbaracken unter SS-Herrschaft lebten und litten. Es waren etwa 12000 KZ-Gefangene, deren durchschnittliche Lebenserwartung sich auf drei bis vier Monate belief – so war die Kalorienzahl der täglichen Rationen berechnet. «Sterben war einfach. Es genügte, sich mit dem zufriedenzugeben, was man zu essen bekam, und alle Befehle auszuführen.» (Levi[27])

3. Monowitz Buna

Ich möchte mich in der folgenden Schilderung von Levis elf Monaten in «Monowitz Buna» auf sehr wenige Motive beschränken; er hat über diese Zeit genauestens berichtet, alles ist sehr gut nachzulesen und unter Interessierten weithin bekannt. Seine Schilderungen sind präzise, auch von hoher literarischer Qualität. Von alldem soll nachfolgend bis auf wenige Ausnahmen abgesehen werden. Dennoch beginne ich mit einer solchen Ausnahme – Levis Darstellung der Situation kurz nach der Ankunft im Lager Buna, nach der gewaltsamen Wegnahme aller Habe, dem «Scheren» der Haare und der «Einkleidung» in die Häftlingstracht:

> Als wir fertig sind, bleibt jeder in seinem Winkel, und wir wagen es nicht, einander anzublicken. Es gibt nichts, worin wir uns spiegeln könnten, und doch haben wir unser Ebenbild vor Augen, es bietet sich uns in hundert leichenblassen Gesichtern dar, in hundert elenden und schmierigen Gliederpuppen. So sind wir nun in ebensolche Gespenster verwandelt, wie wir sie gestern Abend gesehen haben.
>
> Da merken wir zum ersten Mal, dass unsere Sprache keine Worte hat, diese Schmach zu äußern, dies Vernichten eines Menschen. In einem einzigen Augenblick und fast mit prophetischer Schau enthüllt sich uns die Wahrheit: Wir sind in der Tiefe angekommen. Noch tiefer geht es nicht; ein noch erbärmlicheres Menschendasein gibt es nicht, ist nicht mehr denkbar. Und nichts ist mehr unser: Man hat uns die Kleidung, die Schuhe und selbst die Haare genommen; sollten wir reden, so wird man uns nicht anhören, und wird man uns auch anhören, so wird man uns nicht verstehen. Auch den Namen wird man uns nehmen; wollen wir ihn bewahren, so müssen wir in uns selbst die Kraft dazu finden, müssen dafür Sorge tragen, dass über den Namen hinaus etwas von uns verbleibe, von dem, wie wir einmal gewesen.[28]

Die Absicht, «uns zunächst als Menschen zu vernichten, um uns dann einen langen Tod zu bereiten»[29], durchschaute Levi früh, reflektierte darüber und berichtete später ausführlich. Die Lagerleitung intendierte den Selbst- oder Ich-Verlust der jüdischen Gefangenen («denn wer alles verloren hat, verliert auch leicht sich selbst»); dies war Teil des enthumanisierenden Lagersystems und der dort eingerichteten Hierarchie, die auf die Beherrschung der Gefangenen durch Gefangene zielte. Beschränkt auf «Leid und Notdurft» sollte jeder sich selbst der Nächste werden, in einer Reduzierung auf die letzten Vitalbedürfnisse des Leibes und auf Strategien des Überlebens, die teilweise unter dem Niveau des tierischen Daseins lagen («was in Auschwitz Menschen aus Menschen zu machen gewagt haben ...»[30]). Durch die von der SS installierte und forcierte Hierarchisierung unter den Häftlingen wurde das Prinzip der Solidarität in der Gemeinschaft der Opfer von Anfang an außer Kraft gesetzt. Es sollte keine Schicksalsgefährten geben. «Man fand Feinde vor, keine Kameraden», sagte Levi im späteren Interview.[31] «Wir hatten gedacht, wir kämen an einen Ort des Leidens, wo indes eine gewisse Solidarität vorhanden wäre ...»[32] In seinem letzten Werk über Auschwitz, dem luziden Essay «Die Untergegangen und die Geretteten», schrieb er dazu:

> Diese jähe Entdeckung machte man von den ersten Stunden der Gefangenschaft an und oftmals in der unmittelbaren Form einer konzentrierten Aggression von Seiten gerade derjenigen, in denen man die zukünftigen Verbündeten zu erkennen hoffte. Diese Entdeckung war so übermächtig, dass jede Widerstandsfähigkeit auf der Stelle zusammenbrach. Für viele war sie mittelbar oder unmittelbar tödlich: Es ist schwer, sich vor einem Schlag zu schützen, auf den man nicht vorbereitet ist.[33]

Das wichtigste Ziel der SS war die Zerstörung der Widerstandsfähigkeit der jüdischen Gefangenen, ihr moralischer Zusammenbruch. Levi analysierte nach 1945 den «erbarmungslosen, natürlichen Selektionsprozess», den die SS unter ihren Opfern auf den Weg zu bringen versuchte, die «lange Schulung für den Kampf des Einzelnen gegen alle».[34] «Von ganz wenigen Ausnahmen abgesehen, griff die Unmenschlichkeit des Nazisystems auch auf die Häftlinge über.»[35] Die Gewöhnung an das Leben im KZ implizierte – beabsichtigterweise – den Verlust der Humanität, die Entmenschlichung auf beiden Seiten, die erlittene (unter den Häftlingen) und die mehr oder weniger selbst gewählte (unter den Bewachern). In «Ist das ein Mensch?» schrieb Levi:

> Hier [im Lager] wird der Kampf um das Überleben ohne Erbarmen geführt, denn jeder ist verzweifelt und grausam allein. Wenn irgendein Null Achtzehn strauchelt, findet er keinen, der ihm die Hand reicht; wohl aber findet er einen, der ihn aus dem Wege schafft, weil niemand daran interessiert ist, dass sich noch ein «Muselmann» mehr jeden Tag zur Arbeit schleppt. [...] Und kommt jemand durch ein Wunder an grimmig entschlossener Ausdauer und Durchtriebenheit auf eine neue Kombination, um sich vor der härtesten Arbeit zu drücken, auf ein neues Verfahren, das ihm einige Gramm Brot einbringt, dann wird er das nach Möglichkeit geheim halten, er wird darum bewundert und respektiert werden und seinen ausschließlichen persönlichen Nutzen davon haben; er wird stärker werden, und daher wird man ihn fürchten, und wer gefürchtet wird, ist schon dadurch ein Anwärter fürs Überleben.
> In der Geschichte wie im Leben scheint bisweilen ein grausames Gesetz erkennbar zu sein, das

> heißt: «Wer da hat, dem wird gegeben, wer aber nicht hat, dem wird alles genommen.» Im Lager, wo der Mensch allein auf sich gestellt und der Lebenskampf auf seine Urform reduziert ist, gilt dieses ungerechte Gesetz in aller Offenheit und wird allgemein anerkannt.[36]

Primo Levi war in Monowitz Buna ein abhängiger, weithin ohnmächtiger Gefangener und Zwangsarbeiter, aber er war von vornherein auch ein Beobachter, ein Mensch der intensiven Wahrnehmung und Reflexion. Er war den Bedingungen des Lagers unterworfen, aber er erlitt sie nicht nur, sondern versuchte, sie zu analysieren («Ich hatte einen intensiven Wunsch zu verstehen»). Er «transzendierte» seine Lage dadurch bis zu einem gewissen Grad, war nicht nur Opfer, sondern zugleich auch Zeuge, «empfindsamer Beobachter» (Langbein[37]) mit den Augen, dem konzentrierten Blick und der reflektierenden Kraft des Wissenschaftlers, zu der er sich immer wieder aufschwang. Er tat dies, seinem autobiografischen Zeugnis zufolge, auch im Hinblick auf sein mögliches Überleben und seinen etwaigen Bericht: «Mein einziger Gedanke war, zu überleben, um erzählen zu können.»[38] «Ich bin mit mir im Reinen, weil ich Zeugnis abgelegt habe, weil ich Augen und Ohren weit aufgesperrt habe, so dass ich das Erlebte auf wahrheitsgemäße, präzise Art schildern konnte», sollte er sehr viel später, auf eine entsprechende Nachfrage hin, betonen.[39]

*

Levi aktivierte innere und äußere Widerstandskräfte, solange ihm das noch möglich war, und wollte den Zusammenbruch der inneren Werte keinesfalls akzeptieren («In dir hast du den letzten Wert zerbrochen», steht in seinem «Buna»-Gedicht[40]); er sondierte die Möglichkeiten eines inneren Überstehens. Levi war zeitlebens – auch als Überlebender – ein zurückhaltend-bescheidener Mensch mit leiser Stimme; niemals reklamierte er irgendeine Widerstandsleistung für sich, und sprach – auf entsprechende Fragen – immer nur von seinem «Glück» des Überlebens. Dennoch lässt sein Bericht erkennen, wie er die innere Selbstbehauptung und seine «Würde» inmitten eines «enthumanisienden» Lagersystems bewusst, willentlich und überaus aktiv aufrechtzuerhalten versuchte, im erkundeten Restbezirk der persönlichen Freiheit. Er bemühte sich, «als Mensch» beziehungsweise als Individualität mit Selbstachtung am Leben zu bleiben, unter Bewahrung seines Namens und seiner Sprache, seiner Herkunft und Bildung. Wie er sich mit aller noch verbliebenen Kraft gegen die Verarmung des geistigen Daseins inmitten der Extrembedingungen stellte, berichtete er am Beispiel seiner Dante-«Rezitationen» (mit denen er Jean Samuel, einem elsässischen Pharmaziestudenten, auf dessen Bitte hin die italienische Sprache beizubringen versuchte[41]); er bewahrte und intensivierte dadurch nicht zuletzt auch die Verbindung zu seiner Vergangenheit und kulturellen Heimat und stärkte seine Identität.[42] Er ging noch viele andere Wege der inneren Resistenz, auf die an dieser Stelle jedoch nicht weiter eingegangen werden soll.[43]

Zu den Faktoren seines Überlebens rechnete Levi – neben dem Hauptfaktor des «Glückes» –, seine Kenntnisse der deutschen Sprache, um die Befehle verstehen und rasch umsetzen zu können und damit Schlägen zu entgehen, was den meisten seiner italienischen Freunde nicht gelang («der größte Teil der Gefangenen, die des Deutschen nicht mächtig waren, und das traf auf fast alle Italiener zu, starb innerhalb der ersten zehn bis fünfzehn Tage nach der Ankunft ...»[44]), des Weiteren seine trainierte Bergsteigerphysis, seinen Beruf als Chemiker (in dem er im harten Winter 1944/45 nach einer erfolgreichen Prüfung in Buna arbeiten konnte, was ihm physisch – im warmen Labor – aber auch seelisch, im Bereich seiner inneren, «professionellen» Identität sehr gut tat). Schließlich auch seine Freunde Alberto Dallavolta und Lorenzo Perrone, die er, entgegen allen Prämissen des sozialdarwinistisch aufgebauten und funktionierenden Systems, im Lager fand.

Alberto Dallavolta («mein brüderlicher Freund»[45]), war ein italienischer Chemiestudent, mit 22 Jahren zwei Jahre jünger als Levi. «Wir waren ‹die beiden Italiener›, und meistens verwechselten die ausländischen Kameraden unsere Namen.» Sie teilten ein Bett, «jedes außerhalb der Ration organisierte Gramm Essen» und das harte Leben in Monowitz Buna.[46] Alberto Dallavolta verabschiedete sich von dem erkrankten Levi bei der Evakuierung des Lagers, überlebte den Todesmarsch nicht, kehrte nie mehr nach Italien zurück. In «Ist das ein Mensch?» setzte ihm Primo Levi später ein bewegendes Erinnerungsdenkmal.[47] Levis Freundschaft mit Lorenzo Perrone, einem Maurer aus Fossano, der als zwangsverpflichteter Zivilarbeiter (nach seiner Internierung in Frankreich) der I.G. Farben in Buna überstellt worden war, besaß in der Welt der deutschen Konzentrationslager noch größeren Seltenheitswert. Levi hatte ihn – gegen alle Vorschrift – im Juni 1944 angesprochen, als Perrone in der Nähe von Levis Lager an der Errichtung von Schutzmauern der Fabrik gegen die Bombardierung arbeitete. Er hatte Perrones piemontesischen Dialekt erkannt und hatte selbst entfernte Verwandte in Fossano, knapp 100 Kilometer von Turin entfernt, und Lorenzo Perrone, der Levis Verwandte dem Namen nach kannte, antwortete – ebenfalls gegen alle Vorschrift und nicht zum letzten Mal.

> Es gibt wenig Konkretes darüber zu sagen: Ein italienischer Zivilarbeiter bringt mir ein Stück Brot und die Reste seines Essens, sechs Monate lang, Tag für Tag; er schenkte mit ein Unterhemd voller Flicken; er schreibt für mich eine Postkarte nach Italien und verschafft mir Antwort. Dafür verlangt er keine Belohnung und will auch

> keine nehmen, denn er ist gut und einfach und glaubt nicht, dass man Gutes um der Belohnung willen tun soll.
> […] Ich glaube, dass ich es Lorenzo zu danken habe, wenn ich noch heute unter den Lebenden bin. Nicht so sehr wegen seines materiellen Beistands, sondern weil er mich mit seiner Gegenwart, mit seiner stillen und einfachen Art, gut zu sein, dauernd daran erinnerte, dass noch eine gerechte Welt außerhalb der unsern existiert: Dinge und Menschen, die noch rein sind und intakt, nicht korrumpiert und nicht verroht, fern von Hass und Angst; etwas sehr schwer zu Definierendes, eine entfernte Möglichkeit des Guten, für die es sich immerhin lohnt, sein Leben zu bewahren. […] Lorenzo […] war ein Mensch. Seine Menschlichkeit war rein und unangetastet, er stand außerhalb dieser Welt der Verneinung. Dank Lorenzo war es mir vergönnt, dass auch ich nicht vergaß, selbst noch Mensch zu sein.[48]

Lorenzo Perrone wurde am 1. Januar 1945 in Monowitz Buna entlassen, kehrte zu Fuß über vier Monate nach Italien zurück und suchte Levis Mutter und Schwester in Turin auf, vor seiner Heimkehr nach Fossano.[49] Dort aber fand er sich innerlich nicht mehr zurecht. Lorenzo Perrone war, so Levi in einer erinnernden Erzählung, immer ein Einzelgänger gewesen; nun aber versank er im Alkohol, wirkte verstört, verstummte und zog sich zurück, wurde unzugänglich, obdachlos und krank. Er, der noch vielen anderen Häftlingen außer Levi geholfen hatte und nach Auschwitz nicht mehr an Gott glaubte, weigerte sich, mit irgendjemandem über seine Erlebnisse zu sprechen, auch nicht mit seinen fünf Geschwistern. Levi versuchte, selbst zurückgekehrt, sich um Lorenzo Perrone zu kümmern, besuchte ihn schon in der Weihnachtszeit des Jahres 1945, zwei Monate nach seiner Heimkunft, besorgte ihm eine Arbeit in Turin, aber scheiterte. «Lui che non era un reduce, era morto del male dei reduci.» «Er, der kein Deportierter war, starb am Schmerz der Deportierten.»[50] – am 30. April 1952, 47-jährig in Savigliano. Lorenzos Alkoholismus betrachtete Levi als eine Form des Suizids. «Das wenige Einkommen, das er verdiente, gab er in der Taverne aus; sein Trinken war kein Laster – er trank, um diese Welt zu verlassen. Er hatte sie gesehen, er hatte sie nicht gemocht, er hatte den Eindruck, sie gehe zugrunde; leben interessierte ihn nicht mehr.»[51] Seine beiden Kinder (Lisa Lorenza und Renzo) nannte Primo Levi nach Lorenzo Perrone, und erinnerte mit einer Erzählung an den unvergesslichen Freund des Lagers («Il ritorno di Lorenzo»).[52]

4. Medizin und Leonardo De Benedetti

Am Ende seiner Zeit in Monowitz Buna kümmerte sich Levi um kranke Mithäftlinge, selbst krank unter Kranken. Er hatte Scharlach bekommen und war am 10. Januar 1945 in den «Häftlingskrankenbau» aufgenommen worden; zusammen mit den anderen Kranken blieb er dort, als die SS mit ihren Gefangenen, vor der Ankunft der russischen Armee, das Lager verließ. Sie kam jedoch noch einmal zurück: «Die SS hatte Befehl, unsere Baracken in Brand zu setzen und diejenigen, die zu fliehen versuchten, zu erschießen. Sie schickten sich schon an, den Befehl auszuführen, als ein heftiges Bombardement das Lager erschütterte. Beim Ende des Angriffs waren die Deutschen geflohen.»[53] Zehn Tage lebten die Kranken daraufhin, sich selbst überlassen, ohne Essen und ohne Medikamente in den zerbombten, kalten Elendsbaracken von Buna, bis die Russen eintrafen. Dem Bericht des Überlebenden Charles Conreau zufolge organisierte der – eher kleine und schmächtige, bescheidene und unauffällige – Levi das

Leben der Schwerstkranken in seiner Krankenstube bei minus 20 Grad Celsius, mit eindrucksvollen Fähigkeiten und sicherer Autorität. «Das alles tat er mit der größten Ruhe.»[54] «Indem wir den anderen halfen, bekamen wir wirklich das Gefühl, unsere eigene Würde zurückzugewinnen», sagte Levi später.[55] In einem Rückblick auf sein Überleben in Monowitz Buna formulierte er im Kommentar einer Buchausgabe für Schüler: «Und schließlich hat dabei vielleicht auch der von mir hartnäckig bewahrte Wille mitgespielt, stets, auch in düsteren Tagen, in meinen Gefährten und in mir selbst Menschen zu erkennen und keine Dinge und mich somit jener Erniedrigung und Demoralisierung zu entziehen, die viele in den geistigen Schiffbruch geführt hat.[56]

Von den 850 im Lager Monowitz Buna zurückgelassenen Kranken starben 500 bis zum Eintreffen der Russen am 27. Januar, dann noch einmal 200 an den unmittelbar folgenden Tagen.

Primo Levis Beziehung zur Medizin setzte sich fort im Block 20 des «Stammlagers», einem provisorischen Krankenhaus, das die Russen einrichteten und in das er verbracht wurde, sodann in einem Lager in Kattowitz, einem der ersten Stationen seiner langen Rückkehr. Der Turiner Arzt Leonardo De Benedetti erhielt im Lager Kattowitz den Auftrag zum Aufbau einer Krankenstation – und Levi wurde sein Helfer, der «Assistent» des viel gesuchten, umsonst behandelnden Doktors, mit dem er sich nach der Befreiung aus Monowitz Buna näher befreundet hatte[57] und zu dem auch Polen und russische Soldaten Hilfe suchend kamen.[58] Levi kannte Leonardo De Benedetti bereits seit Carpo Fossoli; dort war der Arzt mit seiner flüchtenden Familie nach der Abweisung durch die Schweizer Grenzpolizisten nördlich Luganos gelandet. Seine Frau Jolanda hatte man direkt nach der Ankunft in Auschwitz von ihm getrennt; sie starb in der Gaskammer, was ihr Mann in Kattowitz jedoch noch nicht wusste. Gemeinsam verfasste er mit Levi dort auf Verlangen des russischen

Kommandos des Sonderlagers Kattowitz einen «Rapport» über die medizinische Versorgung im Konzentrationslager Auschwitz; sie beschrieben darin auch die Selektionen und das System der Gaskammern in Birkenau, die Sonderkommandos, den Vorgang der Tötung und anderes mehr, im «ersten systematischen Bericht über die Wirklichkeit von Auschwitz»[59]. Leonardo De Benedetti hatte in Buna nie als Häftlingsarzt arbeiten können, war aufgrund seiner schwachen Gesundheit in den elf Monaten seiner Gefangenschaft insgesamt viermal zum Gastod selektiert, aber von den französisch-polnischen Häftlingsärzten jeweils gerettet worden und im Lager geblieben[60], «zerbrechlich, aber nicht zerbrochen», «mit einem sanften und heiteren Bewusstsein um seine Lage, jedermanns Freund, unfähig zum Groll, ohne Furcht und Angst» (Levi[61]). Primo Levi attestierte De Benedetti, der ihm in Kattowitz in einer schweren Krankheit das Leben rettete[62] und ihn später seinen «liebsten brüderlichen Freund» nannte[63], ein «unbegrenztes Ausharrungsvermögen, einen stillen Mut, der weder angeboren noch religiös, noch transzendent war, der vielmehr Stunde um Stunde erneuert und gewollt werden musste, eine männliche Geduld, die ihn auf wunderbare Weise vor dem Zusammenbruch bewahrte».[64] Zusammen mit ihm erreichte Levi am 19. Oktober 1945 nach einer langen Odyssee den Turiner Bahnhof Porta Nuova, mit einem verrosteten Stück des Stacheldrahtzaunes von Auschwitz.

«Nardo» De Benedetti hoffte lange Zeit auf die noch mögliche Heimkehr seiner Frau und suchte sie auf den Bahnhöfen von Turin. Jolanda aber war zu diesem Zeitpunkt schon lange tot – wie mehr als 6800 italienische Juden, ein Fünftel der jüdischen Bevölkerung des Landes. De Benedetti kämpfte gegen seine Verzweiflung und gegen suizidale Tendenzen an, wollte jedoch Hitler kein weiteres Opfer liefern und überwand die tiefe Krise. Als er knapp vier Jahrzehnte später, am 16. Oktober 1983 mit 85 Jahren im israelitischen Altersheim von Turin starb (in das er 1980 gezogen war, um sich dort weiter um Patienten zu kümmern), schrieb Levi einen Nachruf in der Zeitung «La Stampa» auf ihn: «Ricordo di un uomo buono» («Erinnerung an einen guten Menschen»). De Benedetti sei noch auf dem Heimweg nach Italien für viele ein wertvoller «Arzt ohne Arzneimittel» gewesen, habe später in unvergleichlicher Weise ein «Netz der Solidarität zwischen seinen Haftgefährten» über nationale Grenzen hinweg gesponnen, mit einer umfangreichen Korrespondenz und zahlreichen Reisen, habe nie mehr geheiratet und seine medizinische Praxis weitergeführt. Levi sprach von einem mutigen und sanften Mensch, einem «Freund seiner Patienten», der über viele Jahre geradezu sein Nachbar war (Corso Re Umberto 61) und ihm oft in seiner Not, auch in seinen depressiven Phasen, beigestanden hatte. Am 28. Oktober 1983, zwölf Tage nach dem Tod des Freundes, las Primo Levi eine Teilfassung des Textes «Das Erinnern der Wunde» bei einem Turiner Kongress vor, das spätere Eingangskapitel seines Buches «Die Untergegangenen und die Geretteten».[65]

5. *«Ist das ein Mensch?»*

Die Medizin als Heilkunst für die Menschen, so wie sie De Benedetti (als «Freund seiner Patienten») praktizierte, war Levi wichtig, auch wenn seine eigene Aufgabe in einem anderen Bereich lag. Heimkehrend wollte er erzählen. Er schrieb später von der «erlösenden Freude des Berichtens», die ihn in der zweiten Oktoberhälfte des Jahres 1945 überkommen habe, von seinem übermächtigen Bedürfnis beziehungsweise dem «geradezu kranken Drang» zu erzählen. Er habe damit sofort nach seiner Ankunft begonnen, habe sich nicht ausruhen und nicht essen wollen, sondern berichten, in erster Linie der Familie, dann jedoch auch weiteren Freunden, schließlich sogar fremden Menschen, die er im Zug auf seiner Arbeitssuche traf, oder am ersten Arbeitsplatz: «Ich hatte gerade eine

Anstellung als Chemiker in einer kleinen Farbenfabrik nahe Turin gefunden, und das Personal der Firma betrachtete mich als eine Art harmlosen Irren, weil ich immer nur auf ein und dasselbe aus war: Jede Gelegenheit war mir recht, um allen meine Geschichte zu erzählen, dem Werkdirektor ebenso wie dem Arbeiter, auch wenn sie etwas ganz anderes zu tun hatten [...].»[66]

Levi war, wie bereits betont, ein schüchterner, zurückhaltender und bescheidener Mensch. Die Mitteilung und Weitergabe seiner traumatischen Erfahrungen aber war von essenzieller Bedeutung für ihn und gehörte zu seinem Weg. In Auschwitz hatte er wiederholt von seiner Heimkehr geträumt und seinem Versuch des Berichtens. Er habe im Traum den Verwandten und Freunden vom Leben in Monowitz erzählt, aber niemand habe ihm zugehört, und seine Schwester habe, ohne ein Wort zu sagen, das Zimmer verlassen. Auch Mitgefangene hätten dies geträumt.[67]

Levi wollte sich erinnern, möglichst exakt und vollständig; er bemerkte – zu seinem Erstaunen –, dass seine Erinnerung an die Zeit in Monowitz Buna wesentlich lebendiger und detaillierter als an alles andere war, was er zuvor erlebt hatte. Er verfasste bereits in den ersten Wochen nach seiner Rückkehr einen Bericht, in dem er die ihm erinnerbaren Namen und Schicksale seiner Mitgefangenen festhielt, in bemerkenswerter Genauigkeit, mit Angabe ihres Alters, ihrer Herkunft und ihres Berufes. Er hatte sich für sie interessiert, für sie und ihre Geschichten. Bereits in seiner ersten und vergleichsweise nüchternen Darstellung begann er damit, aus Häftlingsnummern wieder Menschen zu machen, den Menschen ihre Namen und ihre Geschichte zurückzugeben.[68] Wie der Arzt Leonardo De Benedetti blieb er mit den überlebenden Kameraden verbunden, erkundige sich nach ihnen, nahm Korrespondenzen auf und besuchte sie nach Möglichkeit.

Primo Levi verfasste im Winter 1945/46 verschiedene Gedichte («Damals schien mir, dass Lyrik geeigneter sei als Prosa, um das auszudrücken, was mich innerlich belastete.»[69]), beginnend mit einem «Buna»-Gedicht vom 28. Dezember 1945. Auch seine Lyrik zeugt von seiner Hinwendung zum anderen, zum Mitmenschen, an einem Ort, der dem genauen Gegenteil verschrieben gewesen war. («Mein müder Gefährte, ich blick dir ins Herz, / In deinen Augen les ich, leidender Gefährte. / In deiner Brust verschließt du Kälte, Hunger, Leere, / In dir hast du den letzten Wert zerbrochen ...»[70]) Im Dezember 1945 begann Primo Levi dann die Arbeit am Manuskript seines ersten Buches, das später den Titel «Se questo è un uomo» («Ist das ein Mensch?») tragen sollte, aber eigentlich mit «Die Untergegangenen und die Geretteten» überschrieben war. Levi arbeitete unermüdlich, schrieb rasch, «mit größter Leichtigkeit» und «zum Zweck der Befreiung»[71], für seine Freundin (und spätere Ehefrau) Lucia Morpurgo und für wenige Freunde, die Durchschläge erhielten. Im Rückblick sprach er von der «Entdämonisierung» der Erfahrung durch das Schreiben[72]; er habe «die wichtigsten, bedrückendsten und aussagekräftigsten Begebenheiten» in präziser Weise festhalten wollen, für sich und für andere[73] – geradezu im Sinne einer «öffentlichen Dienstleistung»[74]. «Wir, die Überlebenden, sind Zeugen, und jeder Zeuge ist – sogar gesetzlich – gehalten, vollständig und wahrheitsgetreu auszusagen», betonte Primo Levi noch in seinem letzten Vortrag im November 1986 in Turin, fünf Monate vor seinem Tod.[75] Er beschrieb in «Se questo è un uomo» das System der organisierten Vernichtung, der versuchten Degradierung und Auflösung der Menschenwürde, der intendierten Vernichtung des Humanen; er schrieb genau und durchdacht, überlieferte dabei die Geschichte sehr konkreter Menschen, die er erzählend vergegenwärtigte, konturiert und koloriert, in großer Kunst. Levi schrieb selbst bei der Arbeit im Labor der Duco-Montecatini-Fabrik (seiner ersten Stelle nach dem Krieg, 25 Kilometer entfernt von Turin), im Zug, auch in der Nacht, beginnend mit dem letztem Kapitel, der «Geschichte von zehn Tagen» (bis zum Eintreffen der Roten Armee und der Befreiung der Kranken). Schließlich entschied er sich, nach dem Votum der Freunde, für eine Publikation des Manuskriptes; einige Kapitel konnte er in aufeinanderfolgenden Nummern der Wochenschrift der Kommunistischen Partei *Amico del popolo* veröffentlichen; auch sein in Kattowitz mit De Benedetti verfasster medizinischer Bericht erschien 1946 in einer Turiner Zeitschrift, der «Minerva Medica». Die angestrebte Buchfassung seiner Erinnerungen aber lehnten alle renommierten Verlage ab und hielten Abstand vom Thema der Deportation der Juden, der Lager und der Tötungen. Schließlich gelang es Levi doch noch mithilfe seiner Schwester Anna Maria, die selbst in der *Resistenza* gewesen war und ihren Verlobten im KZ verloren hatte, einen Kontakt zu einem neu gegründeten Verlag anzuknüpfen. Der Verlagsleiter, ein ehemaliger Partisan, sagte zu und veranlasste den Druck von 2500 Exemplaren im Sommer 1947, von denen nur etwas mehr als die Hälfte verkauft wurden.[76] Das Buch erzielte keine wirkliche Resonanz, und die Restauflage ging bei einem Hochwasser zugrunde.

«Ich betrachtete dieses Buch als ein Gerichtsprotokoll.»[77] Levi betonte später, er habe zum Zeitpunkt seines ersten Buches «Se questo è un uomo» und auch in den nachfolgenden Jahren gehofft, dass seine Texte, «auch wenn ich sie mit meinem Namen gekennzeichnet habe, als kollektive Werke» gelesen würden, «als eine Stimme, die für viele andere Stimmen steht»[78]; er sah sich in der «Pflicht, Zeugnis abzulegen»[79], gegenüber den Verstorbenen und den Lebenden, darunter denen, «die [zum Zeitpunkt der Verbrechen] noch nicht geboren waren, damit sie wissen, ‹wie weit man gehen kann›».[80] «Wir [Überlebenden] haben (nicht durch unser Verdienst) eine fundamentale Erfahrung gemacht und einige Dinge über den Menschen gelernt, die zu verbreiten wir für notwendig halten.»[81]

*

Er selbst wollte noch mehr wissen. Mit seinem Freund Alberto Salmoni gründete Levi im Sommer 1946 ein privates Labor für chemische Analysen, in dem er sich unter anderem mit dem Blausäuregift Zyklon B beschäftigte, das in den Gaskammern von Auschwitz zum Einsatz gekommen war.[82] Der Satz: *«Das von mir untersuchte Gift»*, steht in Levis Erklärung für den Warschauer Prozess gegen den Kommandanten von Auschwitz, Rudolf Höß.[83] An diesem Prozess hätte er gerne teilgenommen, war im Unterschied zu seinem Arzt und Freund Leonardo De Benedetti aber nicht als Zeuge vorgeladen worden.[84] Levi setzte auf die Justiz; in späteren Interviews immer wieder zu dem «versöhnlichen» Ton in seinen Büchern und seiner Bereitschaft zum «Verzeihen» befragt, erhob er höflichen Einspruch. Er habe kein Bedürfnis nach Rache, aber ein «übermächtiges Bedürfnis nach Gerechtigkeit»[85]. Er sei ein Gegner der Todesstrafe – «Gewalt liegt mir nicht, ich bin ein friedfertiger Mensch»[86] –, aber wolle die juristische Aufklärung und Auseinandersetzung mit dem begangenen Unrecht, die Verhandlung, die Rechenschaft und die Öffentlichkeit, das Bewusstsein der Täter und der «Zuschauer». Das Wort vom «Verzeihen» sei ihm aufgedrängt und fälschlich angehängt worden – «Verzeihen ist nicht mein Wort»[87], der Begriff sei seiner Welt fremd. Möglicherweise habe ein Richter oder Rabbiner das Recht dazu, räumte Levi ein, nahm dies jedoch sofort wieder zurück, weil es nicht seiner Auffassung entsprach – «Ich glaube, dass niemand, auch kein Geistlicher, die Macht hat zu binden und zu lösen.»[88]

Ob und in welcher Intensität Levi die Nürnberger Prozesse gegen die Hauptkriegsverbrecher und die Folgeprozesse, darunter gegen 23 deutsche Mediziner und hohe Medizinalbeamte (1946/47) verfolgte – sowie die Diskussionen darüber –, ist bisher nicht bekannt. Er schrieb nach der weitgehenden Resonanzlosigkeit seines Buches «Ist das ein Mensch?» nicht weiter, zog sich in die Chemie, die Arbeit in der Fabrik sowie in sein Familienleben zurück, wurde Vater, technischer Direktor und später Generaldirektor und schuf sich eine andere Existenz, beruflich und privat, in seiner Firma und im Corso Re Umberto 75.

6. *Gesellschaftliche Verdrängung und eigene Aufarbeitung*

Dennoch ließ ihn «Auschwitz» nicht los. Levi blieb in Kontakt mit Überlebenden, gedachte der Toten und beschäftigte sich nach einiger Zeit weiter mit der Denkweise und dem System der Vernichtung, mit der Herrschaftsgewalt und -technik des Nationalsozialismus sowie der gesellschaftlichen Verdrängung des Themas, die er in Deutschland, aber auch in Italien und anderen europäischen Ländern am Werke sah. 1955 schrieb er in der Zeitschrift der jüdischen Gemeinde Turins unter anderem:

> Zehn Jahre nach der Befreiung der *Lager* ist es traurig und bedeutsam, feststellen zu müssen, dass das Thema der Vernichtungslager, zumindest in Italien, weit entfernt davon, Eingang in die Geschichte gefunden zu haben, im Begriff ist, dem kompletten Vergessen anheimzufallen. [...] Heute ist es unangebracht, von den *Lagern* zu sprechen. Man läuft Gefahr, der Opferhaltung bezichtigt zu werden, oder im besten Fall der wohlfeilen Liebe zum Makabren; im schlechtesten der glatten Lüge oder womöglich der Verletzung des Schamgefühls.[89]

Die wenigen Überlebenden seien «zerbrochen an Körper und Geist» zurückgekehrt und auf das «Schweigen der zivilisierten Welt» gestoßen. Sie hätten zunehmend auch selbst zu schweigen begonnen, aufgrund der erlebten Resonanzlosigkeit, aber auch aufgrund ihrer Scham – der Scham des Opfers angesichts des Geschehenen:

> In uns gibt es eine tiefere Instanz, eine Instanz der Würde, die uns in vielen Fällen rät, von den *Lagern* zu schweigen, oder wenigstens die Bilder, die in unserer Erinnerung noch so lebendig sind, abzuschwächen und zu zensieren.
> Das ist die Scham. Wir sind Menschen, wir gehören derselben Menschenfamilie an wie unsere Henker. Angesichts der Ungeheuerlichkeit ihrer Schuld fühlen auch wir uns als Bewohner von Sodom und Gomorrha; wir können uns nicht ausnehmen von der Anklage, die ein außerirdischer Richter aufgrund unseres eigenen Zeugnisses gegen die gesamte Menschheit erheben könnte.[90]

Dennoch könne es nicht so weitergehen, so machte Levi immer wieder deutlich, in der Zeit der massiven Verdrängung und kollektiven «Beschweigung» der nationalsozialistischen Todeslager und des ganzen NS-Systems, der rückläufigen und am Ende ganz eingestellten Justizprozesse sowie eines massiven gesellschaftlichen Widerstandes gegen die Aufklärung des Geschehens. «Wir sind Kinder jenes Europa, in dem Auschwitz liegt. Wir haben in dem Jahrhundert gelebt, in dem die Wissenschaft verbogen wurde und das die Rassengesetze und die Gaskammern hervorgebracht hat.» Es sei wesentlich, so Levi, Mitverantwortung für die Zukunft zu übernehmen. Faschisten und Nationalsozialisten hätten für alle künftigen Jahrhunderte gezeigt, «welche ungeahnten Reserven an Grausamkeit und Wahnsinn nach Jahrtausenden der Zivilisation im Menschen schlummern, und das ist Dämonenwerk.»[91] Der deutsche Nationalsozialismus habe eine «Zivilisation des Todes» auf den Weg gebracht, so formulierte er in späteren Jahren.[92]

Für Levi war die Dynamik der Bedrohung und Zerstörung mit dem Ende des Zweiten Weltkriegs und von Hitlers «Reich der niederen Dämonen» (Ernst Niekisch) keineswegs beendet und aus der Welt geschafft. Die Frage, «welche ungeahnten Reserven an Grausamkeit und Wahnsinn nach Jahrtausenden der Zivilisation im Menschen schlummern», trieb Levi weiter um, obwohl er der Psychoanalyse eher fern stand (allerdings noch 1979 Erich Fromms «Anatomie der menschlichen Destruktivität» studierte[93]).

*

Der überraschende Publikumserfolg der Fotoausstellung «The Familiy of Man», die von der Deportation der Juden im Zweiten Weltkrieg berichtete und seit 1955 in verschiedenen europäischen Städten, darunter in Turin, zu sehen war, erfreute Levi; in einem Beitrag der Zeitung «La Stampa» betonte er noch einmal, «welche Reserven an Grausamkeit auf dem Grund der menschlichen Seele liegen und welche Gefahren unsere Zivilisation bedrohen, heute wie gestern»[94]. Die emotionale Reaktion auf die Bilder, insbesondere bei jüngeren Menschen, machte Levi Ende der 1950er-Jahre, nach dem «so langen und unnatürlichen Schweigen»[95] vorübergehend Mut. Er begann, auf das mögliche Gehörtwerden durch die nächste, nachfragende Generation zu setzen, auf die Kraft des Wortes und der Wahrheit, und schrieb 1960, zuversichtlich und frohgemut über die erhoffte und anfänglich wahrgenommene Wende:

> In dieser unserer lauten Zeit voll eitler Meinungskämpfe, voll offener Propaganda und verborgener Manipulation, mechanischer Rhetorik, voller Kompromisse, Skandale und Ermüdung, durch all dies, erhält die Stimme der Wahrheit, statt sich zu verlieren, einen neuen und deutlicheren Klang. Es scheint zu schön, um wahr zu sein, aber es ist so: Die weitgehende Entwertung des geschriebe-

> nen und gesprochenen Wortes ist nicht endgültig, ist nicht allgemein, etwas hat sich gerettet. So seltsam es scheinen mag, aber wer heute die Wahrheit sagt, findet noch Gehör, und man schenkt ihm Glauben.[96]

*

Die neuen Erlebnisse halfen Levi Ende der 1950er-Jahre weiter. Er setzte sich nach langen Mühen schließlich erfolgreich für eine zweite Auflage seines Buches «Ist das ein Mensch?» ein und begrüßte die Übersetzung in die deutsche Sprache, zumal er, wie er betonte, das Buch «für die Deutschen» geschrieben habe.[97] Levis Nachdenken über Deutschland hielt an; er beschäftigt sich viel mit der deutschen Gesellschaft, Politik und Kultur, auch mit den historischen Analysen des nationalsozialistischen Systems, die in Buchform sukzessive erschienen, beginnend mit Eugen Kogons früher Schrift «Der SS-Staat. Das System der deutschen Konzentrationslager» (1946). Nach langjährigen Auseinandersetzungen kam Levi zu der Überzeugung – die er auch in späten Interviews noch vertrat –, dass es in Deutschland, entgegen anderen Darstellungen, sehr wohl eine Massenzustimmung zu Hitler gegeben habe und keinen verbreiteten Widerstand im Sinne der *Resistenza.* Levi beschrieb die Macht des deutschen Polizeistaats und die Feigheit der Menschen, negierte jedoch bei entsprechenden Nachfragen eine spezifisch deutsche Aggressivität; selbst der Antisemitismus, mit dessen Geschichte und Voraussetzungen er sich intensiv auseinandersetzte, sei in Deutschland – im europäischen Vergleich – nicht besonders ausgeprägt gewesen. Levi gewichtete die «dämonische» Kraft von Hitlers Persönlichkeit und seine gekonnte Benutzung der Massenmedien («der erste Fall in der Geschichte»[98]), auch den Faktor der Masseninszenierungen für die Ermöglichung des katastrophalen Geschehens, das in die «Endlösung» mündete – «Wenn Hunderttausende in einem einzigen Aufschrei riefen: ‹Wir geloben es›, so war das, als wären sie ein einziger Leib geworden.»[99] Die Deutschen hätten sehr wohl von den politischen Konzentrationslagern in ihrem Land gewusst, weniger von den im Osten gelegenen Vernichtungslagern, jedoch auch nicht nachgefragt und nachgeforscht. «Sie sprachen nicht und hörten nicht, um nicht schuldig zu werden an dieser Sache, die sie ahnten.»[100]

Über den militanten und am Ende «eliminatorischen» Antisemitismus schrieb Levi im November 1976 in einem Schulbuchtext nach längeren Ausführungen zur Antisemitismus-Forschung und ihren Ergebnissen:

> Dennoch muss ich zugeben, dass mich all diese üblicherweise vorgebrachten und akzeptierten Erklärungen nicht befriedigen; sie wirken verkleinernd, sind den zu erhellenden Vorgängen nicht angemessen, stehen in keinem Verhältnis zu ihnen. [...] Die vorgebrachten Hypothesen machen die Geschehnisse nur teilweise verständlich, sie erklären ihre Qualität, aber nicht die Quantität. [...] Vielleicht kann man das Geschehene nicht begreifen, ja *darf es nicht* begreifen, weil begreifen fast schon rechtfertigen bedeutet. Ich meine damit: den Vorsatz oder das Verhalten eines Menschen «begreifen» heißt (auch etymologisch), es anzufassen, zu erfassen, den Urheber zu erfassen, sich an seine Stelle zu versetzen, sich mit ihm zu identifizieren. Kein normaler Mensch aber wird sich jemals mit Hitler, Himmler, Goebbels, Eichmann und unzähligen anderen identifizieren können.[101]

Der Hass der Nazis sei ohne Rationalität und unmenschlich gewesen («er ist ein Hass, der nicht in uns, der außerhalb des Menschen ist»); dennoch müsse das nahezu Unbegreifbare immer wieder zu erkennen gesucht werden. «Wenn begreifen unmöglich ist, so ist doch erkennen notwendig, denn das Geschehene kann wiederkehren, das Bewusstsein von Menschen kann abermals verführt und verfinstert werden: auch das unsrige.»[102]

*

Seit 1960 stand Primo Levi in Briefkontakt mit dem Auschwitz-Überlebenden Hermann Langbein («ein lieber Freund, ein Mensch, vor dem ich größte Achtung habe»[103]), der zu den kenntnisreichsten und fähigsten Chronisten der Lagerwirklichkeit und des Lagersystems gehörte.[104] Langbein, der in Auschwitz den kommunistischen und allgemeinen Lagerwiderstand mitorganisiert hatte, war Mitbegründer des Internationalen Auschwitz-Komitees und dessen erster Generalsekretär (1954). Er kümmerte sich um die Verbindung mit den Überlebenden, setzte sich für staatliche Entschädigungszahlungen für sie, aber auch für den Aufbau des Archives der Gedenkstätte Auschwitz-Birkenau und die Aufarbeitung des Geschehenen ein, wissenschaftlich und in der Öffentlichkeit, und publizierte selbst wesentliche Monografien.[105] Als Sekretär des «Standortarztes» Eduard Wirths hatte der politische Häftling Langbein im «Stammlager» von Auschwitz und in Auschwitz-Birkenau wie wenig andere Einblick in die medizinische Versorgung des Lagers gehabt, darunter in das Wirken der SS-Ärzte. Er hatte – zusammen mit Fritz Bauer – wesentlichen Anteil am Zustandekommen des Auschwitz-Prozesses, in dessen Verlauf er auch aussagte[106], und engagierte sich unter anderem für Prozesse gegen die verantwortlichen Mediziner von Auschwitz. Dr. med. Horst Schumann, der für die Massentötungen der «Euthanasie»-Anstalten von Grafeneck und Pirma-Sonnenstein mitverantwortlich war und in Auschwitz grausame Sterilisationsexperimente bei jüdischen Frauen durchgeführt hatte[107], arbeitete nach dem Ende des Krieges als Sportarzt in Gladbeck und entzog sich 1951 durch Flucht ins Ausland (und konnte erst 1971 vor Gericht gestellt werden; mithilfe von ärztlichen Attesten wurde er jedoch für «verteidigungsunfähig» erklärt und entlassen[108]). Sein Kollege und Rivale bei den Massensterilisationen in Auschwitz, Prof. Dr. med. Carl Clauberg, der Schumann an Brutalität nicht nachgestanden hatte, kehrte 1955 aus russischer Kriegsgefangenschaft nach Deutschland zurück, wo er sich in Kiel als «Märtyrer» und Spätheimkehrer im TV feiern ließ und seine wissenschaftliche Karriere bruchlos fortzusetzen gedachte, ehe Strafanzeige gegen ihn gestellt wurde – durch Hermann Langbein (für das «Internationale Auschwitz-Komitee»), durch den Zentralrat der Juden und durch überlebende Opfer seiner Versuche. Erst auf wiederholtes Drängen Langbeins wurde Clauberg 1956 die Mitgliedschaft in der Deutschen Gesellschaft für Gynäkologie entzogen und ihm im März 1957 Berufsverbot erteilt, während die Staatsanwaltschaft Kiel mit ihrem Bemühen scheiterte, unter den deutschen Ärzten auch nur *einen* ausgewiesenen medizinischen Gutachter für gynäkologische Fragen im Strafverfahren gegen Clauberg zu finden.[109] Zwei Jahre später, 1959, stellte Langbein für das Internationale Auschwitz-Komitee Strafanzeige gegen den flüchtigen Mediziner und grausamen Experimentator Josef Mengele bei der Staatsanwaltschaft Freiburg i. Br., dem letzten Wohnsitz Mengeles vor Auschwitz. Leonardo De Benedetti reichte eine Zeugenaussage ein[110], und die Staatsanwaltschaft erließ im Juni 1959 Haftbefehl gegen Mengele, was ein Auslieferungsgesuch an Argentinien vonseiten des bundesdeutschen Außenministeriums zur Folge hatte.

Mengele konnte nicht gefasst und zur Rechenschaft gezogen werden, aber die Beziehung zu Langbein und die Aufklärung der medizinischen Verbrechen gegen die Menschlichkeit waren Levi wichtig, auch die Solidarität der Überlebenden untereinander – sowie mit denen, die zeitgenössisch Opfer von Gewaltregimen und Übergriffen wurden. In seiner Aussage für den Eichmann-Prozess, die er 1960 nach Jerusalem sandte, schrieb Levi:

> Jede Nachricht, die zu uns gelangt, von Massakern, Folter, verplombten Waggons, Leiden, das Unschuldigen ohne Grund zugefügt wird, von vorsätzlich begangenem Unrecht, jede dieser Nachrichten geht uns an, wir sind empfänglich dafür: Unsere Verurteilung erstreckt sich auf sie alle. Jeder, der von Massakern an Frauen und Kindern erzählt, von wessen Hand auch immer, in welchem Land auch immer, im Namen von welcher Ideologie auch immer, ist unser Bruder, und wir sind solidarisch mit ihm.[111]

7. *Zeitgeschichte und Holocaust-Leugnung*

In dieser Ausrichtung beteiligte sich Levi noch 1982, nach den Massakern in den palästinensischen Lagern von Sabra und Chatila, an einem Appell zum Rückzug Israels aus dem Libanon und zur Wiederaufnahme des Friedensprozesses, der am 16. Juni 1982 in der Zeitung «La Repubblica» veröffentlicht wurde. Er rief dazu auf, sich der Politik der Begin-Regierung zu widersetzen, «und allem, was diese für das demokratische Schicksal des Staates Israel und für die Perspektive eines friedlichen Zusammenlebens mit dem palästinensischen Volk bedeutet»[112] und sprach von den «gefährlichen Tendenzen der Ausschließung» in der israelischen Gesellschaft. Der Aufruf warnte vor den Folgen der israelischen Aggressionspolitik und einem möglichen «Zusammenspiel von antisemitischem Terrorismus und panislamischem Fundamentalismus» in der Zukunft.[113] Kurz darauf sprach Levi, dem die Kritik an Israel sehr schwerfiel, in einem Interview in «La Repubblica» über die «militaristische Richtung» der derzeitigen israelischen Regierung, die im Keim eine «faschistoide Tendenz» in sich trage und offensichtlich einen Militärstaat anstrebte. «Jeder muss mit seinem eigenen Gewissen und seinen eigenen Gefühlen ins Reine kommen. Wir haben zuallererst Demokraten zu sein und in zweiter Instanz Juden oder Italiener oder etwas anderes.»[114] Auch in späteren Interviews hielt Levi, trotz zahlreicher verbaler Attacken gegen ihn, darunter von ehemaligen Auschwitz-Überlebenden, an dieser Sichtweise und Position fest. Seine Freundschaft mit Leonardo De Benedetti, der ihn diesbezüglich nicht verstand, bekam einen nachhaltigen Riss («After Lebanon, Levi's relationship with Nardo was never quite the same again.»[115]); schließlich verweigerte Levi weitere Interviews zu dem Thema, hielt jedoch an seiner Auffassung fest. «Meiner Ansicht nach steht Israel im Begriff, den Charakter und das Verhalten seiner Nachbarn zu übernehmen. Ich sage das mit Schmerz, mit Zorn. Es besteht kein großer Unterschied zwischen Begin, Arafat und Chomeini.»[116]

Mit seinen Stellungnahmen in schriftlicher wie mündlicher Form blieb Levi Zeitgenosse und «solidarisch» mit den Opfern, was er als eine der «Lehren» von Auschwitz verstand («Jeder, der von Massakern an Frauen und Kindern erzählt, von wessen Hand auch immer, in welchem Land auch immer, im Namen von welcher Ideologie auch immer, ist unser Bruder, und wir sind solidarisch mit ihm ...»). Er sah die latente Gefahr des Totalitarismus, die für ihn keineswegs nur der Vergangenheit angehörte, und verurteilte die staatlichen Gewaltanwendungen seiner zeitgenössischen Gegenwart, in und außerhalb Europas. Auf der anderen Seite betonte er immer wieder die Besonderheit des deutschen Nationalsozialismus und seines «Systems der Lager», die mit administrativer Perfektion und industriell funktionierender Vernichtungstechnologie arbeiteten. Er nannte den Ausbau und den Betrieb der Konzentrationslager eine «fundamentale Einrichtung des faschistischen Europa», an dem bis heute viel studiert und gelernt werden könne. Das Autoritätssystem des deutschen Konzentrationslagers spiegele, so Levi, als Mikrokosmos die soziale Verfasstheit des totalitären Staates wider und bedeute etwas qualitativ Neues in der Menschheitsgeschichte. «Es war noch nie dagewesen, selbst in den finstersten Jahrhunderten nicht, dass menschliche Wesen millionenfach vernichtet wurden wie Schädlinge, dass man Kinder und Sterbende in den Tod schickte.»[117] Levi studierte auch den «Achipel Gulag» und viele andere Folter- und Zerstörungsorte und -formen der zweiten Hälfte des 20. Jahrhunderts; dennoch – bei aller Solidarität mit deren Opfern – unterstrich er die besondere Wichtigkeit einer Auseinandersetzung mit dem Herrschafts- und Todessystem des deutschen Nationalsozialismus. «Niemals sind so viele Menschenleben in so kurzer Zeit mit einer derart luziden Kombination von technischer Erfindungsgabe, Fanatismus und Grausamkeit ausgelöscht worden.»[118]

Am 10. April 1965, 46-jährig, besuchte er in Begleitung von Leonardo De Benedetti und einer weiteren Freundin und Überlebenden (Giuliana Tedeschi) erstmals wieder Auschwitz-Birkenau. Er erwog die Möglichkeit, mit Schülern und Studenten öfter von Italien an die Gedenkstätte zu reisen, entschied sich jedoch schließlich dafür, an den italienischen Schulen von Auschwitz zu erzählen – und seine schriftstellerischen Aufgaben (neben seiner Fabrikarbeit) fortzuführen. 1973 erschien die erste Schulausgabe von «Ist das ein Mensch?» mit Anmerkungen und einem historischen Anhang Levis.

In den Schulen und in der italienischen Öffentlichkeit berichtete Levi immer wieder von seinen persönlichen Lagererlebnissen und Reflexionen und war von der Auschwitz-Nivellierung oder -Leugnung der «Neuen Rechten» getroffen und schockiert. 1975 nahm er in einem Leitartikel von «La Stampa» («So war Auschwitz») dazu erstmals Stellung und publizierte eine europäische Karte der Nazilager, die er für die Schulausgabe von «Ist das ein Mensch?» angefertigt hatte: «Für uns, die wir all dies hinter uns haben, ist es merkwürdig, heute von ‹ordine nuovo›, von ‹ordine nero› reden zu hören: Es ist, als wären die geschehenen Dinge nie geschehen, als bedeuteten sie nichts und dienten zu nichts. Und doch, die Atmosphäre der Weimarer Republik war nicht sehr verschieden von der unseren; und doch, seit den ersten rudimentären *Lagern* der SA bis zum Untergang Deutschlands, der Zerrüttung Europas und den 60 Millionen Toten des Zweiten Weltkriegs waren nur zwölf Jahre vergangen. Der Faschismus ist ein Krebsgeschwür, das sich rasch ausbreitet, und eine Wiederkehr bedroht uns. Daher ist es vielleicht nicht unbillig zu fordern: Wehret den Anfängen!»[119] In einem Schulbuchtext schrieb er ein Jahr später: «Überall in der Welt, wo man damit anfängt, die Grundfreiheiten des Menschen und die Gleichheit der Menschen zu negieren, steuert man auf das KZ-System zu, und auf diesem Wege ist schwer innezuhalten.»[120]

Vier Jahre darauf, im Januar 1979, antwortete Levi im «Corriere della Sera» (3. 1.) und in «La Stampa» (19. 1.) eingehend auf die Leugnung der Existenz von Gaskammern in Auschwitz, die der Literaturwissenschaftler und Sorbonne-Professor Robert Faurisson Ende Dezember 1978 in einem «Le monde»-Leserbrief verbreitet hatte; er antwortete entsetzt darüber, dass «den Mördern von damals Raum und Gehör in angesehenen Zeitschriften» verschafft wurde, getroffen und aufgebracht: «Falls Sie [Herr Faurisson] die Massaker Ihrer damaligen Freunde abstreiten, dann müssen Sie erklären, warum die 17 Millionen Juden von 1939 im Jahre 1945 nur noch elf Millionen waren. Sie müssen Hunderttausende von Witwen und Waisen abstreiten. Sie müssen uns andere, die Überlebenden, abstreiten. Kommen Sie, Herr Professor, sich mit einigen von uns zu unterhalten. Sie werden es schwieriger finden, als Ihren Schülern Unterricht zu erteilen. Sind sie alle so schlecht informiert, um das zu akzeptieren? Hat niemand von ihnen die Hand gehoben, um zu protestieren?»[121] Levi fragte sich Ende der 1970er-Jahre, was nach dem Tode der letzten Zeugen von Auschwitz geschehen würde. In Interviews vertrat er zwar wiederholt, dass er nicht an einen «Rückfall» in Europa glaube[122], war sich darüber jedoch immer unsicherer.

8. Das schwierige Leben

1974 hatte Levi seine Tätigkeit als Fabrikdirektor aufgegeben. Er wollte mehr Zeit für sich und seine Leben als Schriftsteller, auch jenseits der Auschwitz-Thematik. Seit seinem beruflichen Rückzug war er mehr zu Hause und kümmerte sich dort unter anderem mit um seine alte, kranke, nach einem Schlaganfall gelähmte Mutter, die er in der Familienwohnung behielt und unter keinen Umständen ins Pflegeheim geben wollte. Schwere depressive Verstimmungen suchten ihn seit einigen Jahren heim, wie er unter anderem in Briefen an Hermann Langbein berichtete. Möglicherweise in einer solchen Verfassung war am 30. November 1974 sein Gedicht «Die schwarzen Sterne» entstanden:

Keiner singe mehr von Krieg oder Liebe.

Die Ordnung, die dem Kosmos den Namen verlieh, ist aufgelöst;
Die Himmelslegionen sind ein Gewirr von Ungeheuern,
Das Universum belagert uns blind, grausam, befremdlich.
Heiteres ist durchsät mit schreckeinflößenden toten Sonnen,
Verdichtetste Ablagerungen zermalmter Atome.
Aus ihnen strömt nur noch verzweifelte Betrübnis,
Keine Energie, keine Botschaften, keine Partikel, kein Licht;
Das Licht selbst stürzt, es birst durch sein Eigengewicht,
Und wir alle, Same der Menschheit, leben und sterben für nichts,
Und die Himmel rollen ewig vergebens dahin.[123]

Levi bemühte sich angestrengt, seine «rationale Weltsicht» aufrechtzuerhalten, seinen Optimismus der Aufklärung, der Erkenntnis und Vernunft. Die gesellschaftspolitische Entwicklung nach Auschwitz in Italien und Europa, aber auch weltweit machten ihm sehr zu schaffen, die verweigerte Durcharbeitung des Geschehens und die nicht gezogenen Konsequenzen, auch nicht innerhalb der Wissenschaft. Levi hatte begeistert Naturwissenschaften studiert, aber nach 1933 erlebt, dass von den Wissenschaftlern kein Widerstandsbeitrag ausgegangen war, ja, dass die pervertierte Wissenschaft – darunter in der «Erblehre», der «Rassenhygiene» und Medizin – zum System von Auschwitz gehörte. Nach 1945 vermisste er die kritische Selbstreflexion der Wissenschaftler und der Öffentlichkeit über diesen Aspekt der deutschen und europäischen Tragödie und erlebte stattdessen, wie eine materialistische Naturwissenschaft weiterhin eine Technik bediente, die nicht im Dienste des humanen Fortschritts stand. Die Techniker, so unterstrich Levi in einem Interview, würden nach wie vor das Ausmaß der von ihnen ausgelösten Veränderungen in der Zivilisation und Gesellschaft unterschätzen; «ich hoffe, dass alle Techniker der Welt begreifen, dass die Zukunft davon abhängt, dass sie ihr Gewissen wiederfinden»[124]. Er sah jedoch unter ihnen – und in der Gesellschaft überhaupt – keinen «moralischen Fortschritt»[125], sondern das Abgleiten in eine konsumorientierte, umweltzerstörende, technologisch aufgerüstete und abermals kriegsbereite Welt. Am 20. November 1978, vier Jahre nach seinem finsteren November-Gedicht über die «schwarzen Sterne», erinnerte Levi in seinem Poem «Mädchen von Pompeji» unter anderem an Anne Frank[126] – und die Opfer von Hiroshima.

Weil eines jeden Angst auch unsere eigene ist,
Durchleben wir auch deine wieder, hageres Mädchen,
Das du dich krampfhaft an die Mutter klammerst,
Als suchtest du, von neuem in sie einzudringen,
Zur Mittagsstunde, als sich der Himmel schwärzte.
Vergebens, denn die Luft, zu Gift verwandelt,
Sucht dich und dringt durch die verschlossenen Fenster

Deines stillen Hauses mit den mächtigen Mauern,
Das heiter einst war von deinem Gesang und deinem
zaghaften Lachen.
Das ist Jahrhunderte her, die Asche wurde zu Stein,
Und für immer verschließt sie deine zarten Glieder.
So bleibst du bei uns, als verkrampfter Gipsabguss,
Endloser Todeskampf, furchtbares Zeugnis dafür,
Wieviel den Göttern liegt an unserem stolzen Geschlecht.
Nichts aber bleibt uns von deiner fernen Schwester,
Dem Mädchen aus Holland, von vier Wänden ummauert,
Das doch seine Kindheit ohne ein Morgen beschrieb:
Seine stumme Asche wurde vom Winde zerstreut,
Sein kurzes Leben verschlossen in ein zerknittertes Heft.
Nichts bleibt von dem Schulmädchen aus Hiroshima,
Eingemeißelt als Schatten in die Lichtwand aus tausend Sonnen,
Opfer, dargebracht auf dem Altar der Angst.
Ihr Mächtigen der Erde, ihr Herren neuer Gifte,
Ihr geheimen, traurigen Hüter des endgültigen Donners,
Uns genügen vollauf die Leiden, die der Himmel uns schenkt.
Bevor ihr den Knopf drückt, haltet ein und sinnt nach.[127]

*

Auf Bitten seines Verlegers setzte sich Primo Levi Anfang der 1980er-Jahre intensiv mit Frank Kafkas Roman «Der Prozess» auseinander und übersetzte ihn in die italienische Sprache. Levi wusste um die literarische Qualität des Werkes und nahm die Aufgabe an, die ihm dann jedoch sehr schwer wurde. «Mir war, als ob von diesem Buch eine Aggression ausginge, und ich musste mich dagegen wehren. Gerade weil es ein sehr starkes Buch ist, das einen wie eine Lanze, wie ein Pfeil durchbohrt. Jeder von uns fühlt, dass ihm der Prozess gemacht wird.»[128] In einem Interview sagte Levi später, er habe durch die Arbeit an der Übersetzung seine vorbestehende Vorsicht und Abneigung gegenüber Kafka tiefer verstanden – «es ist eine Abwehr, die auf Angst gründet».[129] Er bewundere Kafka – und fürchte ihn «wie eine große Maschine, die dich niederwalzt, wie den Propheten, der dir dein Todesdatum verkünden wird»[130]. Kafka habe in seinen «Visionen» – einer Fähigkeit jenseits der gängigen Vernunft – Vorahnungen des Bösen, des Schreckens und der Gewalt gehabt und formuliert, auch der Gewalt der «Bürokratie», die Levi in Auschwitz in Aktion gesehen hatte, «dieser wachsenden Macht, dieser unwiderstehlichen Macht, die Frucht unseres Jahrhunderts ist». Kafkas drei Schwestern, Ottla, Valli und Elli, kamen in den nationalsozialistischen Lagern um (in Auschwitz beziehungsweise Kulmhof); sie wurden, so Levi, «Opfer dieser verderbten und niederträchtigen Apparatur, die ihr Bruder vorausgesehen hatte»[131]. Levi versuchte beim Übersetzen, die Härte von Kafkas Text zu mildern, und wurde darüber krank, brach zusammen. Er war sich nicht sicher, ob Kafkas «Prozess» ein Buch zum Weitergeben war, und sorgte sich um die Leser, insbesondere um die junge Generation. Zugleich betonte er: «Die Lektüre des Buches ‹Der Prozess›, ein Werk voller Elend und Poesie, verändert uns – sie lässt uns trauriger und bewusster zurück.»[132]

Seine eigenen Besuche in italienischen Schulen zum persönlichen Bericht über Auschwitz nahm er Anfang der 1980er-Jahre, nach jahrelanger Abstinenz, noch einmal auf, weil die Zukunft Europas und der Welt düster aussah und er eine Neuauflage rechtsgerichteter Gewaltregime befürchtete, die in Zukunft mit den Überwachungs- und Manipulationsmitteln einer technisch optimierten «Bürokratie» arbeiten konnten. Er sei 1945 als «törichter Optimist» nach Italien zurückgekehrt, so konstatierte er nun im Rückblick: «Zu denken, dass aus dem Abgrund, aus der Grube, aus dem Lager nicht eine bessere Welt entstehen kann, erschien absurd. Heute denke ich ganz anders. Ich denke, dass aus dem Lager nur das Lager entstehen kann, dass aus dieser Erfahrung nur das Übel hervorgehen kann. Nachdem man miterlebt hat, wie ein organisierter, moderner, technisierter, bürokratisierter Staat Auschwitz hervorbringen konnte, musste man mit Grausen an die Möglichkeit denken, dass jene Erfahrung sich erneuert. Jene Erfahrung kann sich erneuern, ich sage nicht, sie muss sich erneuern, aber dass es möglich ist, das sehe ich und das befürchte ich.»[133]

In den Schulen, im Gespräch mit den Jugendlichen aber tat sich Levi nunmehr schwerer als zuvor. Er traf mitunter auf gleichgültige und ablehnende junge Menschen, die vieles im Fernsehen gesehen hatten, scheinbar Bescheid wussten, selbstbewusst von der Vielzahl der verschiedenen Lager auf der Welt sprachen (und die Besonderheit des NS-System infrage stellten) oder ihm Ratschläge gaben, wie er sich hätte verhalten sollen, um entkommen zu können («In einer Schule, in der er erklärt hatte, was die Nazi-Lager waren, hatte ihm ein Schüler mit der größten Ernsthaftigkeit dargelegt, wie er es hätte anstellen müssen, um zu fliehen, und ihm empfohlen, seine Ratschläge nicht zu vergessen, sollte der Fall erneut eintreten.»[134]) Levi empfand sich zunehmend fehl am Platz, zweifelte an seiner Überzeugungsfähigkeit, fühlte sich minderwertig und unfähig.

9. *«Die Untergegangenen und die Geretteten»*

Für die (gekürzte) italienische Ausgabe von Hermanns Langbeins bedeutendem Buch «Menschen in Auschwitz» («Uomini ad Auschwitz»), die er seit Jahren unterstützt hatte, verfasste Primo Levi 1984 ein gewichtiges Vorwort. Langbein, dieser mutige, umsichtige und kluge Mann, habe über das «exemplarische und totale Lager» von Auschwitz geschrieben, in Form einer «Anthologie» komplexer menschlicher Fälle («das Buch enthält viele Mahnungen – eine davon ist direkt an mich adressiert – einfache Stereotypen zu vermeiden»[135]). In seinem Vorwort stellte Levi unter anderem Langbeins Darstellung der «Lehre von Auschwitz» heraus: Der deutsche Totalitarismus sei ein abwärtsführender Weg gewesen, auf dem jeder weitere Schritt die Umkehr schwerer gemacht und schließlich nach Auschwitz geführt habe. Der allererste Schritt, die Akzeptanz eines sozialen Systems, das die totale Kontrolle über den Menschen anstrebe, sei der gefährlichste; wenn ein solches Regime erst den Plan gefasst habe, «Untermenschen» – die keine Juden oder Zigeuner sein müssten – auszulöschen und Personen Uniform trügen – die auch andere Symbole als die der SS aufweisen könnten –, so hätten Vernichtungspläne auch in Zukunft Aussicht auf rasche und erfolgreiche Umsetzung.[136]

Levi arbeitete zu dieser Zeit an seinem abschließenden und vermächtnishaften Werk über Auschwitz und die «Lehren» daraus, das er unter dem Titel «Die Untergegangenen und die Geretteten» 1986, in seinem letzten Lebensjahr, veröffentlichen sollte. Seit sieben Jahren hatte er beabsichtigt, sich doch noch einmal schriftlich über die «Lager» zu Wort zu melden, im Sinne einer «Neubetrachtung aus fünfunddreißig Jahren Abstand»[137], insbesondere über dasjenige, was er die «Grauzone» und das Problem der Schuld nannte. Dem Ganzen stellte er Zeilen von Samuel Taylor Coleridge, einem Zeitgenossen Hölderlins, voran: *«Since then, at an uncertain hour, / That agony returns: / And till my ghastly tale is told / This heart within me burns.»*[138] Von der «Schuld» des Überlebenden hatte bereits Levis Gedicht für Bruno Vasari aus dem Jahre 1984 gehandelt; auch ihn ihm hatte er Coleridge zitiert. Vasari gehörte zu den wenigen Italienern, die das Konzentrationslager Mauthausen überlebt hatten (von nahezu 10 000 Italiener, die dorthin deportiert worden waren, kehrten nur 730 in ihre Heimat zurück, und viele starben nach der Rückkehr[139]). Für ihn, Bruno Vasari, der bereits im August 1945 seine Erinnerungen an Mauthausen publiziert hatte («Mauthausen bivacco della morte»), schrieb Levi das Gedicht:

Der Überlebende

Since then, at an uncertain hour,
Seit damals, zu ungewisser Stunde,
Kommt dieser Schmerz immer wieder.
Und wenn er niemanden findet, der ihn hört,
Verbrennt in der Brust ihm das Herz.
Dann treten vor ihn erneut die Gesichter seiner Gefährten,
Fahl im Licht der Frühe,
Grau vom Staub des Zements,
Verschwommen hinter Nebeln,
Verfärbt vom Tod in ruhlosem Schlaf:
Nachts mahlen die Kiefer
Unter der schweren Verzugslast der Träume
Und kauen eine Rübe, die es nicht gibt.
«Zurück, ihr Untergegangenen, weg von hier,
Geht wieder. Niemanden hab ich verdrängt,
Niemandes Brot hab ich an mich gerissen,
Niemand ist statt meiner gestorben. Niemand.
Kehrt wieder in eure Nebel zurück.
Meine Schuld ist es nicht, dass ich noch lebe und atme
Und esse und trinke und schlafe und Kleider trage.[140]

«Die Besten sind alle gestorben», konstatierte Levi in seinen Ausführungen über die «Untergegangenen» und die «Geretteten» und relativierte auch den Begriff des «Zeugen», mit dem er seit 1945 umgegangen war:

> Aus dem Abstand von Jahren lässt sich heute durchaus sagen, dass die Geschichte der Konzentrationslager fast ausschließlich von denen geschrieben wurde, die, wie ich, nicht den tiefsten Punkt des Abgrunds berührt haben. Wer ihn berührt hat, ist nicht mehr wiedergekommen oder seine Beobachtungsgabe war durch das Leid und das Nichtbegreifen gelähmt.

> Ich wiederhole: Nicht wir, die Überlebenden, sind die wirklichen Zeugen. Das ist eine unbequeme Einsicht, die mir langsam bewusst geworden ist, während ich die Erinnerungen anderer las und meine eigenen nach einem Abstand von Jahren wiedergelesen habe. Wir Überlebenden sind nicht nur eine verschwindend kleine, sondern auch anomale Minderheit: Wir sind die, die aufgrund einer Pflichtverletzung, aufgrund ihrer Geschicklichkeit oder ihres Glücks den tiefsten Punkt des Abgrunds nicht berührt haben.[141]
>
> Über die zu Ende geführte Vernichtung, über das abgeschlossene Werk, hat niemand jemals berichtet …[142]

«Es sind nicht zwangsläufig die Besten, die überleben, in manchen Fällen sind es die Schlimmeren. Es ist das Gefühl, anstelle eines andern am Leben geblieben zu sein …»[143], hatte Primo Levi in einem Interview des Jahres 1984 erläutert, zur Zeit seines Gedichtes für Vasari, der die gegenteilige Auffassung vertrat (nämlich, dass die Überlebenden aufgrund ihrer Moral und Tugend – «per belle virtù» – alles überstanden hätten, nicht jedoch aufgrund von egoistischem Geschick oder Brutalität[144]). Es sei ein Teil des Lagersystems gewesen, dass die Gefangenen «mitschuldig» werden sollten, hatte Levi 1984 auch in einem Gespräch mit Gian Luigi Piccioli betont, und am Beispiel seiner selbst erläutert:

> Ich habe ziemlich lange ein bestimmtes Schuldgefühl mit mir herumgetragen. Es war Sommer [1944], während einer Periode von Bombenangriffen, es war sehr heiß, und ich hatte Wasser entdeckt, eine Rohrleitung. Es waren vielleicht drei oder vier Liter Wasser drin, und ich hatte es

> nur einem Freund [Alberto Dallavolta] weitergesagt, sonst niemandem. Deswegen habe ich mich schuldig gefühlt. Andererseits hätte das Wasser, wenn ich es vielen gesagt hätte, nicht für alle gereicht. Aber das Gefühl fehlender oder nicht vollständiger Solidarität habe ich schon empfunden: dass ich etwas unterlassen hatte, was ich hätte tun können.[145]

Auch schäme er sich, mit den Deutschen in gewisser Weise durch seine Sonderstellung als Chemiker und Laborarbeiter «kollaboriert» zu haben.[146]

Seine Ausführungen über die «Grauzone» erachtete Levi – sehr wahrscheinlich zu Recht – als das wichtigste Kapitel des Buches «Die Untergegangenen und die Geretteten»; darin schrieb er auch über die «Sonderkommandos» der jüdischen Häftlinge, die den Vergasungsvorgang vorbereiten und die Opfer kremieren mussten. Die «Sonderkommando»-Häftlinge lebten in den Krematoriumsanlagen, hatten viel zu essen und verfügten über Alkohol – für drei Monate, ehe ihr Kommando turnusmäßig selbst liquidiert wurde. In der Einrichtung der «Sonderkommandos» wurde, so Levi, die Erniedrigung und Korrumpierung der Gefangenen durch die SS auf den Gipfel getrieben.

«Schuld und Scham» empfand Primo Levi – «nichts oder nicht genug gegen das System unternommen zu haben, in das wir hineingezerrt worden waren»[147]. Hermann Langbein dokumentierte den Widerstand in Auschwitz und in den anderen Lagern im Einzelnen, auch den jüdischen Widerstand.[148] Dennoch empfand Levi «Schuld und Scham», inmitten einer Gesellschaft, der solche Empfindungen noch immer weitgehend fremd waren, die – insbesondere in Deutschland – den «Schlussstrich» ziehen wollte und die Vergangenheit für «bewältigt» erklärte. Levi jedoch nicht. Lebte er anstelle eines anderen, hatte er auf Kosten eines Mithäftlings überlebt, eines von ihm Verdrängten? «Es handelt sich nur um eine Vermutung, aber sie nagt an Dir ...»[149] Noch einmal schrieb er in «Die Untergegangenen und die Geretteten» auch über die Scham angesichts der ungeheuerlichen Verbrechen, die Scham über eine Schuld, «die ein anderer auf sich lädt und die ihn [den Überlebenden] quält, weil sie existiert, weil sie unwiderruflich in die Welt der existenten Dinge eingebracht ist und weil sein guter Wille nichts oder nicht viel gilt und ohnmächtig ist, sie zu verhindern.»[150]

*

Marco Belpoliti nannte die «Untergegangenen und die Geretteten» ein «Meisterwerk der Selbstreflexion»[151]. In der Tat handelt es sich um eines der besten und tiefsten Bücher über Auschwitz, das jemals verfasst wurde über das exemplarische und totale «Lager» und über die Bedingungen des Lebens nach Auschwitz, «mehr Erwägungen als Erinnerungen». Primo Levi sprach von einem «politischen Buch», einem «Buch über die Moral»[152]. In ihm dokumentierte er auch sein Ringen mit Deutschland, seinen Versuch, die Deutschen zu verstehen, und brachte Briefe und Briefwechsel zum Abdruck, die er mit Deutschen nach der Publikation von «Ist das ein Mensch?» geführt hatte. Deutschland sei schnell wieder «respektabel» geworden und halte nunmehr «sogar die Schicksale Europas in seinen Händen», bemerkte er.[153]

Primo Levi war voller Sorgen. In der zweiten Hälfte des Jahres 1986, in dem sein letztes Buch erschien, geriet er erneut in eine ausgesprochen depressive Verfassung. Alles Geschriebene erschien ihm wert- oder zumindest nutzlos, alles Erleben war von Endlichkeit und Vergeblichkeit durchzogen. «Wir sind mit dem Erzählen am Ende / Es ist an der Zeit», formulierte er im Gedicht.[154]

Er sprach im September 1986 in einer Sendung des Westdeutschen Rundfunks von einem Angekommensein in einer «ungeschichtlichen Zeit»; die jüngere Generation stehe dem Geschehen von Auschwitz fern. «Es ist fast so, als handle es sich um ein Ereignis, das uns nicht mehr betrifft, das nicht mehr zu Europa, zu diesem Jahrhundert gehört.»[155] Levi artikulierte noch einmal seine Schwierigkeiten, sich in Schulen den heutigen Kindern und Jugendlichen mit seiner Geschichte verständlich machen zu können. «Es fällt mir immer schwerer, eine gemeinsame Sprache mit den jungen Leuten zu finden. Sie beschäftigen sich (zu Recht) mit ganz anderen Dingen.»[156] Dennoch trat er in seinem letzten öffentlichen Vortrag vom 22. November 1986 noch einmal für die Bedeutung der «Zeugenschaft» ein, für die moralische Verpflichtung zu ihr.[157]

10. Verzweiflung

Die Sorge um die Zukunft der Erde belastete ihn bis zuletzt, auch die bedenkliche ökologische Situation, die seit den 1970er-Jahren immer offenkundiger war. «Dank der Tatsache, dass wir an nahezu gar nichts mehr glauben, ist es schwierig geworden, die Leute für die ökologische Rettung der Erde zu mobilisieren.» Es existiere kein wirklicher Glaube an die Zukunft; die Welt werde immer kleiner und zerbrechlicher.[158] Levis Interesse an der modernen Naturwissenschaft war ungebrochen, aber er sah diese Wissenschaft mehr denn je in einer übergeordneten, gesellschaftlichen Verantwortung stehend. «Verstecke dich nicht hinter der Heuchelei von der wertfreien Wissenschaft», hatte er am 21. September 1986 in «La Stampa» geschrieben[159] und von der Notwendigkeit eines neuen «Eides des Hippokrates» für die Naturwissenschaftler gesprochen. Anfang des Jahres 1987 entstand sein Gedicht «Almanach»:

Weiterhin fließen zum Meer
Die verschiedensten Flüsse
Oder treten zerstörerisch über die Dämme,
Das alte Schutzwerk hartnäckiger Menschen.
Weiterhin bersten die Gletscher,
Schleifen den Grund glatt
Oder stürzen jäh hinab
Und verkürzen das Leben der Föhren.
Weiterhin kämpft sich das Meer durch,
Gefangen zwischen den Kontinenten,
Immer mehr geizend mit seinem Reichtum.
Weiterhin beschreiben ihren Lauf
Sonne, Sterne, Planeten und Kometen.
Auch die Erde wird die unwandelbaren
Gesetze der Schöpfung fürchten.
Wir nicht. Wir, aufrührerischer Zweig
Von großer Erfindungsgabe und geringem Verstand,
Wir zerstören, wir verderben
Mit immer größerer Eile.
Schnell, schnell, weiten wir doch die Wüste
In den Wäldern Amazoniens aus,
Im lebendigen Herzen unserer Städte,
In unseren eigenen Herzen.[160]

Levi kämpfte zu Anfang des Jahres 1987 mit der schwierigen Pflege seiner alten und fordernden Mutter in der Familienwohnung im Corso Re Umberto, aber auch mit eigenen körperlichen Schwierigkeiten; Fußulcera, die er in Auschwitz gehabt hatte, kehrten wieder. Auch die Herpes-Zoster-Erkrankung des Jahres 1978 meldete sich ein weiteres Mal – Zeichen seiner manifesten Abwehrschwäche. Dann musste er im Februar und März 1987 an der Prostata operiert werden und fürchtete, inkontinent zu werden. Er mache eine Zeit durch, die schlimmer sei als in Auschwitz, schrieb er im Februar an seine US-amerikanische Übersetzerin, Ruth Feldmann. Er verbringe schlaflose Nächte und angsterfüllte Tage. Im Unterschied zu Auschwitz sei er nicht mehr jung und ohne Kraft zur Gegenwehr.[161] Wie Paul Celan in den depressiven Jahren vor seinem Selbstmord 1970 hatte Levi das Gefühl, sein Gedächtnis zu verlieren und damit auch die Basis jeglicher Zeugenschaft. Ebenso wenig wie Celan halfen ihm die verordneten Antidepressiva weiter, im Gegenteil. Er fühlte sich unsicher. «Ich habe mehr Zweifel als feste Überzeugungen.»[162] Als Autor erscheine er als «ausgeglichener Mensch», so betonte er in einem Gespräch, er sei dies jedoch nicht in der eigenen Lebenswirklichkeit. «Ich erlebe lange Zeiträume des mangelnden Gleichgewichts, die vielleicht mit meiner Erfahrung im Konzentrationslager zusammenhängen. Ich komme mit Schwierigkeiten ziemlich schlecht zu Rande. [...] Ich bin kein starker Mensch. Überhaupt nicht.»[163] «Vielleicht verströmen meine Bücher eine Weisheit, die ich nicht zu besitzen vermeine.»[164] Seine Bücher seien als Versuch zu verstehen, «Ordnung zu schaffen, Ordnung hineinzubringen in eine chaotische Welt»[165]. Anfang 1987 schrieb Levi noch das Vorwort zu «Das zerschundene Leben» («La vita offesa: storia e memoria dei lager nazisti nei racconti di duecento sopravvissuti»), einer Sammlung von Geschichten und Erinnerungen von 200 Überlebenden der nationalsozialistischen Konzentrationslager, die in Mailand bei Franco Angeli verlegt wurde. Die Anthologie erscheine spät, aus organisatorischen Gründen, so betonte Levi, aber auch deswegen, weil erst in jüngster Zeit in Italien und in anderen Ländern deutlich geworden sei, dass politisch motivierte Massendeportationen, verbunden mit der Errichtung einer modernen Sklavenwirtschaft und dem Willen zur Tötung, einen zentralen Stellenwert in der Geschichte des 20. Jahrhunderts hatten – «auf derselben Ebene wie die tragische Erfindung von Atomwaffen».[166] Levi dachte in seinem Vorwort noch einmal über die abnehmende Zahl der Zeugen nach:

> Wenn wir in Stille sterben, so wie unsere Feinde es sich wünschen [...], dann wird die Welt nicht wissen, was der Mensch tun kann und noch imstande sein wird zu tun. Die Welt wird sich selbst nicht kennen, sie wird gefährdeter dastehen angesichts einer Rückkehr der nationalsozialistischen Barbarei – oder irgendeiner anderen Barbarei jedweder politischer Herkunft.[167]

Obwohl die Einleitung des Buches dies nicht explizit sage, sei die vorgelegte Anthologie der Brutalität und der Schmerzen, die den Opfern bewusst zugefügt worden seien, jungen, revisionistischen Historikern der Leugnung gewidmet, die Seiten über Seiten in polemischer Akrobatik verfassten, um zu beweisen, «dass wir nicht gesehen haben, was wir sahen, nicht gelebt haben, was wir lebten»[168].

Am 22. Januar 1987, drei Monate vor seinem Tod, erschien Levis letzter Artikel in «La Stampa»: «Das Loch Auschwitz». Erneut blickte er nach Deutschland und ging unter anderem auf den dortigen «Historikerstreit» ein, in dem unter anderem die moralische Vergleichbarkeit der NS-Konzentrationslager mit denen des sowjetischen «Archipel Gulag» vertreten wurde: «Die Polemik, die heute in Deutschland stattfindet zwischen denen, die die Massaker der Nazis banalisieren wollen (Nolte, Hillgruber) und denen, die ihre Einmaligkeit hervorheben (Habermas und viele andere), kann uns nicht gleichgültig lassen.» Erneut beschrieb Levi die Besonderheit der NS-Lager und des industriellen Systems zur Vernichtung eines ganzen Volkes und konstatierte: «Wenn das heutige Deutschland den Platz einnehmen will, der ihm unter den europäischen Nationen zukommt, darf es seine Vergangenheit nicht beschönigen.»[169] Abermals wies Levi darauf hin, dass es Ärzte – «Ärzte!», so wiederholte er mit Ausrufezeichen – gewesen seien, die über den Weg in die Gaskammer in Auschwitz entschieden hätten; dass das dort zum Einsatz kommende Giftgas von der deutschen Industrie hergestellt worden sei und dass deutsche Unternehmen die Haare der Ermordeten und deutsche Banken das Gold aus ihren Zähnen bekommen hätten.

> All dies ist spezifisch deutsch und kein Deutscher sollte es vergessen. Noch sollte er vergessen, dass im nationalsozialistischen Deutschland, und nur dort, selbst Kinder und Sterbende in einen grauenhaften Tod gesandt wurden, im Namen eines abstrakten und furchtbaren Radikalismus, der seinesgleichen in modernen Zeiten nicht hat.[170]

Der plötzliche Tod Primo Levis am 11. April 1987, der nach einem Sturz aus dem dritten Stock im Eingangsbereich seines Hauses von der Concierge Jolanda Gasperi leblos aufgefunden wurde, löste in Italien, aber auch weltweit Bestürzung, Trauer und Verzweiflung aus. Eli Wiesel, der mit ihm befreundet gewesen war, sprach von einem Tod «an Auschwitz» nach vier Jahrzehnten, der Rabbi, der ihn bestattete, von einem verspäteten Mord.[171] «Sind Sie ein Mensch mit starkem Schamgefühl?», war Primo Levi in einem Interview gefragt worden. *«Ja, ja, ich glaube, das bin ich.»* «Und hüten Sie auch Ihr eigentliches Ich?» *«Ja, ich hüte mein Ich.»*[172]

*

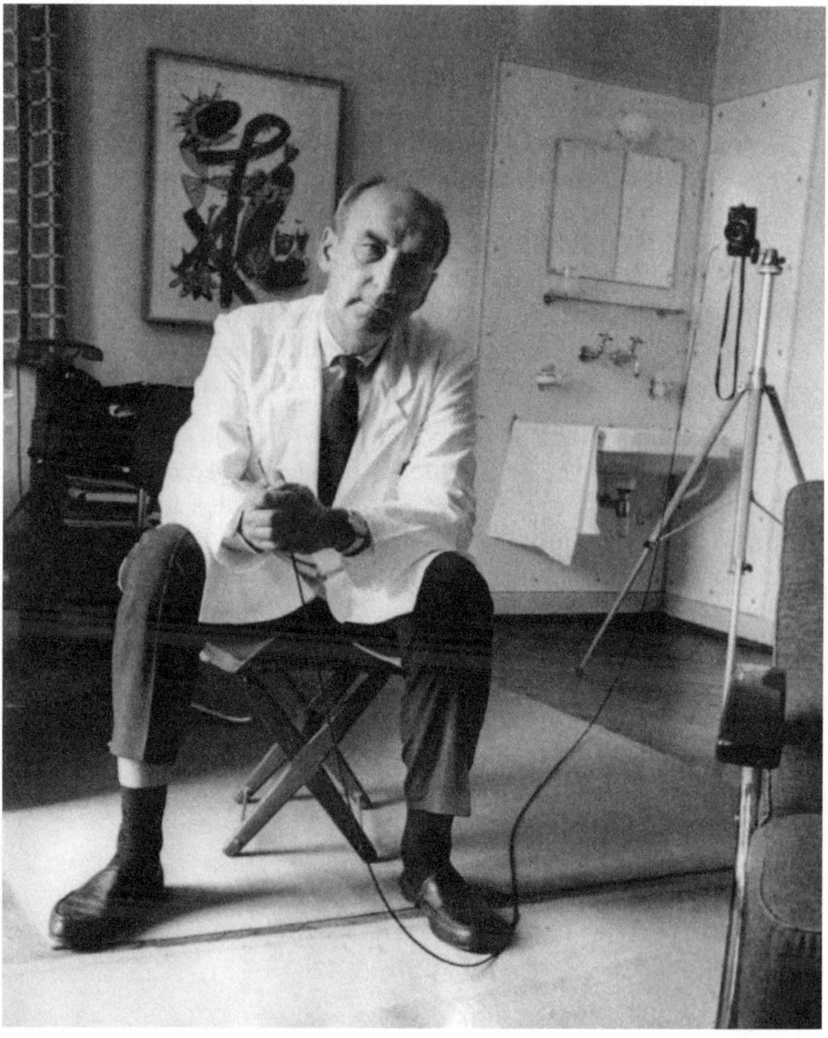

Abb. 2: Alexander Mitscherlich, 1964. © Stefan Moses

2.

Medizin ohne Menschlichkeit. Alexander Mitscherlich und die Kräfte der Beharrung

> Was aber ist der Apparat [der nationalsozialistischen Vernichtungsdynamik]? Solange wir nicht diese Frage aufrichtig beantworten, und das kann nur heißen, solange wir uns nicht vergegenwärtigen, wie weit wir selber «Apparat» waren, haben wir nichts, überhaupt nichts getan, um den Toten dieser furchtbaren Zeit jenen Respekt und jene Aufmerksamkeit zu erweisen, die allein die Brutalität, mit der sie überwältigt wurden, für die Zukunft entkräften kann. Und das ist doch das einzige Zeichen des Dankes, den wir abstatten können, durch eine Erkenntnis, die uns alle einbezieht: zu verstehen und vorzubeugen.
>
> *Alexander Mitscherlich, 1960*[173]

1. Der Nürnberger Ärzteprozess

Ob Primo Levi, der zusammen mit dem Arzt Leonardo De Benedetti den ersten Bericht über Auschwitz, die medizinische Versorgung und das Wirken der SS-Ärzte im Lager verfasst hatte – und dies, wie zuvor beschrieben, noch im polnischen Kattowitz, vor seiner Rückkehr nach Italien –, ob Primo Levi den Nürnberger Ärzteprozess aus der Ferne verfolgte, ist nicht bekannt. Er fand in der Zeit vom 9. Dezember 1946 bis zum 19. Juli 1947 vor einem amerikanischen Militärtribunal statt, als erster Nachfolgeprozess der Verfahren gegen die Hauptkriegsverbrecher. 20 deutsche Ärzte, darunter sieben SS-Ärzte, standen vor Gericht. «Die Angeklagten sind ein Querschnitt durch die Ärzteschaft: Assistenten und Universitätsprofessoren; Klinikdirektoren und der Privatarzt des Reichskanzlers; der Chef des Deutschen Roten Kreuzes, die Sanitätsinspekteure von Heer und Luftwaffe; Repräsentanten der deutschen biomedizinischen Forschung, von der pharmazeutischen Industrie zu Militärlabors und Universitätsinstituten. Der Rektor der Universität zu Kiel, der Physiologe Prof. Holzlöhner; der Direktor der I. Medizinischen Universitätsklinik in Wien, Prof. Eppinger [...] und der oberste Funktionär der deutschen Ärzteschaft, Dr. Conti, sie alle entgehen der Anklage alleine durch rechtzeitigen Selbstmord.»[174] Angeklagt waren auch drei hohe, nicht ärztliche SS-Funktionäre, die «bürokratisch mithelfend» an den Verbrechen beteiligt gewesen waren: Viktor Brack, stellvertretender Leiter der Kanzlei des Führers; Himmlers Sekretär Rudolf Brandt und Wolfram Sievers, der Leiter der Forschungs- und Lehrgemeinschaft «SS-Ahnenerbe».

Seit 1942 waren dem Prozess Beschlüsse der Alliierten vorausgegangen, Kriegsverbrecher und Verbrechen gegen die Menschlichkeit (oder «Menschheit»[175]) nach Ende der Kampfhandlungen vor Gericht zu bringen, sowie Bemühungen, die Ergebnisse der deutschen Kriegsforschung durch Expertenkreise sehr genau untersuchen zu lassen (um sie gegebenenfalls weiterverwenden zu können), wodurch die Alliierten «in einer Art Nebeneffekt» ein sehr genaues Bild der medizinischen Verbrechen in den Konzentrationslagern gewannen. Der britische Medizinhistoriker Paul Weindling schrieb: «Kurz nach dem Krieg suchten Wissenschaftler, die für die alliierten Geheimdienste tätig waren, in Deutschland nach nuklearen, chemischen und biologischen Massenvernichtungswaffen. Überdies hatten sie den Auftrag, Informationen über die wissenschaftliche und medizinische Forschung der Deutschen während des Krieges zu sammeln. Im Zuge dieser Nachforschungen stießen die alliierten Wissenschaftler sowie zunehmend auch Ermittler in Sachen Kriegsverbrechen auf Unmengen von Dokumenten, die unter anderem Akten der Gesundheitsbehörden, von deren leitenden Mitarbeitern und von zahlreichen Ärzten umfassten, die im NS-Staat medizinische Forschungen betrieben hatten.»[176] Aber auch die juristischen Forderungen und Berichte von Überlebenden und Überlebenden-Organisationen der Lager von Auschwitz, Dachau und Ravensbrück spielten eine Rolle beim Zustandekommen des Prozesses. «Als die Alliierten aufgrund der Aussagen der Opfer und eigener Ermittlungen das ganze Ausmaß der medizinischen Verbrechen erkannten, setzten sich insbesondere ihre medizinischen Experten dafür ein, diese ‹medizinischen Verbrechen› zu untersuchen und die Täter zu bestrafen. Der Nürnberger Prozess war eine Konsequenz dieser Bemühungen.» (Ebbinghaus[177]) Im November 1945 führte der amerikanische Wissenschaftler und Geheimdienstmitarbeiter John Thompson den Begriff «medizinische Kriegsverbrechen» ein; er beschäftigte sich intensiv mit den Menschenversuchen des NS-Regimes und kam zu dem Schluss, «dass 90 Prozent der medizinischen Arbeiten führender deutscher Klinikärzte und Forscher kriminell gewesen seien». (Weindling[178])

Der Nürnberger Ärzteprozess war nicht der erste, der gegen Mediziner des nationalsozialistischen Regimes geführt wurde; der sogenannte «Dachauer Hauptprozess» hatte bereits 1945 stattgefunden (mit Todesurteilen gegen vier deutsche Mediziner), auch der «Dachau-Mauthausen-Prozess» (mit fünf Todesurteilen) war 1946 dem Nürnberger Ärzteprozess vorausgegangen, des Weiteren ein Prozess in Hamburg 1946 (mit vier Todesurteilen gegen KZ-Ärzte) sowie zahlreiche Verfahren gegen «Euthanasie»-Mediziner, die vor deutschen Gerichten in Berlin und Frankfurt geführt oder begonnen worden waren.[179] («Da die Alliierten sich auf die Verfolgung von Straftaten beschränkten, die Deutsche gegen Staatsangehörige ihrer Länder verübt hatten und die von

Deutschen an Deutschen verübten Verbrechen ausklammerten, wurde die Ahndung der Patientenmorde sehr früh deutschen und österreichischen Gerichten überlassen.» Ebbinghaus[180]) Auch diesen Prozessen hatten sich einzelne Ärzte, darunter auch zwei deutsche Professoren, durch Suizid entzogen.

2. Alexander Mitscherlich und Viktor von Weizsäcker

Die Nürnberger Verhandlungen wurden von einer deutschen Ärztekommission verfolgt, unter Leitung von Alexander Mitscherlich, einem Heidelberger Privatdozenten, Facharzt für Neurologie und Innere Medizin und prominenten kritischen Intellektuellen der ersten Jahrzehnte der Bundesrepublik Deutschland. Weil die Geschichtsschreibung des Ärzteprozesses und der Versuch seiner Aufarbeitung in den Jahren nach Kriegsende wesentlich mit Mitscherlich verbunden sind, möchte ich im Folgenden ausführlich auf ihn und seine «ärztliche Grundhaltung» (Hontschik[181]) eingehen.

1908 geboren und damit elf Jahre älter als Primo Levi, hatte Mitscherlich zuerst (unentschlossen) geschichtliche, philosophische und kunstgeschichtliche Studien in München und Prag betrieben («eine Art meditative Vorarbeit für ein künftiges Studium geleistet»[182]) und war dann ab dem Wintersemester 1931 in Berlin zur Medizin übergewechselt.[183] In Berlin-Dahlem hatte er auch eine kleine Buchhandlung betrieben («Buchhandlung Antiquariat A. H. Mitscherlich»), im Verlagswesen gearbeitet (darunter beim «Widerstandsverlag» Ernst Niekischs) und dem Freundeskreis von Ernst Jünger und Niekisch angehört, dessen Broschüre «Hitler. Ein deutsches Verhängnis» im Dezember 1932 erschienen war und in einem Sonderschaufenster der Buchhandlung zur Aufstellung kam (mit dem markanten Titelbild von A. Paul Weber, das ein Totengerippe im Hitler-Gruß inmitten von Menschenmassen und Hakenkreuzen zeigt). In seinem Einsatz für Niekisch geriet Mitscherlich ins Visier der Polizei, wurde im Januar 1933 erstmals verhaftet und erlebte Wohnungsdurchsuchungen.[184] Seiner eigenen Darstellung zufolge gab er die Buchhandlung auf, «nachdem SA-Männer mir als politisch suspekter Person nachdrücklich klarmachen wollten, dass an Hitlers Geburtstag geflaggt werden müsste, indem sie sich vor meine Ladentür postierten und die Leute daran hinderten, einzutreten. Ich fühlte mich zunehmend persönlich gefährdet [...]»[185]. Mitscherlich kam 1935 über Würzburg nach Freiburg, 1937 dann mit seiner zweiten Frau und den zwei Kindern der zweiten Ehe in die Schweiz. (Dehli zufolge war Mitscherlichs Weggang in die Schweiz *keine* politische Emigration; er habe sich zum Zeitpunkt seiner Ausreise weder politisch verfolgt gefühlt, noch habe er seine reale Gefährdung richtig eingeschätzt.[186]) Ernst Niekisch saß von 1937 bis 1945 in Brandenburg-Görden in Haft, aber auch Mitscherlich wurde noch 1937 nach einer versuchten Wiedereinreise nach Deutschland gefangen genommen. Er verbrachte drei Monate in Gestapo-Untersuchungshaft in Nürnberg (wo die meisten Anhänger Niekischs seit März inhaftiert waren), wurde dann jedoch mit der Auflage freigelassen, in Deutschland zu bleiben, seine Frau und seine Kinder aus der Schweiz zurückzuholen, sich täglich bei der Polizei zu melden und sein Medizinstudium fortzusetzen. Wie Mitscherlich in seiner Autobiografie 1980 berichtete, wandte er sich daraufhin an Viktor von Weizsäcker in Heidelberg, von dem er in der Haftzeit die Schrift «Ärztliche Fragen» gelesen hatte[187], die ihm von einem psychoanalytisch in Zürich tätigen Freund zugesandt worden war, von Gustav Bally, der Mitscherlich (zusammen mit Felix Schottlaender) auch mit der Lehre Freuds und ersten praktischen psychoanalytischen Erfahrungen bekannt gemacht hatte.

In Heidelberg sagte ihm von Weizsäcker für eine Klinikassistenz nach bestandenem Staatsexamen zu. «Weizsäcker bejahte das und ich war in eine Freundschaftsbeziehung eingetreten, die mein weiteres Berufsleben entscheidend beeinflusst hat.»[188] Von Weizsäckers spontane Zusage rechnete ihm Mitscherlich zeitlebens hoch an, die Entscheidung, «einen Mann an seiner Klinik arbeiten zu lassen, der, des politischen Hoch- und Landesverrats verdächtigt, gerade aus dem Gefängnis kam».[189] Mitscherlich konnte sich noch im April 1938 in Heidelberg immatrikulieren, musste sich jedoch täglich bei der Gestapo melden und war, seinem autobiografischen Bericht zufolge, «von der täglichen Deportation in irgendein Strafbataillon bedroht»[190]. Er konnte jedoch bei von Weizsäcker eine «intensive medizinische Lehrzeit» durchlaufen[191] und fand ihn den Medizinern seiner Zeit geistig weit überlegen[192] – in seinem ärztlichen Berufsverständnis, seiner medizinischen Denkweise und Ethik, auch in seiner Berücksichtigung der in Mediziner- und Psychiaterkreisen als «unwissenschaftlich» denunzierten Lehre Sigmund Freuds, dieser «so überaus wichtigen Erscheinung der modernen Medizin»[193], mit der sich Mitscherlich in Heidelberg intensiv auseinandersetzte. («Er [Viktor von Weizsäcker] war ein Bewunderer Freuds, und auf seine Initiative hin konnten erstaunlicherweise noch in diesen Vorkriegsjahren die ‹Gesammelten Schriften› für die Bibliothek angeschafft werden. Das war ein großes Wagnis, denn bekanntlich gehörte Freud schon 1933 zu den verfemten Autoren, deren Bücher verbrannt wurden. Die zwölfbändige Ausgabe, die bis auf den letzten Band soeben erschienen war, erfüllt die Funktion eines Leuchtfeuers.»[194]) Mitscherlich lernte bei von Weizsäcker den «Weg eines neuen klinischen Denkens»[195] kennen («Die Krise der Medizin [...] sah Weizsäcker als eine Krise des Denkens.» Rimpau[196])

> Wer Weizsäckers Kollegs [...] besuchte, wird diese Erinnerungen nie vergessen. Die Noblesse des Kontaktes mit dem Kranken, die Genauigkeit,

> mit der seine Lebenssituation rekonstruiert wurde, den Scharfsinn wie den Tiefsinn der Gedankengänge, die das Einzelschicksal in einen größeren Zusammenhang der Forschungsproblematik rückten, die Unbestechlichkeit, wo es darum ging, wissenschaftliche oder soziale Utopien zu durchstoßen, um zur Sache selbst zu kommen. Das alles und die meditative Ruhe des Verweilens, Umkreisens, Verflechtens und Ordnens der Gedanken machten diese Stunden im Getöse der Unmenschlichkeit und in der Unpersönlichkeit des klinischen Betriebes zu einem Labsal.[197]

Da Mitscherlichs Kommentare zu dem Nürnberger Ärzteprozess und zu den Herausforderungen eines medizinischen Denkens nach Auschwitz ohne die Kenntnis der Arbeiten oder des anthropologischen Ansatzes Viktor von Weizsäckers – zumindest in dieser Form – schwer verständlich sind, muss nachfolgend kurz auf diesen eingegangen werden.[198]

Dem umfassend gebildeten Neurologen und Medizinphilosophen von Weizsäcker[199] (1886 – 1958), «ein in vielen Dingen hochbegabter Mann» (Gadamer[200]), war im Ersten Weltkrieg, durch den Krieg und an den sozialmedizinischen Herausforderungen dieser Zeit, nach eigenem Bekunden deutlich geworden, dass sich die rein naturwissenschaftlich orientierte Medizin auf einem hochproblematischen Weg befand. Das Wesen des Patienten, seine «Innerlichkeit», aber auch die «Innerlichkeit» der therapeutischen Begegnung und Beziehung war, so von Weizsäcker, durch die wissenschaftlich-technischen Entwicklungen des 19. Jahrhunderts aus der Medizin in systematischer und folgenreicher Weise eliminiert worden, um sie zu einem Territorium «reiner» Naturwissenschaft, «distanzierter Objektivität» und technologischer Beherrschung werden zu lassen. Von Weizsäcker weigerte sich nach Beendigung des Ersten Weltkrieges, weiter an Tierexperimenten teilzunehmen (oder gar – wie zuvor – Versuchstiere zu töten), und vollzog innerhalb der Medizin einer radikale Wendung zur Anthropologie – von der angewandten Naturwissenschaft zur personalen Heilkunde: «Will man das Wesen des Menschen begreifen, dann genügt es nicht, seine Natur zu betrachten. Der Mensch ist ein Objekt, welches ein Subjekt enthält, und es ist erforderlich, das Subjekt in die Wissenschaft vom Menschen einzuführen, oder richtiger, es anzuerkennen, denn man braucht nichts einzuführen, was schon enthalten ist.»[201] Noch im Dezember 1933 wiederholte Weizsäcker in einem Vortrag vor der medizinischen und philosophischen Fachschaft der Universität Freiburg i. Br. das häufig zitierte Diktum des Straßburger Klinikers Bernhard Naunyns: «Die Medizin wird Naturwissenschaft sein oder nicht sein», korrigierte es aber mit den Worten: «Wenn Medizin nichts als Naturwissenschaft sein wird, so wird sie gar nicht sein! Denn Medizin steht nicht der Natur gegenüber, sondern dem Menschen gegenüber.»[202] Es gehe darum, zu begreifen, dass die Medizin in sich selbst überhaupt keine Naturwissenschaft sei, sondern die Naturwissenschaft lediglich gebrauche, das heißt in ihren Dienst stelle. Als Heilkunst stehe sie vor und in der Aufgabe, «zu einem Menschen aus Geist, Seele und Körper» vorzudringen[203], in «metaphysischer Ehrfurcht vor dem Kranken»[204] und in der Bemühung, dessen Situation umfassend begreifen zu lernen. «Medizinische Anthropologie» verstand von Weizsäcker als *«Lehre vom kranken Menschen»*, und setzte sich mit Nachdruck von den Vorgaben und Machtansprüchen des «iatrotechnischen» 19. Jahrhunderts ab.

In der Neurologischen Abteilung der Universitätsklinik Heidelberg arbeitete er nach dem Ende des Ersten Weltkriegs insbesondere an konkreten Einsichten über das Wirken des ganzheitlichen Form- und Gestaltprinzips im menschlichen Organismus. Die pathologischen Erscheinungsweisen waren ihm – entgegen der üblichen Anschauung – nicht «Defekte» und «Minusvariante», sondern Weisen eines anderen Daseins, denen eigene Leistungen zugrunde liegen. 1923 sprach er erstmals vom «Funktionswandel» und schrieb: «Die nervöse Substanz funktioniert so, dass wir bei Substanzverlust nicht Torso werden, sondern ein *anderes* Ganzes: wir sind physiologisch unfähig, Fragment zu werden.»[205] Die Funktionen des Organismus in Gesundheit und Krankheit, darunter auch die konstitutiven Vollzüge der Sinneswahrnehmung und Bewegung, studierte von Weizsäcker in ihrem Leistungs-Charakter; in ihnen setzt sich, seiner Auffassung nach, das Individuum intentional und in humanspezifischer Weise mit seiner Umwelt auseinander. Von Weizsäcker ging es nicht in erster Linie um Neuronen, Transmitter und Verschaltungen, sondern um die wirkenden Kräfte im menschlichen Organismus, im aktiven Dasein des Menschen auf Erden, in Physiologie und Pathologie («Der Körper ist nicht das, was er dem naturwissenschaftlichen Zeitalter schien, er ist etwas anderes, und wir müssen es zu erforschen suchen.»[206]) Zunehmend erstreckte sich sein Forschungsgebiet aber auch auf die inneren Organe, deren «spezifische psychische Valenz» für ihn außer Zweifel stand und Gegenstand eines fortlaufenden Studiums wurde: «Welche besondere Bedeutung jedes Organ, etwa Herz, Gehirn, Leber, für die Bewegung des seelischen Ganzen» besitzt, war für das gelingende menschliche Dasein ebenso fundamental wie für ein Verständnis der organischen Krankheitswege.»[207] «Es handelt sich [...] um die Frage, ob jede Krankheit, die der Haut, der Lunge, des Herzens, der Leber und der Niere auch von seelischer Natur ist.»[208]

Entgegen dem Postulat des cartesianischen Dualismus interessierte sich von Weizsäcker für den beseelten Leib als Organon des Menschen, im Sinne einer humanspezifischen Physiologie und Pathologie. Methodisch wurde ihm das Studium, die «hingebende Versenkung» in einzelne Patientengeschichten dabei immer wichtiger – «ein Fall bis an die Grenzen des Möglichen durchforscht»: Das erachtete er als wissenschaftlich weiterführend.[209] Die jeweils vorliegende Erkrankung betrachtete er als die Erkrankung eines unverwechselbaren Individuums in einer biografischen Krisensituation. Die Biografik gewann in von Weizsäckers Denken einen großen Raum, das Studium der Lebensgeschichte des Patienten und das Auftreten und Sein der Krankheit in ihr – nicht als Fatum oder fremdbestimmtes, naturgesetzlich-anonymes Ereignis, sondern als Teil einer größeren, und in sich sinnvollen, *personalen* Lebens-Geschichte. («Unsere Krankheiten haben etwas mit unseren Wahrheiten zu schaffen.»[210]) Wie im Bereich der Humanphysiologie interessierte von Weizsäcker auch in den pathologischen Gestalten der menschlichen Existenz die organismuseigene Aktivität, die intentionale «Leistung»; er suchte nach den im Organismus auch in seinem veränderten Zustand aktiv wirkenden Kräften, die in Beziehung zur menschlichen Individualität und Vita stehen:

> Das Problem des Menschen in der Medizin [...] ist, dass er, der Mensch, die Krankheit, die als Teil seiner ganzen Biographie zu verstehen ist, nicht nur hat, sondern auch macht. Dass er die Krankheit, die Ausdrucksgebärde, die Sprache seines Körpers produziert, wie er jede andere Ausdrucksgebärde und jedes andere Sprechen formt. Noch verstehen wir diese Sprache nicht ganz, aber wir kommen immer näher an sie heran.[211]

Der Mensch, so von Weizsäcker, gestaltet seine Gesundheit und Krankheit in «tätiger Teilnahme»; «dass jede Krankheit ein Ausdruck des Menschseins ist, dass die aktiven Kräfte des Menschen, die alle untereinander zusammenhängen, auch alle an ihrem Zustandekommen beteiligt sind», stand für von ihn fest und blieb nicht ohne Konsequenzen für sein ärztliches Vorgehen: «Wenn dies letztere der Fall ist, dann reichen auch die Verantwortungen viel weiter, sind die Behandlungsmöglichkeiten viel weitere, ändert sich auch der Begriff von Krankheit und Gesundheit.»[212]

Von Weizsäcker lehrte und praktizierte den existenziellen Eintritt des Arztes in die Behandlungssituation, das heißt die Aufgabe der distanzierten Neutralität naturwissenschaftlicher Herkunft. Um die «Sprache» seiner Krankheit verstehen zu können, müsse der Kranke, so von Weizsäcker, umfassend wahrgenommen und erlebt werden – und zwar durch sein ärztliches Gegenüber, dessen besondere Auffassungsmöglichkeiten nicht durch Apparaturen ersetzt werden können. («Diese medizinische Psychologie fragte nicht, wer oder was ist der Mensch, sondern sie fragte den Kranken, wer bist du? und wer so fragte, musste zugleich fragen, wer bin ich?»[213]) Von Weizsäcker trat für das methodische Ernstnehmen der Selbstaussagen des Kranken anstatt standardisierter Anamnesefragen ein; die Selbstzeugnisse des Patienten seien «gültige Wahrnehmungen seines eigenen Leibgeschehens», «Zeugnisse einer Selbstwahrnehmung ohne Einschränkung».[214] Sollte es in der Medizin nicht nur um die Manipulation von Körpergeschehnissen «nach Belieben der menschlichen Vernunft» und nach gesellschaftlich-politisch-ökonomischen Zielvorgaben gehen, sondern um die Förderung der menschlichen Selbstverwirklichung in Gesundheit, Krankheit und Heilung, so war eine methodische Annäherung, ja «erfahrende Einsicht» in die «geistbestimmte Wirklichkeit des Menschen» notwendig – «die in Erfahrungsstufen vollzogene Annäherung an die Lebenswirklichkeit des *geist*begabten Menschen»[215]. Anstatt auf den Gebrauch von entindividualisierenden Statistiken zur Evaluation von Therapiewirksamkeiten setzte von Weizsäcker auf eine anthropologische Medizin, der die Hilfestellung für das einzelne Individuum das zentrale Anliegen ist, eine Hilfestellung, die sich nicht durch ärztliche «Direktiven» beziehungsweise «Anordnungen» therapeutischer «Maßnahmen» konfiguriert, sondern nur in einer «Lebensgemeinschaft» von Arzt und Krankem realisierbar ist. Was der Einzelne benötigt, kann, so von Weizsäcker, nur in der gemeinsamen Erkenntnissuche von Arzt und Patient ansichtig werden. «Wert und Unwert ärztlicher Maßnahmen» hellen sich im Dialog auf[216] – in einem Austausch, der die wirkliche Partizipation des Arztes an der Situation des Kranken zur Voraussetzung hat. «Er ist ja nur Arzt, wenn er am Patienten krankt, wenn dessen Krankheit sich in ihn hinein fortsetzt und seine Organe mitergreift.»[217]

Viktor von Weizsäcker rezipierte als erster renommierter Universitätskliniker und Medizinprofessor die Psychoanalyse Sigmund Freuds in positiver Weise und setzte sich entschieden für ihren Einbezug in das medizinische Denken und Handeln ein. Er stand aber auch Martin Buber nahe, mit dem er gemeinsam die Zeitschrift «Die Kreatur» in den Jahren 1926 bis 1930 herausgab, und vollzog die Entwicklung von Bubers Dialogphilosophie aus nächster Nähe mit. In den Jahren der gemeinsamen «Kreatur»-Herausgabe veröffentlichte von Weizsäcker darin drei grundlegende Artikel zur anthropologischen Medizin: «Der Arzt und der Kranke» (1926); «Die Schmerzen» (1926); «Krankengeschichte» (1928). Neben Freud und Buber waren noch weitere Philosophen von Bedeutung für das medizinisch-anthropologische Denken Viktor von Weizsäckers, von Max Schelers Gedanken zur «Stellung des Menschen im Kosmos» (1928) und zur Phänomenologie der menschlichen Leiblichkeit, Affektivität und Personalität bis zu Helmut Plessner («Die Stufen des Organischen und der Mensch», 1928; «Lachen und Weinen» / «Anthropologie der Sinne», 1941), dem es darum ging, die Sonderstellung des Menschen in seiner gesamten Daseinsgestalt aufzuweisen. Der Mensch besitzt demnach nicht additive Seelen- und Geistfähigkeiten auf einem «animalischen Unterbau», wie ihn die Protagonisten der Naturwissenschaft des 19. Jahrhunderts aufzuweisen versuchten, sondern ist in seiner Gesamtgestalt und Leibesfunktionalität eigenständig organisiert. «Dass der Mensch nicht dadurch Mensch ist, dass er über eine zusätzliche Ausstattung verfügt, die ihn auf eine jenseitige Ordnung bezieht»[218], sondern bereits in der Sphäre von Wahrnehmung und Bewegung als Ich funktionell tätig ist – in einer dafür disponierten leiblichen Organisationsstruktur –, hatte von Weizsäcker in seinen neurologischen Grundlagenstudien zur Darstellung zu bringen versucht. Es ging ihm um eine neue Bewertung menschlicher Leiblichkeit, damit auch um eine neue Gestalt der Medizin. War im 19. Jahrhundert mit aller Kraft und zielgerichtetem Willen versucht worden, den Leib des Menschen als rein physikalisch-chemisches Körpergeschehen zu begreifen, zu erforschen und darzustellen – mit allen Konsequenzen des dadurch möglichen Eingriffs- oder «Herrschaftswissens» (Ulrich[219]) –, so betonte von Weizsäcker die Notwendigkeit einer entschiedenen Hinwendung zum menschlichen Leib und seiner lebensgeschichtlichen Struktur. Der Mensch habe nicht nur einen Körper, sondern *sei* Leib, der bereits als solcher über einen personalen Charakter verfüge und nicht «Ding unter Dingen» sei. In einer Weise, die dem 19. Jahrhundert diametral gegenüberstand, verstand sich von Weizsäckers so gehaltenes medizinisch-anthropologisches Denken als Teil einer Lebens-Wissenschaft, die die Phänomene des Menschseins in Gesundheit und Krankheit nicht auf physikalisch-chemische Abläufe reduzieren, sondern in ihren anthropologischen Grundstrukturen aufdecken will – mit realen Konsequenzen für den Gesundheits- und Krankheitsbegriff der Medizin:

> Die Geschichte einer Gesundheit ist der einer Liebe, eines Werkes, einer Gemeinschaft oder Freundschaft ähnlicher und wesensverwandter als etwa dem Ablauf einer chemischen Reaktion oder dem Vorgang einer physiologischen Erregung. Gesundheit hat mit Liebe, Werk, Gemeinschaft und Freundschaft die Bejahung gemeinsam, die eindeutige Richtung, die nicht umgekehrt werden kann.[220]

Viktor von Weizsäcker sprach und schrieb auch von der Pathogenität des ungelebten Lebens und der Möglichkeit, dass im Krankheitsprozess die Werdestruktur des Lebens zum Vorschein komme, wenn auch unter primär ungünstigen, subjektiv unangenehmen und potenziell gefährlichen Umständen. Eine jede verstehende, das heißt um ein näheres Verständnis bemühte Annäherung an einen Krankheitseinbruch inmitten einer Biografie setze von daher eine Auseinandersetzung mit dem Sinnzusammenhang des Lebensganzen voraus, der Werdensgeschichte einer Individualität. Innerhalb dieses Gesamtkontextes spiele sich dann auch die Suche nach einer adäquaten Therapie ab, die als solche in anthropologischem Verständnis nicht als Hilfe zur Remission und Restitution als dem Wiedererreichen des alten Kräfteniveaus, sondern als Hilfe zu «Genesung» – «als Genesis einer neuen Gesundheit» – anzustreben sei. Therapie ist, so verstanden, jenseits akuter Krisensituationen weder eine Manipulation körperlicher Vorgänge «nach dem Belieben der menschlichen Vernunft» (Ludwig, 1852[221]) noch eine Weise der Beseitigung oder Elimination, sondern eine gezielte Unterstützung des Individuums in seinem Selbstbehauptungs- und Reifungsprozess, den die Erkrankung mit sich bringt. Therapeutische Vorgehensweisen bewerten sich vor diesem Horizont daher auch nicht vorrangig oder gar ausschließlich am raschen Verschwinden von Symptomen der Krankheit, sondern in ihrer Auswirkung auf die leibliche Selbstverwirklichung der menschlichen Individualität. Eine solche Therapie aber kann keine ärztliche «Maßnahme», Vorgabe oder Anordnung sein, sondern wird, so von Weizsäcker, nur im «dialogischen» Erkennen von Arzt und Patient gefunden – als gemeinschaftliche (oder gemeinschaftlich errungene) Wahrheit. Nur so kann «Heilung» nicht das Alte, sondern das Neue «heraufholen» (Martin Buber[222]).

*

Für Mitscherlich wurden die vier klinischen Jahre bei und mit Viktor von Weizsäcker (1937 – 1941, bis zum Weggang von Weizsäckers nach Breslau) zu einer intensiven «Lehrzeit» – für eine Medizin, die über den engen naturwissenschaftlichen Rahmen hinausstrebte. Von Weizsäcker hatte in seiner ärztlich-wissenschaftlichen Vita die Welt seiner akademischen Herkunft und des «bürgerlich deutschen Idealismus» verlassen, wie Mitscherlich zu Recht betonte: «Seine Familie stand aller Wahrscheinlichkeit nach der spezifisch deutsch-akademischen Welt meines Großvaters und Vaters sehr nahe. Mit ihm [Viktor von Weizsäcker] beginnt aber gleichzeitig der Aufbruch gegen diese Welt der Selbsttäuschung und des akademischen Hochmuts.»[223] Wie von Weizsäcker hatte auch Mitscherlich einen klassisch-großbürgerlich-akademischen Hintergrund. Sein Urgroßvater Eilhard Mitscherlich (1794 – 1863) hatte zu den Pionieren der Chemie des 19. Jahrhunderts gehört; zu seinen Schülern zählten Protagonisten der naturwissenschaftlichen Medizin wie Emil Du Bois-Reymond und Rudolf Virchow. Alexander von Humboldt war Taufpate und Namensgeber von Mischerlichs Großvater Alexander gewesen – und in den auf Eilhard Mitscherlich folgenden drei Generationen hatten sich achtzehn deutsche Universitätsprofessoren befunden, darunter Mediziner von hohem Rang und Ansehen. «Alexander Mitscherlich hat das gesellschaftliche Elitebewusstsein im Hause seines Großvaters noch selbst erfahren. Im Salon der elterlichen Villa sah er es bildlich vor sich: Dort hing ein Gemälde Georg Bleibtreus, auf dem sein Großonkel Gustav Adolf Mitscherlich, 1870/71 Oberstabsarzt im deutschen Heer, gemeinsam mit Helmuth von Moltke und Kaiser Wilhelm I. abgebildet war.» (Dehli[224]) Mitscherlichs familiärer Hintergrund mit seinem Begabungsprofil sollte nicht nur von Bedeutung für den «gesellschaftlichen Habitus» sein, «mit dessen Hilfe er sich […] souverän unter den akademischen und politischen Eliten bewegen konnte»[225]; die Familiengenealogie verdeutlicht auch, welchen Weg Mitscherlich zurücklegen musste, um sich für einen Paradigmenwechsel in der Medizin zu engagieren – von der in hohem Ansehen stehenden «Iatrotechnik» des naturwissenschaftlichen Zeitalters seines Urgroßvaters zur anthropologischen oder personalen Medizin der Zukunft.

3. «Freiheit und Unfreiheit in der Krankheit»

1941 promovierte Alexander Mitscherlich bei von Weizsäcker mit der Schrift «Zur Wesensbestimmung der synaesthetischen Wahrnehmung», die Motive von Weizsäckers «Gestaltkreistheorie» zur «Einheit von Wahrnehmen und Bewegen» aufgriff, und verfasste in den Folgezeit, bis zum Dezember 1943, seine Abhandlung «Freiheit und Unfreiheit in der Krankheit. Das Menschenbild in der Psychotherapie» – als «tastende Versuche zu einer reinen Anthropologie», wie er betonte[226]; ab dann, oder parallel dazu, arbeitete er an seiner Habilitationsschrift «Vom Ursprung der Sucht» (mit ihr wurde er am 5. März 1946 für Neurologie habilitiert).

Mitscherlich hinterfragte in «Freiheit und Unfreiheit in der Krankheit» unter anderem die «Übertragbarkeit naturwissenschaftlicher Erkenntnisse auf den Bereich der ärztlichen Wissenschaft, insbesonderheit natürlich der Heilkunde»[227] und diskutierte Grundfragen der medizinischen und existenziellen Anthropologie im «meditativen Selbstgespräch»[228] und in synoptischer, undogmatischer Diktion (unter Berücksichtung anthropologischer Gesichtspunkte von Jaspers, Gehlen, von Weizsäcker, Sigmund Freud, Heidegger und vielen anderen[229]), in markanter Kritik der Gleichsetzung von Wissenschaft und Kausalanalyse, der Grundvoraussetzungen des materialistischen Menschenbildes und seiner Anwendung auf die Medizin, in Praxis *und* Theorie: «Das physiologisch-chemische Schrifttum wie das pathologisch-anatomische über den Menschen ist unübersehbar; die eigentlich morphologischen Darstellungen sind bereits unvergleichlich seltener. Über die Besonderheit, dass im Menschen Organisches und Seelisches, jedes in eigentümlichster Art, in einem gegeben sind, finden sich fast keine Äußerungen, wenn wirklich die Koexistenz der Seinsweisen des Materiellen, des Lebendigen und des Geistigen als eine unbedingte Eigentümlichkeit anerkannt […] wird.»[230] Im medizinischen Lehrbetrieb und in der Vorstellungswelt selbst der jüngeren Ärztegeneration finde sich, so Mitscherlich, die Anschauung verankert, dass das Gehirn die «Maschine des Geistes» sei. «Zuletzt wurden Geist und Seele zu Epiphänomenen eines zwar gewaltig differenzierten, aber eines somatischen Geschehens.»[231] Wie sein Lehrer von Weizsäcker schrieb Mitscherlich über die methodische Reduktion des «Subjektiven» beziehungsweise die faktische Negation des Subjektes, «die sein Wesen vernichtet»[232]. Die medizinische Wissenschaft als angewandte Naturwissenschaft kenne keinen Begriff des Subjektes oder der menschlichen Individualität; das Subjekt sei ihr nur eine «Einzelexemplifikation unter vielen Gleichen» oder werde auf den Akt der Selbstwahrnehmung psychologisch eingeengt. Demgegenüber betonte Mitscherlich: «Das Subjekt wird nicht nur erlebt, es lebt auch»[233] und zitierte von Weizsäckers Formulierung aus den «Studien zur Pathogenese» (Leipzig, 1935):

> Wir leben nicht, weil wir Funktionen haben, sondern wir haben Funktionen, weil wir leben. Wir werden auch nicht krank, weil wir eine Funktions- und Betriebsstörung bekommen, sondern weil wir krank werden, wird auch die Funktion und der Betrieb gestört.[234]

Mitscherlich trat für die von Weizsäcker geforderte Wiedereinführung des Subjekts in die «objektivierende» Wissenschaft der Medizin und ihren «Reparaturbetrieb» ein, der sich von einer wirklichen Heilkunde weit entfernt habe:

> Die Begrenzung des ärztlichen Leistungswillens auf den körperlichen Anteil der menschlichen Existenz, die Behandlung des Kranken unter dem Gesichtspunkt des Materials, der Kasuistik distanzierte den Arzt vom Patienten. Dieser sah darum in ihm nicht mehr den um die Heilung von Menschen Ringenden, sondern den Techniker der körperlichen Reparatur, bestenfalls einen Erfinder.[235]

Mitscherlich sah mit von Weizsäcker – und methodischer Unterstützung der Psychoanalyse – die Psychogenese vieler körperlicher Erkrankungen und die Bedeutung einer «Geschichte des Subjekts», von der er in pathogenetischer Perspektive restlos überzeugt war. «Krankheit beim Menschen verlangt nach der Erkenntnis des Menschen»[236] – und dies, so Mitscherlich, in anthropologischer wie biografischer Hinsicht. Er bemängelte in diesem Zusammenhang nicht nur den Empathieverlust in der Medizin als Folge einer «Objektivierung» des Menschen, sondern das Fehlen einer «Leidenslehre» – die moderne Pathologie sei im Wesentlichen Nosologie, Krankheitslehre statt Lehre des kranken Menschen[237], was nicht zuletzt das Vertrauensverhältnis des Patienten zum Arzt unterminiere.

Seine gesamten Ausführungen, die er während des Krieges, nach eigenen Angaben im Wesentlichen in den Nächten, niederschrieb, verstand Mitscherlich als Beiträge zu einer neuen medizinischen «Menschenkunde»[238]; er wollte aufzeigen, «dass der Mensch nur unter Beachtung einer vollkommenen und durchgängigen Sonderstellung als Mensch zu begreifen ist»[239], setzte sich dabei auch kritisch mit der darwinistischen Abstammungslehre und ihrer Trivialisierung durch Haeckel und anderen auseinander («Exkurs über die Herkunft des Menschen»[240]) – und versuchte herauszuarbeiten, welche Bedeutung der von der medizinischen Psychologie und insbesondere der Psychoanalyse erschlossenen Aspekte für ein tieferes Verständnis des «spezifisch Menschlichen» zukommen. Er forderte eine methodische Pluralität der Perspektiven für die wissenschaftliche Medizin der Zukunft und sah im Auftreten der Psychoanalyse eine «Wegmarke in der Wendung des Menschen auf sich selbst»[241] und damit einen epochalen Neubeginn.

Auf die NS-Medizin, ihre Paradigmen, Vorgaben und Konsequenzen ging Mitscherlich in seinen Darstellungen an keiner Stelle ein; da er seine Arbeit noch in der Zeit des Nationalsozialismus veröffentlichen wollte – und am 30. Juli 1944 bei der Reichsschrifttumstelle in Berlin einen diesbezüglichen Antrag stellte, der auch genehmigt wurde[242] –, erstaunt dies nicht. Wie aufmerksam und kritisch er die gesundheitspolitischen Entwicklungen seit 1933 verfolgte beziehungsweise welche Kenntnisse er von ihnen hatte oder zu gewinnen suchte, ist nicht bekannt. Er verlor, so sein Biograf Timo Hoyer, nie ein Wort über das, «was er von den Greueltaten seiner Kollegen und dem Genozid wusste oder nicht wusste». «Die Scham, das Inferno weitgehend unbeschadet in der inneren Emigration überstanden zu haben, verschloss ihm [nach 1945], wie vielen anderen auch, den Mund.»[243] In seiner Autobiografie führte Mitscherlich 1980 in einer Erinnerung an das erste Nachkriegsjahr lediglich aus:

> Unlösbar mit der Erinnerung an Sommer und Winter 1945 sind mir die Plakate geblieben, die die Amerikaner an den Wänden angebracht hatten und die die Leichenhaufen zeigten, die sie bei der Befreiung in den Konzentrationslagern vorgefunden hatten. Das war für viele Deutsche ein Schock, vor dem sie die Augen geschlossen hatten. […] Aber nun stand das vor uns. Ich erinnere mich sehr wohl an die Gefühle, mit denen ich reagierte. In Auschwitz hatte die Unmenschlich-

> keit weltgeschichtliche Dimensionen erreicht. Sehr viele wussten, dass Gegner des Regimes kaltblütig und grausam vernichtet, Juden ausgerottet und deportiert wurden. Aber viele verleugneten, was sie hätten sehen können oder auch gesehen und gehört hatten. Wir haben uns angesichts der erwähnten Plakate und natürlich auch in den Jahren danach dennoch immer wieder gefragt, warum wir von dem Ausmaß dieser Dinge nicht mehr gewusst haben, als wir wussten? Haben wir tatsächlich, um überleben zu können, auf psychische Abwehrmechanismen zurückgegriffen, auf eine unüberwindliche Kraft des Verdrängens und Verleugnens? Hätten wir Wege finden müssen, um mehr zu wissen?[244]

Von «unserer Schuld vor uns selbst, vor unseren Nachkommen und vor der Menschheit» sollte Mitscherlich im November 1945 in einem Vortrag in der Schweiz sprechen[245] («Einige Bemerkungen zur geistigen Lage im heutigen Deutschland»). In dem zuvor zitierten autobiografischen Text schwankte er dagegen zwischen der Formulierung «die Deutschen» und den «vielen» – sowie den Personalpronomen «wir» und «ich». (« … Das war für *viele Deutsche* ein Schock, vor dem *sie* die Augen geschlossen hatten. […] Aber nun stand das vor *uns*.») Aufgrund seiner intellektuellen Wachheit und den oppositionellen Kontakten, über die Mitscherlich verfügte, spricht vieles dafür, dass er zu denen gehörte, die «wussten, dass Gegner des Regimes kaltblütig und grausam vernichtet, Juden ausgerottet und deportiert wurden». Er räumte – mit der Formulierung «wir» – ein, sich mit einem partiellen Wissen begnügt und nicht weiter nachgeforscht zu haben, sehr wahrscheinlich auch nicht im medizinischen Bereich. Da Alexander Mitscherlich seit 1937 an der Universitätsklinik in Heidelberg arbeitete, deren medizinische Fakultät, Einrichtungen und

Protagonisten in die NS-Medizin zu wesentlichen Teilen einbezogen waren, ja, die als die «radikalste Universität im Nationalsozialismus» bezeichnet wurde (Leonhard[246]), als «Hochburg nationalsozialistischer Gesinnung» (Hoyer[247]), muss er auch dort manches mitbekommen haben; nicht nur die Entfernung aller jüdischen Ärzte, Privatdozenten und Professoren, sondern auch eine Persönlichkeit wie Professor Dr. med. Carl Schneider, prominenter Ordinarius für Psychiatrie an der Universität seit 1933, kann Mitscherlich keinesfalls entgangen sein.[248] Schneider war bekennender Nationalsozialist und richtete seine psychiatrische Lehre, Forschung und klinische Praxis erbbiologisch, rassenhygienisch und arbeitstherapeutisch-volkswirtschaftlich aus. Er war «Rassenreferent» beim Gau Baden, später Gaudozentenführer und Leiter des Amts für Rassenpolitik im Gau Baden, setzte sich für die konsequente bis radikale Umsetzung des Sterilisationsgesetzes ein und gehörte von Anfang an zum Planungsstab und zum Gutachterkreis der T4-Aktion (ab Sommer 1939). Nach heutigem Forschungsstand fielen 211 Patienten von Schneiders Klinik in den Jahren 1936 bis 1945 nach ihrer Weiterverlegung der «Euthanasie» zum Opfer.[249] Insbesondere zur Erforschung der erblichen und nichterblichen Ursachen des «Schwachsinns» und der Epilepsie richtete Schneider im Dezember 1942 eine besondere Abteilung in der Heil- und Pflegeanstalt Wiesloch ein, an der drei Ärzte seiner Klinik arbeiteten. («Aufgabe der Forschungsabteilung war es, geistig behinderte und an Epilepsie erkrankte Patientinnen und Patienten vor ihrer Tötung in der Anstalt Eichberg bei Wiesbaden eingehend zu untersuchen.»[250]) Die Abteilung wurde im Sommer 1943 in Schneiders Heidelberger Klinik verlegt. Dort wurden 52 Kinder und Jugendliche bis Dezember 1944 untersucht; 21 von ihnen wurden anschließend in der Anstalt Eichberg getötet, von wo ihre Gehirne für Forschungszwecke zurück nach Heidelberg kamen. Ob und gegebenenfalls in welchem Umfang Alexander Mitscherlich in der Nervenabteilung der Ludolf-Krehl-Klinik (in der er seit April 1941 tätig war), als Teil der Psychiatrisch-Neurologischen Klinik der Universität, von diesen Vorgängen hörte, ist unklar – die prinzipielle Ausrichtung Schneiders aber kannte er mit Sicherheit (zumal er mit Jaspers im Gespräch war, der Schneiders Nationalsozialismus restlos ablehnte). Ende Oktober 1942 bat Mitscherlich den anthroposophischen Psychiater Friedrich Husemann (in Wiesneck/Buchenbach bei Freiburg) um die stationäre Übernahme einer Patientin, die – als Ehefrau eines deutschen Diplomaten – an einer akuten paranoiden Psychose erkrankt war und deren Kind an epileptischen Krämpfen bei Hydrocephalus internus und deutlicher Reifungsverzögerung litt.[251] Warum die Patientin von Mitscherlich in der neurologischen Abteilung und nicht unter Schneider in der Psychiatrie behandelt wurde, ist nicht bekannt; die Möglichkeit eines gezielten Schutzes durch die Unterbringung bei Mitscherlich und ihre Weiterverlegung zu Husemann scheint angesichts der «Euthanasie»-Gefährdung der Patientin (eventuell auch des Kindes, dessen Problematik in den Interessens- und Forschungsbereich Schneiders fiel) nicht völlig ausgeschlossen zu sein – auch wenn Mitscherlich nach 1945 betonte, keine Kenntnis von den systematischen Krankenmorden gehabt zu haben (vgl. S. 92). Dass gar keine Kunde von den T4-Deportationen der Anstaltspatienten von Wiesloch nahe Heidelberg nach Grafeneck zu ihm drang, die bereits am 29. Februar 1940 dort einsetzten und der bis zum Sommer 1941 über 800 Kranke – fast 50 Prozent aller Wieslocher Patienten – zum Opfer fielen[252], ist wenig wahrscheinlich, da die auffälligen Transporte im Laufe des Jahres 1940/41 Gesprächsthema waren. Auch die Deportation sämtlicher Heidelberger Juden am Morgen des 22. Oktobers 1940 ist Mitscherlich mit Sicherheit nicht entgangen. «Nach 1945 hat Mitscherlich einmal gesagt, er habe Juden geholfen. Es findet sich aber kein Hinweis darauf, was das bedeutete. Ich zweifle nicht daran, dass er von den NS-Verbrechen wusste», sagte sein Biograf Tobias Freimüller in einem Kolloquium an der Universität Jena.[253] Mitscherlich ahnte oder «wusste» sehr wahrscheinlich vieles und arbeitete im Verborgenen weiter, ohne sich öffentlich zu positionieren, unter «unsagbar günstigen Sternen», wie er später einräumte[254], vom Wehrdienst zurückgestellt, klinisch «unabkömmlich» und in seiner bekannten politischen Haltung innerhalb der neurologischen Klinik bis 1945 geduldet («In der Klinik wurden politische Gespräche geflissentlich vermieden.»[255]) Er engagierte sich für die abgelegene psychiatrische Versorgung der gefährdeten Ehefrau des deutschen Diplomaten und nahm vieles andere offenbar hin – zum Schutz des eigenen Lebens und des Lebens seiner Familie und ohne jede Hoffnung auf einen aussichtsreichen öffentlichen Protest, so steht zu vermuten.[256] Mitscherlich hat später nie behauptet, er sei ein Widerstandskämpfer gewesen und hätte bedrohte Patienten gerettet; ob er sich nach 1945 Selbstvorwürfe machte, ist nicht bekannt. In seiner Autobiografie sprach er lediglich von den – teilweise selbst verschuldeten – Wissensdefiziten («Hätten wir Wege finden müssen, um mehr zu wissen?»), nicht von unterlassenen Widerstands-, Protest- oder Schutzhandlungen. Karl Jaspers dagegen sagte am 15. August 1945 in einem Heidelberger Vortrag:

> Wir Überlebenden haben nicht den Tod gesucht. Wir sind nicht, als unsere jüdischen Freunde abgeführt wurden, auf die Straße gegangen, haben nicht geschrien, bis man auch uns vernichtete. Wir haben es vorgezogen, am Leben zu bleiben mit dem schwachen, wenn auch richtigen Grund, unser Tod hätte doch nichts helfen können. Dass wir leben, ist unsere Schuld.[257]

*

Wie verhielt sich Mitscherlichs großer medizinischer Lehrer Viktor von Weizsäcker in Heidelberg bis zu seinem Weggang nach Breslau 1941? Wir wissen es nicht. Weizsäcker trat niemals der NSDAP bei und wurde 1934 trotz seiner herausragenden Qualifikation nicht zum Lehrstuhlinhaber für Innere Medizin, weil er der nationalsozialistischen Bewegung distanziert gegenüberstand, was die Berufungskommission, nach einem entsprechenden Votum Carl Schneiders, gegen ihn einnahm.[258] Er sei dennoch von den Nationalsozialisten «im großen und ganzen in Ruhe» gelassen worden, betonte von Weizsäcker in seinem autobiografischen Rückblick.[259] Auch er protestierte nie öffentlich, sondern allenfalls im privaten Kreis; in Breslau soll er von 1941 bis 1945 Teil eines regimekritischen Gesprächskreises gewesen sein[260] – mehr jedoch auch nicht.[261]

Der medizingeschichtlichen Bewertung seiner Vorlesungen und Schriften 1933 bis 1941 zufolge, bewegte sich von Weizsäcker in ihnen – sprachlich und inhaltlich – in sozialpolitischer Hinsicht zwischen Anpassung, partieller Zustimmung und deutlicher Kritik zum sozial- und gesundheitspolitischen Programm des Regimes[262] und war für seine Hörer schwer zu fassen und einzuordnen. Er begrüßte einerseits – wie fast alle deutschen Mediziner – mit Nachdruck das Gesetz «zur Verhütung erbkranken Nachwuchses», dessen radikale und brutale Umsetzung oder Instrumentalisierung am Ende bis zu 400 000 Zwangssterilisationen und viele Todesfälle nach sich ziehen sollte. In seinem Vortrag über «Ärztliche Aufgaben» vor der medizinischen und philosophischen Fachschaft der Universität Freiburg, auf Einladung Martin Heideggers, unterstützte von Weizsäcker im Dezember 1933 das erlassene Gesetz, wies jedoch zugleich auf die unzureichende wissenschaftliche Forschung im erbgenetischen Bereich hin, und sagte unter anderem:

> Wundern muss ich mich über einige meiner Kollegen, die zu übersehen scheinen, wie der weise §1

> des neuen Gesetzes dahin lautet, dass «nach Erfahrung der Wissenschaft mit großer Wahrscheinlichkeit schwere körperliche und geistige Erbschäden zu erwarten» sein müssen, – dass die Forschung aber dieser Forderung leider nur in schmalem Raum bisher genügt.[263]

Die 1934 einsetzende Sterilisierungspraxis hielt sich in keiner Weise an den «weisen §1» des Gesetzestextes, sondern weitete die Indikation zum Eingriff massiv aus.

Implizite Einwände erhob von Weizsäcker in seinem Freiburger Vortrag vom Dezember 1933 auch gegen «Euthanasie-» oder Krankenmord-Absichten aus ökonomischen und sozialdarwinistischen Gründen, die erst sechs Jahre später realisiert wurden, aber sehr viel früher in der Diskussion um die deutsche «Volksgemeinschaft» und ihre gesundheitliche wie medizinische Situation waren. «Ein materialistischer Darwinismus und Ökonomismus der Ausmerze» gehöre nicht in die Idee der «Volkserziehung», betonte von Weizsäcker in Freiburg[264] und plädierte für einen diesbezüglichen Haltungswandel, in deutlicher Distanzierung zu Alfred Hoche, dem langjährigen Freiburger Ordinarius für Psychiatrie, der sich zusammen mit dem Staatsrechtler Karl Binding bereits 1920 für die «Freigabe der Vernichtung lebensunwerten Lebens» ausgesprochen und dabei unter anderem mit den hohen Anstaltskosten für «Ballastexistenzen» argumentiert hatte. «Es wäre auch zu propagieren, dass die hohen Kosten der Anstalten sich mindern können, wenn ein Volk bereiter wird, den Abwegigen und Schwachen unter sich zu dulden», hielt von Weizsäcker dagegen.[265] Er warnte in Freiburg in provozierender und zugleich ironischer Weise vor den «Normopathen» der Gesellschaft, die über die «Psychopathen» urteilend zu Gericht sitzen würden, wobei die «Normopathen» – die «langweilig» Normalen oder Gesunden – mitunter auch Mediziner seien.[266] Anstelle von «Psychopathie» sollte von

«Entwicklungshemmung» und «Erziehungsfehlern» gesprochen und der «hoffnungslosen Stigmatisierung», untätigen Beschreibung und moralischen Bewertung etwas anderes entgegengesetzt werden. Die Medizin habe nicht die Aufgabe, Menschen durch geistige Urteilsakte «Werte» zu nehmen, das heißt sie negativ und diffamierend zu klassifizieren, sondern den Erkranken Werte wiederzugeben, die die verloren hätten.[267] Von Weizsäcker warnte vor einem gesellschaftlichen «Überwertigkeitswahn», auch vor einer Überschätzung der «kollektiven Harmonie» und setzte, unter direkter Bezugnahme auf den «Führer»-Begriff, auf Individualisierung statt Kollektivierung – «Jeder wahre Führer weiß es, dass es *an ihm* liegt, den Einzelnen zu befreiender Entfaltung zu helfen. Darin und in nichts anderem beruht die Tüchtigkeit eines Führers. *Hier* ist die Wurzel der Gemeinschaft.»[268] In seinen sozialmedizinischen Anschauungen, die er bereits vor 1933 unter anderem zu Fragen der Arbeitsfähigkeit und Arbeitstherapie, der Sozialversicherung und Berentung vertreten hatte, sahen Nationalsozialisten, , trotz von Weizsäckers früher und deutlicher Kritik am Sozialdarwinismus, positive Anknüpfungspunkte; sehr wahrscheinlich auch in seinen Ausführungen zur Notwendigkeit einer ärztlichen «Vernichtungslehre», die er in seinen Vorlesungen über «Allgemeine Therapie» im Heidelberger Sommersemester 1933 entwickelte, im Anschluss in einer Folge von zehn Teilen in der «Deutschen Medizinischen Wochenschrift» publizierte und 1934 als Buch unter dem Titel «Ärztliche Fragen. Vorlesungen über Allgemeine Therapie» zugänglich machte. Auch in diesen Vorlesungen lehnte von Weizsäcker den Gebrauch von Begriffen wie «Degeneration» und «Minderwertigkeit» in der Medizin entschieden ab[269]; er kritisierte jedoch zugleich die Einengung der ärztlichen Aufgabe und Verantwortung auf den Bereich der alleinigen Lebensförderung und Lebenserhaltung. Ärzte hätten seit jeher auch vor der Aufgabe gestanden, über die Behandlungswürdigkeit von Patienten zu entscheiden («Helfen heißt zugleich: wählen *wem* man hilft und *was* man rettet»[270]). Von Weizsäcker vertrat die Notwendigkeit einer zu schaffenden ärztlichen «Vernichtungslehre», die die «Erhaltungslehre» ergänzen müsse, verstand darunter jedoch nicht ausschließlich die Tötung, sondern den Gesamtumfang ärztlicher Entscheidungen gegen das Leben und seine Förderung, auch gegen die individuelle Freiheit und deren Entfaltung – von der Abtreibung und damit Tötung aus medizinischer oder eugenischer Indikation bis zur gutachterlichen Befürwortung einer Entmündigung (und psychiatrischen Zwangsbehandlung oder Internierung) aufgrund fehlender Zurechnungsfähigkeit oder bis zu gutachterlich verweigerten Rentenansprüchen, die er in diesem Zusammenhang als «Zerstörung subjektiver Ansprüche» begrifflich fasste. «Es wäre illusionär, ja es wäre nicht einmal fair, wenn der deutsche Arzt seinen verantwortlichen Anteil an der notgeborenen Vernichtungspolitik glaubte nicht beitragen zu müssen.»[271] Von Weizsäcker plädierte in diesem Sinne für die bewusste Übernahme gesellschaftspolitische Verantwortung durch die Ärzte und deren Vorbereitung durch die medizinische Ausbildung. Er bejahte in seinen Vorlesungen über «Allgemeine Therapie» auch die Begleitung Sterbender durch Ärzte und rechnete die «Erziehung zum Tod» zu den Aufgaben der ärztlichen Profession. Er sprach und schrieb über eine «metaphysisch» ausgerichtete Sterbebegleitung; die Ärzte dürften ihren Patienten die Wahrheit nicht verschweigen; es gehöre auch zu ihren Pflichten, Sterbenden ihre Qualen zu erleichtern.[272]

Von Weizsäcker rekurrierte mit seinem Begriff der «Vernichtung» sehr wahrscheinlich auf Binding und Hoche, sprach sich jedoch an keiner Stelle für die Tötung von vermeintlichen «Ballastexistenzen» aus, und versuchte möglicherweise, den laufenden Diskussionen, unter Verwendung der üblichen Begrifflichkeit, eine andere Richtung zu geben. Es war ihm dabei sehr wahrscheinlich bewusst, auf was für einem schmalen und gefährlichen Pfad er sich, auch sprachlich, befand, selbst wenn konzidiert werden muss, dass der Gesamtumfang des nationalsozialistischen Tötungsprogramms 1933 noch nicht absehbar war. Es war möglicherweise gut für ihn, dass er den renommierten Lehrstuhl für Innere Medizin in Heidelberg 1934 nicht erhielt und sich immer mehr in innerer oder «neurologischer Emigration» (Benzenhöfer) zurückziehen konnte. Er fügte sich nach eigenem Bekunden ins «Unabänderliche»[273].

Ob von Weizsäcker oder seine Heidelberger Mitarbeiter der Ludolf-Krehl-Klinik Patientinnen oder Patienten beim Gesundheitsamt anzeigten und einen Antrag im Sinne des Sterilisationsgesetzes stellten, ist bisher nicht bekannt, aber naheliegend. Carl Schneider schrieb am 7. Dezember 1936 an den Rektor der Universität Heidelberg: «Was mich [...] besonders veranlasst, die Bitte von Herrn Prof. von Weizsäcker auf interimistische Einstellung wenigstens eines Assistenten zu unterstützen, ist die Erwägung, dass ja die Nervenabteilung der Ludolf-Krehl-Klinik auch Träger der eugenischen Arbeit innerhalb der Nervenheilkunde ist und dass hier nicht nur die gründlichste Durchuntersuchung, sondern auch die Vorbereitung der Erbgesundheitsverfahren durch Gutachten usw. notwendig ist.»[274] Nach Mitscherlichs eidesstattlichen Erklärung vom 20. Oktober 1946, die sich jedoch auf die Zeit von 1941 bis 1945 nach von Weizsäckers Weggang nach Breslau bezieht, als die neurologische Klinik von Paul Vogel geleitet wurde, habe sich in dieser Klinik der «Charakter des Arztes» im Umgang mit «Erbkranken» besonders erwiesen; kein einziger Fall sei «nach Ideologie oder in schematischer Durchführung von Richtlinien» entschieden worden.[275]

Später wurde bekannt, dass von Weizsäcker in den Jahren 1939 bis 1941 kranke Juden zeitweise in seiner Klinik verbarg, ehe er sie woandershin vermitteln konnte («wie oft hat er in den Nachtstunden kranke Juden gebracht, bis sich eine Gelegenheit fand für sie, sie abzuschieben», schrieb eine Krankenschwester 1986 an den damaligen Bundespräsidenten Richard von Weizsäcker, einen Neffen Viktor von Weizsäckers[276]); möglicherweise wusste Alexander Mitscherlich auch davon. «Darin hat er [Viktor von Weizsäcker] seinen menschlichen und geistigen Rang bestätigt, dass er immer wieder in allen Entscheidungen seines Lebens am Ende für den Kranken entschied», sagte der Philosoph Hans-Georg Gadamer, der ihn gut kannte.[277]

*

Wie Mitscherlich über die problematischen, vieldeutigen und partiell prekären Passagen über eine notwendige «Vernichtungslehre» in von Weizsäckers Vorlesungen zur «Allgemeinen Therapie» dachte, die er in Buchform bereits in seiner Nürnberger Gestapo-Haft las, ist nicht im Einzelnen bekannt. Im vierten Abschnitt des Abschlusskapitels seiner Schrift «Freiheit und Unfreiheit in der Krankheit», das die Überschrift «Krankheit, Leid und Heilung» hat, aber nahm er in einer Passage unter der Zwischenüberschrift «Heilung und Vernichtung» darauf Bezug. Mitscherlich referierte dort unter anderem Ansichten des französischen Nobelpreisträgers, Chirurgen, Anatomen und Physiologen Alexis Carrel aus dessen Werk «Der Mensch, das unbekannte Wesen» (Stuttgart 1936), denen zufolge die moderne Medizin die Leiden der Menschheit nicht «so stark gemindert [habe], als man im allgemeinen zu glauben geneigt ist»; zwar habe sie eine gesteigerte Lebenserwartung des Einzelnen begründet, aber auch Zustände und Lebensgeschichten von Menschen ermöglicht, in denen, so Carrel, «alle Kraft zu der Aufrechterhaltung des Daseins verbraucht» werde beziehungsweise die «Anstrengung, Leben um jeden Preis zu erhalten» im Mittelpunkt stehe, wodurch die Morbidität insgesamt wieder gestiegen sei.[278] Carrel, so Mitscherlich, habe wie viele andere die Auffassung vertreten, dass die Gesundheit der Bevölkerung in einer solchen Situation nur durch «Ausmerzung» des «unwerten Lebens» erhalten werden könne. Nicht mehr nur Eugeniker und Biologen wie Carrel, so betonte Mitscherlich, seien von der Notwendigkeit der Lebensvernichtung überzeugt, «um Gesundheit zu erhalten»; «auch ein in die metabiologische und philosophische Problematik so tief eingedrungener Forscher wie V. v. Weizsäcker beklagt es, dass der Arzt die Beteiligung an der Vernichtung ‹als ein pudendum nicht offen und darum auch nicht wissenschaftlich und nicht systematisch› betrieben habe – «Es gab (und gibt heute noch) keine vollständige Vernichtungslehre, welche die rein als Erhaltungslehre aufgebaute Heilkunde ergänzt.» (Weizsäcker) An dieser Stelle aber grenzte sich Mitscherlich von seinem Lehrer ab, spätestens 1945/46, zum Zeitpunkt der Publikation des Ende 1943 abgeschlossenen Manuskriptes; die in dieser Weise propagierte «Umkehrung des ärztlichen Ziels» sei erschreckend, so betonte er, und von «furchtbarer Verantwortung» beladen:

> Nicht von tragischer übrigens, denn die menschliche Vernichtungslehre trägt kaum den Zwang unausweichlicher Notwendigkeit an sich. Sie ist vielmehr eine letzte Konsequenz daraus, den Menschen als Objekt, nicht als Subjekt zu sehen. Noch nie in der Geschichte ist dem Arzt der ethisch fundierte Auftrag zur Vernichtung von seinesgleichen übertragen worden. Es ist auch undenkbar, dass dies geschieht, wo menschliche Freiheit herrscht. Man sieht aber, dass die Einschränkung des Menschen auf seine rationale und materielle Seite ihn von vielen Klippen aus in die Selbstvernichtung stürzt.
> Zwei Jahre nach der Niederschrift, die ohne Kenntnis der gleichzeitig sich abspielenden «systematischen» Anwendung der Vernichtungslehre erfolgte, erschreckt das damals Gedachte durch den «magischen» Zusammenhang mit dem Gefälle der Zeit.[279]

Den letzten Satz ergänzte Mitscherlich offensichtlich 1945, sehr wahrscheinlich jedoch nicht nur ihn. Dass die «Reichsschrifttumskammer» 1944 seine vorhergehenden Formulierungen nach genauer Lektüre genehmigt und zur Publikation freigegeben, ja, dass Mitscherlich diese Textpassage auch nur nach Berlin gesandt hätte, ist mehr als unwahrscheinlich. («Noch nie in der Geschichte ist dem Arzt der ethisch fundierte Auftrag zur Vernichtung von seinesgleichen übertragen worden. Es ist auch undenkbar, dass dies geschieht, wo menschliche Freiheit herrscht ...») Sein kritischer Biograf Martin Dehli geht davon aus, dass Alexander Mitscherlich bis 1945 das sozialdarwinistisch-eugenische Denken seiner Zeit teilte («in verstörender rhetorischer und argumentativer Nähe» zu Carrel), ehe er sich nach Kriegsende unter veränderten Umständen schnell eines Besseren und anderen besonnen habe. Zwar habe Mitscherlich, so Dehli, selbst keinerlei «Maßnahmen zur Verteidigung der Menschheit gegen ihre Morbidität» vorgeschlagen, doch ohne kritische Distanz auf Autoren verwiesen, die diese Konsequenz gezogen hätten.[280] Dafür, dass Mitscherlich selbst bis 1945 klassisch sozialdarwinistisch-eugenisches Gedankengut im zeittypischen Sinn vertrat, spricht meines Erachtens nichts, auch wenn er möglicherweise wie von Weizsäcker und fast alle anderen Ärzte und Medizinstudenten das Sterilisationsgesetz begrüßte und in mancher Hinsicht sehr kultur- beziehungsweise zivilisationspessimistisch dachte (allerdings nicht in den Kategorien der «psychopathischen Minderwertigkeit» und der «Ballastexistenzen»). Das dezidiert antidarwinistische Entwicklungsmodell des Menschen, das er im vierten Kapitel von «Freiheit und Unfreiheit» im Anschluss an Bolk und Gehlen prononciert vertrat, hätte ein klassischer Vertreter sozialdarwinistisch-eugenischen Denkens nie verfasst («Exkurs über die Herkunft des Menschen»), und viele andere Kapitel des Buches «Freiheit und Unfreiheit in der Krankheit» auch nicht. Dennoch rang Mitscherlich offenbar mit den von von

Weizsäcker aufgeworfenen Fragen und dem letzten Kapitel seines Buches, vor und nach 1945; der «Zeitgeist» war auch an ihm nicht spurlos vorübergegangen.

Wie Viktor von Weizsäcker auf die von Mitscherlich vorgenommene Zusammenführung seines isolierten Zitates mit Carrel reagierte, ist nicht bekannt. Dehli schrieb dazu: «Indem Mitscherlich Carrel und Weizsäcker in eine Argumentationsreihe stellte, erhielt Weizsäckers ‹Vernichtungslehre› eine Eindeutigkeit, die ihr gar nicht zu eigen war. Mitscherlich las sie als Begründung für jene eugenischen Maßnahmen, die Alexis Carrel mit weniger Skrupel zu Ende gedacht hatte. Dieser hatte [1936] empfohlen, dass mit straffällig gewordenen Geisteskranken ‹in humaner und wirtschaftlicher Weise Schluss gemacht werde […]: in kleineren Anstalten für schmerzlose Tötung, wo es die dazu geeigneten Gase gibt›.»[281]

Mitscherlich berichtete in seiner Autobiografie 1980 rückblickend von der eingetretenen Entfremdung nach von Weizsäckers Rückkehr aus Breslau im Sommer 1945 und bedauerte dessen «Wesenswandel» – «[…] Es traten [bei ihm] sektiererische Züge hervor, die mich ratlos machten, so dass wir kaum noch unsere vorherige intensive Beziehung weiter pflegen konnten.»[282] Es habe, so Mitscherlich, in der Folge keine Auseinandersetzung gegeben, sondern ein paralleles Arbeiten. «Ich setzte mich mehr und mehr für die Freudsche Psychoanalyse ein, während Weizsäcker sich zunehmend von der Klinik auf eine philosophische Position zurückzog.»[283] Einen Hinweis darauf, dass die schrittweise eintretenden «Entfremdung» auch mit Mitscherlichs Kapitel über «Heilung und Vernichtung» in Zusammenhang stand, gibt es bisher nicht.

4. *Die Einsetzung der deutschen Ärztekommission*

Mit dem Philosophen und Psychiater Karl Jaspers, der seit 1937 aufgrund seiner «Mischehe» aus dem Universitätsdienst entlassen war und Lehr- und Publikationsverbot hatte, kam Mitscherlich bis 1945, trotz Jaspers vehementer Kritik und Verachtung der Psychoanalyse, regelmäßig zum Austausch über medizinisch-philosophische Grundsatzfragen zusammen, zu «menschlich-geistigen Begegnungen»[284]; er konnte mit Jaspers existenzielle Lebensprobleme, aber auch seine wissenschaftlichen Arbeiten besprechen – darunter sein Manuskript über «Freiheit und Unfreiheit in der Krankheit», dessen erster Leser Jaspers war.[285] Auch war Mitscherlich in den Jahren des Zweiten Weltkriegs in Kontakt mit einem Heidelberger Widerstandskreis um den Kreisauer Emil Henk. Unter anderem sollte Mitscherlich Gertrud Jaspers (geborene Mayer) im Falle einer drohenden Verhaftung in ein Fluchtversteck in Henks Haus bringen.[286] («Mitscherlich gehörte zu den wenigen Menschen, die sich in den Jahren der Verfolgung nicht abbringen ließen, Jaspers zu besuchen und seiner Frau im drohenden Fall der Deportation ein Versteck vorzubereiten. Dieser moralische Mut und das tiefe Interesse, das Mitscherlich am existenzphilosophischen Denken der Freiheit gezeigt hatte, beeindruckten Jaspers.» (Bormuth[287])

Nach dem Zusammenbruch des Hitler-Regimes wurde Mitscherlich aufgrund seiner bekannten oppositionellen Einstellung beziehungsweise seiner «non-participation in Nazi activities»[288] in der Phase der «Entnazifizierung» und «Reeducation» vorübergehend Minister für Ernährung und Gesundheit, Leiter des Gesundheitsamts und jüngstes Mitglied der Zivilregierung der amerikanischen Besatzungszone «Saarland-Pfalz-Hessen». Er ließ sich von der Universität als Oberarzt beurlauben, hatte unzweifelhaft politische Begabungen, eine hellen Intellekt und zahlreiche Kenntnisse und Fähigkeiten, die über die Medizin hinausreichten, darunter auch sprachlich-rhetorischer Art. Er erwog eine politische Laufbahn, kehrte nach der Auflösung der Regierung «Saarland-Pfalz-Hessen» und der Abtretung der linksrheinischen Gebiete von den USA an Frankreich jedoch wieder in die

Nervenabteilung der Heidelberger Universitätsklinik, zu seinem eigentlichen Hauptberuf und -interesse zurück. An der Wiedereröffnung der Universität in «entnazifizierter» Form («rund 40 Prozent des Lehrkörpers und 66 Prozent der Ordinarien wurden aus ihren Ämtern entlassen»[289]) war er zusammen mit Jaspers und anderen aktiv beteiligt, hatte durch seine bekannte oppositionelle Stellung einen starken Einfluss, wirkte, so Freimüller, als wichtiger informeller Ansprechpartner der amerikanischen Besatzungsbehörde und ging, ohne «kollegiale» Rücksichtnahmen, einen konsequenten Weg. «Mitscherlich verletzte die Regeln der ‹nicht-symmetrischen Diskretion›, mit der selbst politisch Verfolgte an deutschen Universitäten ihre nationalsozialistischen Kollegen oft deckten, die Hermann Lübbe als Voraussetzung für die rasche Reorganisation der deutschen Universitäten nach 1945 bezeichnet hat – und die einer der Gründe dafür war, warum sich ein Teil der während des Nationalsozialismus installierten akademischen Eliten an den deutschen Universitäten auch nach 1945 halten konnte. Mitscherlich war nicht bereit, aus kollegialer Loyalität moralische Schwäche und politische Fehlentscheidungen aus der Vergangenheit zu überdecken und damit die Chance eines politischen Neubeginns zu vergeben. Innerhalb der Universität, wo der allgemeine Verdacht der Denunziation das Klima vergiftete, führte das zu seiner Ausgrenzung.» (Dehli[290]) Auf der anderen Seite, so machten seine Biografen Hoyer und Freimüller deutlich, verweigerte sich Mitscherlich auch nicht entlastenden Zeugnissen, sofern er die Bereitschaft zu einer ehrlichen Umkehr wahrnahm. «Mitscherlich sah […] die Verantwortung Einzelner für das Erstarken des Nationalsozialismus klar, unterstützte gleichwohl, wen er persönlich für integer hielt. Die bürokratische und formale Entnazifizierung war ihm zuwider.» (Freimüller[291])

*

«Eines Tages im Jahr 1946 erschien bei mir ein ärztlicher Kollege, der in der ‹Arbeitsgemeinschaft der Westdeutschen Ärztekammern› tätig war, und fragte mich, ob ich bereit wäre, im Auftrage dieser ärztlichen Standesorganisation an dem bevorstehenden Prozess in Nürnberg gegen Ärzte als Beobachter teilzunehmen.»[292]

Die von Mitscherlich genannte «Arbeitsgemeinschaft» gab es zum Zeitpunkt der Anfrage an ihn offiziell noch nicht (sie wurde erst im Oktober 1947 gegründet, als Vorläuferin der späteren Bundesärztekammer); in Bad Nauheim aber hatten die Vorsitzenden der Ärztekammern der amerikanischen, französischen und britischen Besatzungszone Anfang November 1946 einen ersten Zusammenschluss gebildet und über ein größeres Problem gesprochen, von dem sie erst seit wenigen Wochen wussten, dass es auf sie zukommen würde. Einen Monat zuvor war in der deutschen Öffentlichkeit bekannt geworden, dass nationalsozialistische Ärzte in Nürnberg angeklagt werden sollten. Obwohl es sich dabei um ein US-amerikanisches Militärtribunal handelte, legte der Chefankläger Telford Taylor Wert darauf, «dass der Prozess als ein internationales Verfahren unter Beteiligung der westlichen Alliierten, ausländischer Beobachter, Ärztedelegationen und nicht zuletzt einer deutschen Ärztekommission wahrgenommen werden sollte.» (Weindling[293])

Die deutschen Ärztevertreter befürchteten, dass das Ansehen ihrer Profession durch das Verfahren in der Bevölkerung erheblichen Schaden nehmen würde, zumal die Hälfte der Angeklagten zur obersten akademischen Bildungsschicht gehörten und habilitiert waren, mit Verbindungen zu den angesehenen medizinischen Fakultäten von Berlin, München und Wien. Die Ärztevertreter beschlossen daher in Bad Nauheim: «1. Alle Schritte zu unternehmen, die geeignet sind, eine ärztliche Berichterstattung über den kommenden Nürnberger Ärzteprozess zu erreichen, 2. alles zu tun, um den Begriff der Kollektivschuld von der Ärzteschaft in der Presse und der

Öffentlichkeit abzuwenden.»[294] Es sollte eine Bericht erstattende offizielle Ärztekommission gebildet werden, deren, so Hoyer, «unausgesprochener Auftrag lautete: Schadensbegrenzung»[295].

Bereits im September 1945, mehr als ein Jahr zuvor, hatte Alexander Mitscherlich in einem Text betont, dass eine «Besinnung auf die historischen Grundlagen der gegenwärtigen Katastrophe» notwendig sei; dabei komme der «exakten [Er]Forschung der nationalsozialistischen Epoche, ihrer Conditionen und Triebkräfte» eine «hervorragende Rolle» zu.[296] Mitscherlich war am juristischen Verfahren und an den Psychen der beteiligten Personen interessiert, und hatte bereits beim Nürnberger Prozess gegen die Hauptkriegsverbrecher versucht, den Verhandlungen als Psychotherapeut beizuwohnen und mit den Angeklagten zu sprechen, um tiefer in «Charakter und Persönlichkeit der Täter» einzudringen[297], was ihm jedoch nicht gestattet worden war.[298] Er wollte Konsequenzen für die Zukunft ziehen, und dies gerade auch für seine eigene Profession, die Medizin und ihre Rolle in der Gesellschaft. Als kritischer Intellektueller mit öffentlicher Wirkensabsicht kam ihm der Ärztekommissionsauftrag daher wie gerufen, auch wenn er zahlreiche Schwierigkeiten voraussah: «Wohl wissend, welch zähen Egoismus Standesorganisationen entwickeln können, sobald es um ihre Tradition, ihre Privilegien geht, richtete ich meinerseits an den Kollegen die Frage, ob er sich Gedanken über mein Schicksal gemacht hätte und was für mich aus dieser mir zugedachten Tätigkeit aller Voraussicht nach folgen würde. Ich fragte ihn kurz und bündig, ob er sich darüber klar sei, dass mit der Annahme dieser Aufgabe meine akademische Karriere als beendet angesehen werden dürfte.»[299] Weiter schrieb Mitscherlich in seiner rückblickenden Autobiografie:

> Wie rasch Verdrängungen und Vergessen der Greuel einsetzen würden, war unschwer voraus-

> zusehen. Aus der Hoffnung, durch eine sorgfältige Dokumentation dem Schwinden der Erinnerung zuvorzukommen, entschloss ich mich trotz mancher freundschaftlicher Warnungen, nach Nürnberg zu gehen. Es war nicht anzunehmen, dass meine ärztlichen Standesgenossen ihr Erinnerungsvermögen von Korruption freier halten konnten als ihre übrigen Landsleute auch.[300]

Mitscherlich machte zur Bedingung seiner Zusage als Kommissionsleiter, dass die provisorische Ärztevereinigung im Vorfeld der Prozessbeobachtung *alle* medizinischen Fakultäten Deutschlands anschrieb und um Einverständnis für die Kommission und ihre Besetzung bat.[301] Dieses, von Mitscherlich am Ende selbst verfasste Anschreiben benannte die Motivation zur Einsetzung der Kommission im Sinne der Bad Nauheimer Entschlüsse; man sei «tief beunruhigt» über die bevorstehenden Ärzteprozesse, da eine Erschütterung des Vertrauensverhältnisses zum ärztlichen Berufsstand von dem Verfahren zu erwarten sei: «Es mehren sich bereits in der Presse und sonstigen öffentlichen Äußerungen generalisierende Zweifel an der moralischen Qualität der Ärzteschaft und der Art der medizinischen wissenschaftlichen Forschung.»[302] Der Prozess sei nicht zuletzt deswegen heikel, weil sich unter den Angeklagten «eine größere Zahl von namhaften [deutschen] Universitätsgelehrten» befände.[303] Mitscherlich fügte noch hinzu, es bestehe jedoch auch die Gefahr, dass durch die «Abwehr ungerechtfertigter Anschuldigungen» die «notwendigen Lehren, die aus dem Vorgefallenen gezogen werden müssen» nicht gezogen würden.[304]

Die später bekannt gewordenen Antworten der Dekane der medizinischen Fakultäten von Göttingen und Freiburg sind für das Umfeld des Prozesses – und für die Bedingungen, unter denen Mitscherlich antrat – überaus aufschlussreich. Professor Paul Hoffmann, der Dekan der, so Paul Weindling, «kleinen, streitlustigen und kaum entnazifizierten Fakultät in Freiburg»[305], schrieb unter anderem: «Es muss eben ganz energisch klargelegt werden, dass doch nur eine äußerst beschränkte nat.soz.Clique sich hier die Finger verbrannt hat und dass vielmehr der deutsche Arzt im allgemeinen ebenso wie der deutsche Wissenschaftler nicht das Geringste mit diesen Scheußlichkeiten zu tun hat.»[306] Für Hoffmann stand das Ergebnis und Ziel des Verfahrens offenbar von vornherein fest, ohne jeden Einblick in die Prozessunterlagen und zu verhandelnden Vorgänge. Auch der Dekan der medizinischen Fakultät der Universität Göttingen äußerte sich entsprechend. Seine Fakultät hoffe, so schrieb er an die Ärztekammern, dass durch den Prozess klar aufgezeigt werde, «dass nur eine verschwindend geringe Zahl von Ärzten, die in eigener Verantwortung handelten, sich schuldig gemacht hat und demgemäß bestraft werden muss, dass aber die deutsche Ärzteschaft als solche entsprechend ihrer Tradition und ihrer inneren Überzeugung frei von Schuld und nicht mit Vorwürfen belastet ist.»[307]

Mitscherlich verfolgte andere Ziele als die zitierten Dekane – und auch andere Ziele als seine Auftraggeber, die offenbar keine Kenntnis von seinen medizinisch-anthropologischen und gesellschaftspolitischen Gedanken und Intentionen hatten, sondern aufgrund seines Ansehens bei den US-Behörden (die ihm noch Ende September 1946 den Posten des Kultusministers im neu geschaffenen Land Großhessen angeboten hatten) auf den Heidelberger Privatdozenten aufmerksam geworden waren.[308] Während die Ärztekammern mit der Einsetzung der Kommission die Absicht verbanden, die öffentliche Diskussion «in ihrem Sinne zu lenken» (Dehli[309]), hatte Mitscherlich anderes im Sinn. Es sei, so betonte er in einem Brief an das Nürnberger Militärgericht, in dem er um Kopien der Anklagedokumente und Verhandlungsprotokolle bat, von großer Wichtigkeit, die Prämissen der Verbrechen zu erkennen und sie «ins Bewusstsein der in Forschung und Praxis tätigen Ärzte zu bringen» – die deutschen Mediziner müssten durch den Prozess zu einer «erneuten Auseinandersetzung mit den ethischen Voraussetzungen ihres Berufes» veranlasst werden.[310] Mitscherlich versprach sich von dem juristischen Verfahren einen Akt der Aufklärung und war selbst keineswegs der Auffassung, dass «der deutsche Arzt im allgemeinen ebenso wie der deutsche Wissenschaftler nicht das Geringste mit diesen Scheußlichkeiten» zu tun gehabt hatten, «entsprechend ihrer Tradition und ihrer inneren Überzeugung». Die Tendenz der unmittelbaren Nachkriegszeit, die gesamte Problematik des Nationalsozialismus auf das Wirken weniger «Verbrecher» zurückzuführen und den eigenen Berufsstand oder das eigene Volk davon komplett freizusprechen, war keinesfalls auf die Ärzteschaft beschränkt. Der Absicht, «den Ärzteprozess auf die Ebene individueller Kriminalakte herabzudrücken»[311], widersetzte sich Mitscherlich von Anfang an. Mit von Weizsäcker ging es ihm um die «geistigen Grundlagen der Medizin» und um die Problematik ihrer Verfremdung, die fatale Folgen gezeitigt hatte. Er legte, wie sein kritischer Biograf Martin Dehli zutreffend schrieb, den Auftrag der Ärztekammern «anspruchsvoller aus, als er je gemeint war»[312].

Den gerade einmal 24-jährigen, aus Breslau stammenden Medizinstudenten Fred Mielke gewann Mitscherlich für die Mitarbeit in Nürnberg in einem seiner Heidelberger Seminare[313], darüber hinaus gehörten der Kommission vorübergehend die Weizsäcker-Schüler Wolfgang Benstz, Wolfgang Spaner und Alice Gräfin von Platen-Hallermund sowie der Frankfurter Arzt Friedrich Jensen an.[314] Fred Mielke sollte jedoch am Ende die Hauptarbeit der Dokumentensichtung und -auswertung leisten – und zu Mitscherlichs Co-Autor der beiden Dokumentationsschriften (1947/49) werden.

*

«Wir kamen in den Novembertagen 1946 in Nürnberg an. Allenthalben lagen riesige Schuttberge, im notdürftig reparierten Hotel [Gasthaus «Zum Schlachthof»[315]], in dem wir untergebracht waren, blickte man durch die Zimmerdecke in den Himmel.»[316] Während Fred Mielke und Alice Platen-Hallermund im eiskalten Winter am Ort blieben und die Hauptarbeit der Beobachtung und Dokumentation leisteten (ab Februar 1947 mit einem eigenen, geheizten Büroraum im Gerichtsgebäude), kehrte Alexander Mitscherlich bald wieder für seine Lehrtätigkeit von Nürnberg, dem Ort seiner einstigen Gestapo-Haft, nach Heidelberg zurück (im Wintersemester 1946/47 hielt er dort seine Vorlesung «Einführung in die Psychoanalyse II»[317]), reiste jedoch auch häufig für Vorträge in die Schweiz. Alice Platen-Hallermund schrieb im Rückblick: «Abends mussten wir die angefallenen Dokumente des Tages durcharbeiten und Auszüge für die erste Dokumenten-Publikation Mitscherlichs und Mielkes vorbereiten. [...] Da wir oft nur zu zweit waren [Fred Mielke und sie selbst], hatten wir genug zu tun: Am Morgen wohnten wir den Gerichtsverhandlungen bei, abends arbeiteten wir unter ungünstigen Bedingungen an den Berichten und Dokumenten. Anklage und Verteidigung besprachen meist völlig emotionslos die vorgelegten Dokumente. Auch die Aussagen der Angeklagten und Zeugen, die uns besonders aufrüttelten, nahmen die überaus fairen Richter ruhig entgegen. Wir dagegen waren meist von den grauenhaften Tatsachen so erschüttert, dass es uns noch Stunden später schwer fiel, objektiv über die Geschehnisse zu berichten.»[318]

Bereits knapp zwei Wochen nach Prozessbeginn veröffentlichte Alexander Mitscherlich unter dem Titel «Der Arzt und die Humanität» in der «Neuen Zeitung» in München am 20. Dezember 1946 «Erste Bemerkungen zum Nürnberger Ärzteprozess», die die Schwerpunkte und Motive seiner Kommissionsleitung deutlich zum Ausdruck brachten. Im Unterschied zu den Dekansvoten aus Freiburg und Göttingen ging es für Mitscherlich in Nürnberg von vornherein um «grundsätzliche Fragestellungen der ärztlichen Ethik»[319]; keinesfalls könne man bei der «Abscheu» und der «Entrüstung» über die dort verhandelten Vorgänge stehen bleiben, vielmehr sollten «Lehren» aus der Geschichte gewonnen werden. Mitscherlich schrieb unter anderem über das fundamentale Nichtschadensgebot des Hippokratischen Eides und seine Verletzungen in der Geschichte der Menschheit – bis hin zu der «völlig enthemmten, kaum noch mit Forschung zu bemäntelnden Mordsucht» der deutschen Ärzte, über die in Nürnberg verhandelt werde. In diesem Zusammenhang ging Mitscherlich auch erstmals auf Argumente der Verteidigung und der Angeklagten ein, wenn auch am Beispiel des Malariaforschers Professor Claus Schilling, der im Dachauer Hauptprozess vor Gericht gestanden hatte und dessen Aussage zufolge den 30 unmittelbaren Todesopfern seiner Menschenversuche und den circa 300 bis 400 an den Komplikationen gestorbenen Gefangenen nicht weniger als 17 Millionen Malariakranke gegenüberstanden, denen die «Forschungen» zugutegekommen seien. «Es ist beklemmend zu beobachten, wie hier eine Wissenschaft, die das Subjekt aus den Augen verloren hat, und eine Ideologie, die das Subjekt für ihre Zwecke erniedrigen muss, ineinandergriffen», kommentierte Mitscherlich und erläuterte, warum er in Nürnberg – im Unterschied zu den Dekanen von Freiburg und Göttingen – tatsächlich «grundsätzliche Fragestellungen der ärztlichen Ethik», darunter die fatale «Zweckforschung am Menschen» verhandelt und diskutiert wissen wollte. «Es ist nicht der Forschungsauftrag des ärztlichen Standes, festzustellen, was der Mensch ertragen kann, wenn man ihn Qualen unterwirft, die früheren Geschlechtern für die Hölle vorbehalten schienen. Diese Höhen-, Kälte-, Wundheilungs-, Giftgas- und sonstigen Versuche nannten sich ‹wehrwissenschaftliche Zweckforschung›, bei der [...] die politische Ideologie die Übermacht über die Grundpflichten des Arztes gewann. Gerade im Krieg, als der

Endform ideologischer Entzweiung, muss der Arzt neutral bleiben und darf niemals die Heilforschung einer Forschung opfern, die unmittelbar oder mittelbar dem Töten dient.»[320] Damit verbunden war für Mitscherlich das gesamte Problem der «Objektivierung» des Menschen in der naturwissenschaftlichen Medizin, seine Vergegenständlichung und Reduktion auf Körperliches, auf die Viktor von Weizsäcker wiederholt hingewiesen hatte. Der leidende Mensch schrumpfe in der Denk- und Vorgehensweise der naturwissenschaftlich-positivistischen Medizin auf einen «Fall» zusammen, für dessen Innenwelt sich niemand interessiere, und könne als solcher leicht Objekt anderer Ziele und Eingriffe werden, darunter politisch-ideologischer. Diese Vorgänge und Probleme am Extremfall der NS-Exzesse im Bereich der Medizin aufarbeitend zu verstehen sei daher von zentraler Bedeutung für ein «Bewusstsein aller Ärzte». Es gehe um eine neues und verpflichtendes «Bild vom Menschen».[321]

*

1980, 34 Jahre später, räumte Mitscherlich ein, er habe die Prozessbeobachtung in Nürnberg trotz der widrigen äußeren Umstände und den mitunter grauenvollen Schilderungen der Zeugen in einer Art «Hochstimmung» begonnen, die nicht nur der erneut durchlebten Befreiung von der Nazi-Herrschaft und dem System des Totalitarismus geschuldet, sondern von der starken inneren Hoffnung auf den «Anbruch einer neuen Gerechtigkeit in der Welt» getragen gewesen sei.[322] Mitscherlich zeigte sich beeindruckt von dem, was er – damals wie später – die «Fairness» des Nürnberger Verfahrens nannte, die angetroffene Unvoreingenommenheit des Gerichts beziehungsweise die «souveränen Objektivität des [US]-Gerichtshofes»[323] und die fehlende Politisierung des Prozesses, der nie den Charakter der «Siegerjustiz» vorgewiesen habe – «die Atmosphäre der Verhandlungen war die einer unparteiischen Neutralität»[324]. «Wenn man in Betracht zieht, dass dieser Prozess so kurz nach dem Krieg stattfand, muss man ihn als eine Meisterleistung an Objektivität, Sorgfalt, Geduld, rascher Recherche und, wegen der unbegrenzten Verteidigungsmöglichkeiten, die er den Angeklagten ließ, als eine Meisterleistung an Selbstüberwindung des Richtergremiums, das über ehemalige Feinde zu Gericht saß, bezeichnen.»[325] Auch in seiner Autobiografie wies Mitscherlich noch am Ende seines Lebens auf den in Nürnberg – am ehemaligen Ort der fanatischen NS-«Reichsparteitage» und «Rassengesetze» – miterlebten «Sieg der Vernunft und damit auch der Humanität» hin.[326] Tatsächlich war bereits der Nürnberger Prozess gegen die Hauptkriegsverbrecher ein Meilenstein der Rechtsgeschichte gewesen – und sollte sehr viel später, am Ende des 20. Jahrhunderts, als Vorbild für die Einrichtung des Internationalen Strafgerichtshof in Den Haag dienen (1998). Es ging in Nürnberg nicht um Rache, sondern um das Gesetz – und um die Lehren aus der erlebten Geschichte, das sah nicht nur Mitscherlich so, der bereits im, Januar 1946 in einem Brief an seine Mutter schrieb: *«Es ist ein Schritt zum Menschheitsbewusstsein, zur Verantwortung vor der Menschheit, der hier angestrebt wird.»*[327] Die Sätze, die Chefankläger Robert H. Jackson bei der Eröffnung des Prozesses gegen die Hauptkriegsverbrecher gesprochen hatte, wurden später noch oft zitiert; sie waren im Sinne Primo Levis und vieler Überlebender gehalten:

> Die Untaten, die wir zu verurteilen und zu bestrafen suchen, waren so ausgeklügelt, so böse und von so verheerender Wirkung, dass die menschliche Zivilisation es nicht dulden kann, sie unbeachtet zu lassen, denn sie würde eine Wiederholung solchen Unheils nicht überleben.[328]

Die von deutschnationalen und rechtsgerichteten Kräften vehement abgelehnte Verlagerung der Rechtsprinzipien von einer nationalen auf eine universale Ebene («Siegerjustiz») bedeutete einen entschiedenen Fortschritt der Entwicklung ebenso wie die Einführung der neuen Strafkategorie «Verbrechen gegen die Menschlichkeit» oder «gegen die Menschheit».

*

Das amerikanische Pressebüro beim Militärgerichtshof, der für den Ärzteprozess zuständig war, wünschte ausdrücklich eine Kommissionsberichterstattung in der medizinischen Fachpresse Deutschlands und reklamierte diesbezüglich bereits im Januar 1947 kritisch.[329] Die Fachpresse aber lehnte entsprechende Anfragen und Vorschläge von Mitscherlich und seinen Mitarbeitern mit dem Verweis auf den ausschließlich wissenschaftlichen Publikationsauftrag der Journale wiederholt ab. «Die medizinischen Zeitschriften wollen anscheinend ungern ihren Platz für solche unangenehmen Berichte hergeben», schrieb seine Mitarbeiterin Alice von Platen-Hallermund am 10. Januar 1947 an Mitscherlich.[330] Mitscherlich reagierte empört. «Ich fände es doch sehr blamabel, wenn wir die Herren von den Amerikanern zwingen lassen müssen, diese ihnen sehr unangenehmen Akten zu veröffentlichen. [...] Im Grunde ist es haarsträubend, mit welcher Leichtfertigkeit all diese ehrenwerten Herren den Tod von Hunderttausenden verdrängen», schrieb er am 28. Februar 1947 an Oelemann, mit dem er drei Monate zuvor das erste Gespräch über den Auftrag geführt hatte.[331]

Alexander Mitscherlich wollte eine breite innerärztliche *und* öffentliche Diskussion und publizierte im Februar 1947 einen zweiten Artikel in der «Neuen Zeitung» in München: «Schuld und Entschuldigung. Zum Auftakt der Verteidigung im Nürnberger Ärzteprozess». In seinem Beitrag charakterisierte er unter anderem die Strategien der Verteidigung, die versuchte Verantwortungsdelegation an übergeordnete Dienststellen (zumeist an Hitler und Himmler in personam, die beide längst tot waren) sowie das «Beibringung von Alibis», die vorgeblich unzulängliche eigene Information über die Verbrechen und vieles andere mehr. «Es hat ein allgemeiner Rückzug vom Tatort eingesetzt, wie er für die ganze Denazifizierung charakteristisch ist. Er stellt die letzte koordinierte Bewegung des Nazitums dar.»[332] Auch sei in Nürnberg wiederholt die Rede von Kriegsnotwendigkeiten, die anscheinend keine anderen Wege gestattet hätten: «Die verstümmelnden Versuche der Knochenverpflanzung durch Professor Gebhardt und seine Mitarbeiter sollten ‹der schwer ringenden Front und der Nation, die sich in einem Kampf auf Leben und Tod befand›, helfen.»[333] Grauenhafte Menschenversuche in den Konzentrationslagern Dachau, Buchenwald, Ravensbrück und Natzweiler-Struthof seien im Prozess von den Angeklagten und ihren Verteidigern als unvermeidbar und medizinisch geradezu alltäglich dargestellt worden, ohne alle Zeichen von Mitleid und Empathie. «Was aber [im Nürnberger Ärzteprozess] wirklich nicht zu finden war, war auch nur die Spur einer Beziehung des Arztes zum Patienten als Individuum», sollte Mitscherlich noch viele Jahre später in seinem Lebensrückblick betonen.[334]

Deutlich zum Vorschein gekommen sei dagegen, so Mitscherlich nur wenige Monate nach der Prozesseröffnung in seinem Aufsatz «Schuld und Entschuldigung», die Verstrickung der Luftwaffe und Wehrmacht in den brutalen Machtapparat der Vernichtung und Entwürdigung sowie der – zumindest teilweise – gemeinsame Missbrauch von schutzlosen Menschen als Versuchsobjekte der «Zweckforschung». Mitscherlich stellte diesbezüglich zahlreiche Fragen – und verwarf erneut die Pathologisierung von Einzeltätern und damit die indirekte Exkulpierung des ganzen medizinischen Systems:

> Es interessieren die von Anfang an abwegigen Charaktere unter den Angeklagten viel weniger

> als die größere Anzahl jener Inhaber hoher Kommandostellen, die sich nun in entscheidender Hinsicht als Attrappen erweisen und in denen eine unser öffentliches Leben zutiefst erniedrigende Trägheit des Herzens die bürokratischen Routinegeschäfte – auch wenn es die Routinegeschäfte des Leides und Todes waren – begleitete. [...] Man beruft sich auf den «Befehl», der gerade in der Diktatur so unausweichlich und lebensgefährlich ist. Aber es muss den Kundigen doch wundern, dass keiner der Angeklagten im moralischen Dilemma durch eine diplomatische Krankheit sich zum Rücktritt gezwungen sah oder die Beschwerden der Front von vornherein der Last der bürokratischen Verantwortung vorgezogen hat.[335]

5. *«Das Diktat der Menschenverachtung»*

Nur zwei Monate später, Anfang April 1947 – und damit vier Monate vor der Urteilsverkündigung, noch vor der zeitlichen Mitte des Prozesses – legten Mitscherlich und Fred Mielke dann ihre erste Buchdokumentation auf nicht weniger als 175 Seiten im Heidelberger Verlag von Lambert Schneider vor, der sie den Titel gaben: «Das Diktat der Menschenverachtung. Der Nürnberger Ärzteprozess und seine Folgen». Sie publizierten unter anderem Dokumente der Anklage und Verhandlungsprotokolle zu den Dachauer Unterdruck- und Unterkühlungsversuchen Sigmund Raschers, zu den Menschenversuchen zur Trinkbarmachung von Meerwasser, zu Fleckfieber- und Hepatitis-Versuchen nach künstlicher Infizierung der Gefangenen, zur Sulfonamid-Wirksamkeit bei künstlich gesetzten Wunden, zu Knochentransplantation von KZ-Häftlingen auf deutsche Patienten, zu absichtlich hervorgerufenen Phlegmonen und Senfgaswunden, aber auch zur Ermordung der Geisteskranken, zur Massensterilisation und zur Anlage einer «Jüdischen Skelettsammlung» des Anatomischen Instituts der Reichsuniversität Straßburg durch Professor August Hirt (nach Aussuchen der Häftlinge in Auschwitz und Gastötung im Konzentrationslager Natzweiler-Struthof nahe dem Odilienberg[336]).

Mitscherlich wollte dieses gesamte Material – mit sparsamer Kommentierung – ursprünglich als Sondernummer der Deutschen Medizinischen Wochenschrift (DMW) publizieren, hatte damit jedoch keinen Erfolg (weil die DMW ihre Aufgabe nach eigenem Bekunden lediglich darin erblickte, «dem praktischen Arzt die klinischen Forschungsergebnisse zu vermitteln»)[337], und wich schließlich zu Lambert Schneider aus, der bis 1938 in Berlin den jüdischen Schocken Verlag geleitet hatte. Es gelang ihm trotz Papiermangels, die Anfang April 1947 herausgebrachte Dokumentation in einer Auflagenhöhe von 25 000 Exemplaren (wie die renommierte DMW) drucken zu lassen – und er vollbrachte diese Leistung ohne Rücksprache mit seinen Auftraggebern. Dennoch erreichte Mitscherlich den Bezug der Publikation durch die Ärztekammern: «Carl Oelemann, von dem Mitscherlich inzwischen den Eindruck gewonnen hatte. ‹dass er unsere Mission für eine quantité negligeable hält, was bei der weitreichenden Folge des Prozesses besonders bedauerlich ist›, wurde mit Schreiben vom 25. März 1947 von Mitscherlich vor vollendete Tatsachen gestellt: ‹[…] Ende der Woche wird der erste Teil der Auflage ‹Diktat der Menschenverachtung› fertig gestellt. Bis Mitte der nächsten Woche ist die ganze Auflage auslieferungsbereit, ich hoffe, dass bis dahin die Bestellungen der Ärztekammern einlaufen.›»[338]

Im Vorwort schrieb Mitscherlich, der den Band mit Fred Mielke verantwortete («da es die übrigen Kommissionsmitglieder vorzogen, unerwähnt zu bleiben»[339]) und der sich nie als bloßer Prozessberichterstatter, sondern als Historiker und

Zeitzeuge verstand, es gehe um die «Vermittlung zeitgenössischer Geschichte» und die tatsächliche Auseinandersetzung mit ihr:

> Wir haben uns bemüht, unseren Bericht vorzutragen, ohne die Stimme zu erheben. Nicht, weil uns der tiefste Schmerz darüber erspart geblieben wäre, dass es Deutsche waren, die hier töteten und quälten und darüber hinaus noch aus solcher Enthemmung den Anspruch der Herrschaft und die Methode des Herrschens ableiteten – nicht weil uns Ekel, Abscheu, Entmutigung und Trauer fern gewesen wären, sondern weil wir glauben, dass es nötig ist, die Wirklichkeit, deren Kunde bis in die fernsten Teile der Erde gedrungen ist, zuerst fast regungslos, sprachlos zu ertragen, und sie in ihrer ganzen Bedeutung zu erfassen. Möge auch der Leser sein Urteil zurückhalten, selbst dort, wo ihn das Entsetzen über die Folgen jener Kombination von Dilettantismus, Machtbewusstsein, Eitelkeit und lakaienhafter Unterwürfigkeit packt. Nur so, indem er sich ganz aufschließt, sich ganz vergegenwärtigt, was halb erst Vergangenheit geworden, kann er zu einer Wahrheit gelangen, die auch uns alle betrifft. Was von Menschen aus unserer Mitte getan wurde und was unterblieb, kann für die andern glaubhaft nur dann von uns überwunden werden, wenn wir geduldig zuerst die Wirklichkeit erforschen und auch ihre furchtbaren Seiten als zu uns gehörend begreifen lernen.[340]

Erneut machte Mitscherlich daraufhin geltend, dass es aus seiner Sicht nicht nur um die Psychopathologie der beteiligten Personen, sondern um die «geistigen Grundlagen» der Medizin gehe – beziehungsweise um eine Analyse der wissenschaftlichen und wissenschaftsgeschichtlichen Entwicklung, die dem faschistischen Regime auf ihre Art hilfreich entgegengekommen sei, darunter jener naturwissenschaftliche Reduktionismus, der den Menschen auf einen – «rassisch» hochwertigen oder minderwertigen, zentralnervös funktionsfähigen oder kranken – Körper reduziere, das Seelisch-Geistige ignoriere, das Individuum entpersonalisiere und damit zum gefügigen Objekt jeder pseudowissenschaftlichen und politischen Ideologisierung, Indoktrinierung und gegebenenfalls auch «Biologisierung» mache, in einem Vorgang der faktischen Selbstentfremdung der Medizin und des Arztes.[341] Mitscherlich wollte im Zuge des Prozesses die wissenschaftsimmanenten Aspekte dieses Geschehens diskutiert sehen, in der, wie er schrieb, sukzessiven Ausbildung einer «Wissenschaft vom Menschen, die eine seiner Eigenarten und Merkwürdigkeiten nach der anderen auf außerpersönliche, schließlich entmenschlichte Kräfte» zurückführe und ihn am Ende zu einem «antlitzlosen Wesen» werden lasse.[342] Über den Zusammenklang einer so gearteten Wissenschaft und Medizin mit den ideologischen Prämissen einer Diktatur schrieb er in provokativer Wendung: «Es ist fast dasselbe, ob man den Menschen als ‹Fall› sieht oder als Nummer, die man ihm auf den Arm tätowiert – doppelte Antlitzlosigkeit einer unbarmherzigen Epoche.»[343]

Auch im Nachwort der von ihm und Fred Mielke vorgelegten Dokumentation des Grauens kam Mitscherlich noch einmal auf diesen Punkt zurück. Die behandelten Anklagepunkte und Gerichtsprotokolle des laufenden Verfahrens sprächen, so hieß es dort, von der «Katastrophe einer Wissenschaft, die sich von einer politischen Ideologie scheinbar in der Richtung ihrer eigenen Ziele forttreiben lässt und plötzlich bei der Organisation des Mordes steht.»[344] Pointiert hob Mitscherlich am Ende der ersten Dokumentation auch die gefährliche Unterordnung des medizinischen Behandlungsauftrages unter außermedizinische Instanzen und Interessen am Beispiel einer langen Verhörpassage von Hitlers Leibarzt Professor Karl Brandt hervor. Brandt hatte in Nürnberg geltend gemacht, dass das persönliche Empfinden einer besonderen berufsethischen Verpflichtung vor dem «Totalen des Krieges» habe zurücktreten müssen. Man habe in Brandts Ausführungen, so Mitscherlich, «aus nächster geschichtlicher Nähe die Erschütterung der sozialen Fundamente des ärztlichen Standes nacherleben» können[345], den völligen Untergang eines ehemals «freien Berufes»:

> Karl Brandt spricht an anderer Stelle vom «übergeordnetem staatlichem Interesse», dem sich der Arzt zu unterwerfen habe. Damit wird auf tragische Weise die Bindung des Arztes an die Gesellschaft, d.h. an die Menschen, die ihn in der Not um Hilfe angehen, mit einem Gehorsam gegenüber absoluter Staatsmacht verwechselt.
> [...] Immer stärker wird [...] das ursprüngliche Vertrauensverhältnis zwischen Arzt und Patient von außerärztlichen Gesichtspunkten überschattet.
> [...] Es scheint für die Zukunft gleichgültig zu werden, ob das Diktat der Menschenverachtung von bürokratischer Indifferenz oder ideologischer Aggressivität seinen Ausgangspunkt nimmt.[346]

Mitscherlich ging es um diese «Zukunft» und nicht lediglich um die Dokumentation der Vorgänge von 1933 bis 1945; die bedenkliche und am Ende fatale Wirksamkeit «außerärztlicher Gesichtspunkte» im Bereich der Medizin stand ihm verhängnisvoll vor Augen.

Die in hoher Auflage gedruckte und verbreitete Schrift «Das Diktat der Menschenverachtung» («Aus der Ärztekommission beim amerikanischen Militärgericht I in Nürnberg. Leiter: Priv.-Doz. Dr. Alexander Mitscherlich») war in vier Monaten vergriffen («große Kontingente wurden von den Ärztekammern zur Weiterverteilung an die Ärzte erworben»[347]) – «die Broschüre findet im In- und Ausland große Beachtung», schrieb Mitscherlich einen Monat nach Erscheinen des Buches[348], für dessen Verbreitung er sich aktiv einsetzte («Mitscherlich und Mielke sorgten dafür, dass ihre Publikation an alle deutschen Universitäten sowie an einzelne Professoren und andere Personen des öffentlichen Lebens gesandt wurde.» Freimüller[349]) In wichtigen überregionalen Tageszeitungen erschienen positive Rezensionen; von den deutschen Ärzten gab es jedoch nur sporadische und zumeist kritische Rückmeldungen. «Meine bisherigen Erfahrungen haben mich darüber belehrt, welche außerordentlichen Widerstände überhaupt gegen jede Form der Publikation von Seiten der Ärzte bestehen», hielt Mitscherlich bereits am 31. Mai 1947 fest.[350] Im Lebensrückblick sprach er davon, dass die Arbeit «kaum ein nennenswertes Echo» gefunden habe.[351] «Es ist mir offenbar zu wenig gelungen, das Interesse der Ärzte an ihrer eigenen Psychopathologie und der ihrer Patienten zu erwecken.»[352] Das «Selbstbewusstsein und die moralische Unerschütterlichkeit der Ärzte» habe diesem Versuch widerstanden, auch ihr ungebrochenes Vertrauen auf «Wissenschaft» und «Fortschritt». Mitscherlich sah sich 1947 mit dem Vorwurf konfrontiert, er habe mit seiner Publikation vorschnell in ein laufendes Verfahren eingegriffen, Namen von nicht angeklagten Ärzten veröffentlich und diese dadurch kriminalisiert, den Berufsstand geschädigt, sich zum Unterstützer der «Kollektivschuld»-Anwürfe gemacht – und sich persönlich an der Veröffentlichung bereichert.[353] Darüber hinaus sahen sich die deutschen Ärzte, insbesondere die große Mehrheit der rein schulmedizinisch tätigen Kollegen, so Freimüller, von Mitscherlich nicht nur als Kollaborateure, sondern unvermutet auch als «geistige Wegbereiter der NS-Medizin» diffamiert.[354]

Der Medizinalreferent der Landesregierung Baden (Jupp Hamacher) äußerte sich negativ über die Dokumentation auf einer Ärztekammertagung; von Mitscherlich schriftlich zur Rede gestellt, warf er ihm vor, durch sein Buch den «Wiederaufbau des durch die Ihnen bekannten Vorgänge erschütterten Vertrauens Arzt-Patient» nicht gefördert, vielmehr den «Rest des Vertrauens» untergraben zu haben. («Viele in der Praxis stehenden Ärzte und zahlreiche Krankenhausärzte können ein erschütterndes Beispiel des Misstrauens nennen, das in der Bevölkerung gegenüber den deutschen Ärzten besteht.»[355]) Auch sei es falsch gewesen, eine solche Publikation der «breiten Masse» der Bevölkerung vorzulegen; dieser werde nicht bewusst, dass «es sich hier um bedauerliche Einzelerscheinungen und um eine Verwirrung der ethischen Begriffe bei Einzelpersonen» gehandelt habe, um Einzelpersonen, «die in politischer Verblendung ihr ärztliches Gewissen schweigen ließen»[356]. Über all das, was Mitscherlich im Vor- und Nachwort der Schrift als prinzipielle Problematik der Medizin, ihrer Anthropologie und Abhängigkeit vorgebracht hatte, ging der Ministerialreferent kommentarlos hinweg; über «die Ihnen bekannten Vorgänge» sollte nicht gesprochen werden, und keineswegs öffentlich. Das Ziel war die schnellstmögliche Wiederherstellung der Normalität, des status quo ante (vor 1933) – und die Distanzierung von «bedauerlichen Einzelerscheinungen» und «Einzelpersonen» in den Jahren 1933 bis 1945, obgleich ca. 50 Prozent der deutschen Ärzte Mitglied der NSDAP gewesen waren und die Gesundheitspolitik des Regimes insgesamt unterstützt hatten.

Mitscherlich erregte Anstoß; er löste, so Dehli, eine Debatte aus, «die zu begrenzen er nach Nürnberg geschickt worden war»[357], und befand sich mit seinen Auftraggebern in einem nicht unerheblichen Zielkonflikt (den er von Anfang an hatte kommen sehen und der von ihm teilweise auch beabsichtigt worden war). «Der Medizinalreferent der badischen Landesregierung, Jupp Hamacher, erreichte eine Entschließung der Badischen Ärztekammer gegen Mitscherlichs Veröffentlichung. In dieser Situation stellte Mitscherlich auf der konstituierenden Tagung der ‹Arbeitsgemeinschaft der Westdeutschen Ärztekammern› am 14. Juni 1947 in Bad Nauheim die Vertrauensfrage. Zwar wurde sein Vorgehen mit der unabgesprochenen Publikation bei Lambert Schneider kritisiert, doch am Ende wurde seine Arbeit als Leiter der Ärztekommission bei nur einer Stimmenthaltung gewürdigt und ihm das Vertrauen ausgesprochen» (Dehli[358]) – sehr wahrscheinlich, weil man einen öffentlichen Skandal und Schwierigkeiten mit den Besatzungsbehörden im Fall seiner Abberufung vermeiden wollte. Mitscherlich befand sich, wie ihm bewusst war, in einer starken Position, weshalb er auch so vorging. Er las in Bad Nauheim die Briefe Hamachers vor, stellte die Vertrauensfrage – und war seinen ärztlichen Standesvertretern intellektuell, argumentativ und rhetorisch überlegen. «[Ihre] Vorwürfe zielten […] insofern ins Leere, als Mitscherlich auf seine vergeblichen Bemühungen verweisen konnte, medizinische Fachzeitschriften zur Publikation seiner Dokumentensammlung zu bewegen. Zudem hätte die allgemeine Notwendigkeit bestanden, einer rein journalistischen Ausschlachtung des Nürnberger Ärzteprozesses zuvorzukommen. Allerdings vertrat Mitscherlich im Gegensatz zu vielen seiner Ärztekollegen den Standpunkt, dass die nichtärztliche Öffentlichkeit sehr wohl einen Anspruch darauf habe, über die unter Mitwirkung von Ärzten verübten nationalsozialistischen Verbrechen informiert zu werden.» (Gerst[359]) Mitscherlich referierte in Bad Nauheim ausführlich über die bisherigen Schlussfolgerungen seiner Beobachtertätigkeit beim Nürnberger Ärzteprozess. Zehn Tage später erschien er auch bei einer Sitzung der badischen Ärztekammer, «auf deren Tagesordnung der Fall Mitscherlich gesetzt worden war», um sich gegen erhobene Vorwürfe erneut persönlich zu verteidigen.[360] Er brachte ein Vorwort mit, das er einer möglichen Neuauflage des «Diktates der Menschenverachtung» voranstellen wollte und trug so zu einer vorübergehenden Beruhigung bei.[361] Mitunter aber setzte sich Mitscherlich auch scharf und überaus pointiert zur Wehr – einem Facharzt für Hals-, Nasen- und Ohrenheilkunde (Kurt Thieme), der ihm – wie Hamacher und andere – vorgeworfen hatte, die Publikation hätte unbedingt ärzteintern bleiben müssen und nie und nimmer an die Öffentlichkeit gehört, antwortete er im Mai 1947 unter anderem:

> Ich möchte Ihrer philosophischen Überlegung die Entscheidung anheimstellen, ob ein Übel, das Hunderttausenden von Menschen das Leben gekostet hat, dadurch weniger belastend wird, dass der Stand, der einen entscheidenden Einfluss zu seiner Vermeidung gehabt hätte, aber statt dessen entscheidend an seiner Realisierung teilgenommen hat, eine Politik der Verheimlichung oder Verharmlosung oder selbstgerechten Distanzierung betreibt.
> Volksmeinungen pflegen meist einen richtigen Kern zu enthalten, und wenn das Vertrauen in den Ärztestand häufig erschüttert ist, so kann ich nach meinen Erfahrungen die Berechtigung in vielen Fällen nicht aberkennen. […] Die Heimlichkeit, mit der in der nationalsozialistischen Ära gehandelt wurde, darf unter keinen Umständen fortgesetzt werden.[362]

Auch an den Ministerialreferenten Hamacher schrieb Mitscherlich nach seinem Abstimmungserfolg in Bad Nauheim: «Die Methode der Vertuschung, des Abschiebens der Verantwortung, kann ich keinesfalls schweigend tolerieren. Ich werde deshalb, wo immer dies mir möglich ist, versuchen, den Standpunkt der vollen Wahrheit gegen den der halben zu verteidigen. U.a. also auch gegen Sie.»[363]

*

Zu dieser Zeit hatte Mitscherlich bereits ein erstes juristisches Verfahren in eigener Sache hinter sich (renommierte Universitätsprofessoren begannen, so Weindling, «eine regelrechte Hetzjagd gegen Mitscherlich, in der Hoffnung, durch seine Diskreditierung ihren Berufsstand zu entlasten und die experimentelle Medizin zu rehabilitieren»[364]). Der Pathologe und Leiter des «Instituts für Luftfahrtmedizinische Pathologie» Professor Franz Büchner von der Universität Freiburg, ein stadtbekannter Katholik, der im November 1941 in einem öffentlichen Vortrag über den Eid des Hippokrates gegen die Euthanasiemaßnahmen Stellung bezogen und dadurch eine besondere moralische Position innehatte[365], beantragte über seinen Anwalt wenige Wochen nach Erscheinen des «Diktates der Menschenverachtung» eine einstweilige Verfügung gegen die Auslieferung des Buches und forderte bei Verweigerung eine Haftstrafe für die Autoren bis zu sechs Monaten. Büchner sah sich auf verschiedenen Seiten der Dokumentation nicht zutreffend erwähnt und in die Nähe von Medizinverbrechern gerückt. Mitscherlich und Mielke hatten unter anderem eine «wissenschaftliche Besprechung» im Expertenkreis im Oktober 1942 in Nürnberg über «Ärztliche Fragen bei Seenot und Winternot» beschrieben, auf der von Professor Dr. Holzlöhner und Dr. Sigmund Rascher Ergebnisse ihrer Dachauer Unterkühlungsexperimente (mit zum Teil gezielt tödlichem Ausgang) vorgestellt worden waren, und dazu unter anderem bemerkt: «Keiner der 95 Teilnehmer der Tagung, unter ihnen namhafte Vertreter der Wissenschaft, hat über die Versuchsanordnung weitere Aufklärung verlangt, oder gegen sie

Protest erhoben.»[366] Büchner, der nie der NSDAP angehört, den Krieg der deutschen Wehrmacht jedoch vehement verteidigt hatte, reagierte anfangs heftig und verwies auf seinen Protest in persönlichen Gesprächen direkt im Nachgang der Referate, wenn auch nicht im Tagungszusammenhang selbst. Er erwirkte einen vorübergehenden Auslieferungsstopp des Buches sowie eine Beschwerde der Freiburger Fakultät über Mitscherlich bei der Universität Heidelberg – und forderte konkrete Schritte gegen ihn. «Seine Strategie war, Mitscherlich vorzuführen und an den Rand zu drängen, indem er sich bei der Universität Heidelberg über ihn beschwerte und die deutschen medizinischen Fakultäten gegen ihn mobilisierte – immerhin war Mitscherlich ihr Repräsentant. Kopien [der Beschwerde] waren an alle Kultusministerien gegangen. Die Freiburger Fakultät griff Mitscherlichs Sicht, dass niemand gegen die Menschenversuche protestiert habe, als gegenüber dem medizinischen Berufsstand verleumderisch an. Sie behauptete, dass Büchner, Rein und sogar Strughold alle energisch gegen die Menschenversuche opponiert hätten. In Heidelberg ging nun eine Kommission, bestehend aus Friedrich Weber, dem Psychologen Witte und dem Physiologen Strughold [...] mit Mitscherlich vor Gericht. Das Ansehen von Mitscherlich in Freiburg, bei den Fakultäten und den politischen Entscheidungsträgern zu untergraben war rachsüchtig, denn es bedeutete, dass der Privatdozent Mitscherlich niemals in die geheiligten Reihen der deutschen medizinischen Professoren gelangen würde.» (Weindling[367]) Mitscherlich mobilisierte daraufhin unter anderem Viktor von Weizsäcker und Karl Jaspers, die sich für ihn und die weitere Auslieferung der Dokumentation aussprachen; in Briefen an Freunde gab er sich verzweifelt und resignativ. Ein deutsches Gericht verbiete ein Buch, ohne den Autor zu hören, ein deutscher Professor zeige ihn an, ohne mit ihm gesprochen zu haben. Weiter schrieb er an Felix Schottlaender am 7. Mai 1947:

> Unser Volk ist sehr krank – und es taucht doch letztlich die Frage auf – unsere Fachfrage – ob man durch irgendeine Psychotherapie eine Psychose heilen kann. Die Schocktherapie hat sich jedenfalls als ungenügend erwiesen.[368]

Büchner zog nach längerem juristischen Hin und Her und nach Kenntnisnahme der dokumentarischen Belege der Herausgeber seine Klage schließlich zurück und war nach einem Gespräch mit Mitscherlich zu einem Vergleich bereit, der am 3. Juni 1947 geschlossen wurde und dessen Wortlaut mit den Sätzen begann: «Die Parteien sind sich darüber einig, dass die Dokumentensammlung ‹Das Diktat der Menschenverachtung› und die damit beabsichtigte Aufklärung der wissenschaftlichen Öffentlichkeit, insbesondere der Ärzte, über die Vorgänge, welche Gegenstand des Nürnberger Ärzteprozesses sind, eine sachliche Notwendigkeit ist, um die dringend erforderliche Besinnung auf die ärztliche Ethik anzuregen. Der Antragsteller (Prof. Büchner) erkennt die lautere Absicht der Antragsgegner an.»[369] Mitscherlich und der Verlag Lambert Schneider verpflichteten sich ihrerseits, den noch nicht ausgelieferten Exemplaren des «Diktates des Menschenverachtung» eine Einlage beizufügen, in der festgehalten wurde, dass Büchner in keiner Weise an der Durchführung von Menschenversuchen beteiligt war. «Durch den mit Büchner geschlossenen Vergleich konnte ein Eingreifen der amerikanischen Militärverwaltung zugunsten des uneingeschränkten Vertriebs der Dokumentation, das offensichtlich kurz bevorstand, vermieden werden.»[370] Noch 1960 kritisierte Büchner jedoch erneut die Zweitauflage von «Wissenschaft ohne Menschlichkeit» (unter dem Titel «Medizin ohne Menschlichkeit»), die dem «Ansehen» der deutschen Ärzte nicht dienlich sei[371] («Büchners Position war die eines Hüters der Reputation der deutschen Medizin – und dadurch auch seiner eigenen.» Weindling[372]).

Franz Büchner war in seinem vehementen Vorgehen des Jahres 1947 nicht allein (vgl. S. 144ff.). In späteren Rückblicken darauf schrieb Mitscherlich:

> Die Anschuldigungen gegen uns nahmen schließlich ein groteskes Ausmaß an, und man konnte in der Folge manchmal glauben, wir hätten das alles, was hier verzeichnet ist, erfunden, um unseren ehrwürdigen ärztlichen Stand zu erniedrigen.[373]

> Meine medizinischen Kollegen haben mich damals nicht nur als Vaterlandsverräter beschimpft, sondern auch verschiedentlich versucht, mich beruflich zu diffamieren und zu schädigen.[374]

*

Vergleichbar erging es auch dem Psychiater Werner Leibbrand, der als Sachverständiger für Fragen der ärztlichen Ethik und deutsches Mitglied der Anklagebehörde in Nürnberg aussagte.[375] Leibbrand war in Berlin niedergelassen gewesen und hatte als Sozialpsychiater (und Angehöriger des Vereins sozialistischer Ärzte) auch die Fürsorge in Berlin-Tiergarten geleitet. Er war 1933 aus Protest gegen den Ausschluss der jüdischen Kollegen aus dem Willmersdorfer ärztlichen Standesverein ausgetreten und hatte daraufhin seine Kassenzulassung und seine öffentlichen Ämter verloren. Es war ihm in den Folgejahren nur noch die Behandlung weniger Patienten möglich gewesen, insbesondere aus jüdischen Familien, und er hatte zu ihrem Schutz gezielt und systematisch Diagnosen gefälscht, die Weitergabe von Informationen über Erbkrankheiten verweigert und versucht, klinisch behandlungsbedürftige Patienten an noch sicheren Orten unterzubringen, darunter im anthroposophischen Sanatorium Wiesneck nahe Freiburg.[376] Nachdem Leibbrand, der über Kontakte zur Widerstandsgruppe «Rote Kapelle» verfügte, 1943 zur Tätigkeit in einer Nürnberger Nervenklinik zwangsverpflichtet worden war, hatte er sich mit seiner jüdischen Ehefrau Margarete Bergius in verschiedenen Verstecken verborgen. Nach 1945 von den amerikanischen Besatzungsbehörden zum Direktor der Erlanger Heil- und Pflegeanstalt bestellt, gab er 1946 in Nürnberg das Buch «Um die Menschenrechte der Geisteskranken» heraus, in dem er unter anderem über seine Erlebnisse in der NS-Zeit berichtete («Der Irrenarzt und die jüngste Vergangenheit») und über «Voraussetzungen und Folgen der sogenannten ‹Euthanasie›» schrieb, darunter über die Abholung und Tötung von über 600 Patienten der Erlanger Anstalt im Rahmen der T4-Aktion (1940/41) sowie über die späteren Tötungen durch Aushungern («In dem scheinbar sachlichen Begriff der ‹B-Kost›, einer fettlosen Todeskost, liegt der Mord von Hunderten beschlossen.»[377])

Im Nürnberger Prozess stellte der medizingeschichtlich versierte Psychiater Leibbrand unter anderem die sukzessive erfolgte Nazifizierung des Ärztewesens in Deutschland dar und sprach am 27. Januar 1947 im Prozess von «biologistischen Staatsbeamten», die unter Außerkraftsetzung der Ethik tätig gewesen seien. Er schilderte dabei unter anderem auch die Vorgänge in Berlin am 1. April 1933:

> Es ist die größte Schande der ärztlichen Kollegialität, die ich in meinem Leben mit ansehen musste, denn ich musste nun erleben, dass Kollegen ihre eigenen Wagen zur Verfügung stellten, um sozialistisch denkende Ärzte und jüdische Kollegen morgens aus ihren Betten zu holen, sie zu misshandeln, um sie dann am Lehrter Bahnhof auf ein Ausstellungsgelände zusammenzupferchen. Dort haben die nationalsozialistischen Kollegen zusammen mit den SA-Männern in Uniform die von ihnen verhafteten Ärzte wie in einem Hypodrom herumrennen lassen. Sie haben darü-

> ber gefeixt und gelacht, als alte Sanitätsräte von beinahe 70 Jahren und älter mit heraushängender Zunge herumrennen mussten aus Angst, weil man sie mit Revolvern bedrohte, weil man sie mit Stöcken schlug und weil es auch ab und zu knallte. Man ließ diese Kollegen unversorgt …[378]

Leibbrand sprach sich im Nürnberger Prozess mit Nachdruck gegen alle unfreiwilligen Menschenversuche aus, die er als unvereinbar mit der ärztlichen Ethik bezeichnete, und rückte im Kreuzverhör mit den Anwälten der Angeklagten das individualethische Gewissen des Arztes ins Zentrum, das stets Priorität vor allen Kollektivideen und staatlichen Anordnungen habe. Von den Anwälten der Angeklagten in seinem Votum gegen die «Euthanasie» von schwer kranken psychiatrischen Patienten hart angegangen, setzte sich Leibbrand für eine therapeutische Haltung auch angesichts vermeintlich «hoffnungsloser Fälle» ein und betonte die Würde des Menschen und seinen Subjektstatus, damit auch das Menschenrecht des Geisteskranken. Leibbrand fühlte sich im Unterschied zu Mitscherlich nicht der medizinischen Anthropologie Viktor von Weizsäckers verpflichtet, sondern der Philosophie, Daseinsanalytik und Phänomenologie von Martin Heidegger, Ludwig Binswanger, Victor Freiherr von Gebsattel und Erwin Strauß. Aber auch er hob in Nürnberg die Notwenigkeit hervor, weiterführende Fragen zu den geistigen Grundlagen und zum Menschenbild der Medizin als Heilkunst aufzuwerfen:

> Nicht das politische Geschehen der Zukunft wird an diesen Dingen etwas ändern, sie können sich nur ändern durch eine Rückgewinnung des Sinnes für die menschliche Existenz schlechthin.[379]

Leibbrand stand damit jedoch weitgehend allein – und wurde mit seinen Voten zur Problematik der deutschen Ärzte im

Nationalsozialismus, zu ihrer Anpassung und Gefügigkeit sowie in seiner Position als Sachverständiger der «feindlichen» Anklagebehörde von manchen Kollegen als «Vaterlandsverräter» betrachtet.

*

Mitscherlichs und Mielkes «Diktat der Menschenverachtung» versuchte auf medizinischem Feld gegen den «Pakt des Schweigens» (Aleida Assmann) vorzugehen. Während sich die deutschen medizinischen Fachzeitschriften weigerten, entsprechende Beiträge aufzunehmen, erschienen im Ausland wichtige Artikel zu den Nürnberger Ärzteprozessen, darunter von dem Biologen Kenneth Mellanby im «British Medical Journal» 1947 («Medical experiments on human beings in concentration camps in Nazi Germany»), demzufolge die Gesamtheit der organisierten Ärzte in Deutschland hinter der Politik der Medizinverbrechen stand[380], und von dem US-amerikanischen Sachverständigen in Nürnberg, dem Bostoner Neurologen Leo Alexander, im «American Journal of Psychiatry» (Alexander schrieb unter dem Titel «Medical Science under dictatorship» unter anderem über die sozialökonomischen Motive von Sterilisation, Selektion und Krankenmord[381]). Bereits 1946 war in der Zeitschrift «Lancet» in Form von Leserbriefen intensiv über die Problematik der wissenschaftlichen Weiterverwendung von Versuchsergebnissen der NS-Forschung diskutiert worden.[382] In der Schweiz wurden Zeitungsbeiträge publiziert, die einige Motive der wissenschaftsmethodischen Kritik Mitscherlichs aufgriffen oder eigenständig weiter entfalteten – so äußerte sich der Radiologe Hans R. Schinz 1947 in der «Neuen Zürcher Zeitung» zu den Gefahren des «Szientismus» in Verbindung mit der Vision eines «totalen Staates»: «Der totalitäre Staat, der Ordnung verspricht, bringt notwendigerweise Vernichtung» («Verrat an der Heilkunst»[383]). Auch der mit Nelly Sachs in

Verbindung stehende Basler Soziologe Edgar Salin schrieb 1947 – unter Aufgriff einer Paracelsus-Formulierung – über den «Irrgang der Wissenschaft» und die ihr immanente Gefahr der «Enthumanisierung» und Ökonomisierung. Auch er warnte vor dem absoluten Geltungsanspruch des «Szientismus», der in Deutschland mit «verbrecherischer Konsequenz» bei offensichtlicher Ich-Schwäche umgesetzt worden sei.[384] «Es führt kein Weg daran vorbei, dass es eine *deutsche* Obsession war, Millionen von Männern und Frauen, Kindern und alten Menschen mit bürokratischer Akribie durch Hunger, Arbeit, Folter, Erschießung und Vergasung aus keinem anderen Grund umzubringen als dem, dass sie einer anderen ‹Rasse› angehörten», schrieb Aleida Assmann sieben Jahrzehnte später.[385]

1947 gab es außer Mitscherlich und Leibbrand jedoch nur sehr wenige deutsche Ärzte von akademischem Rang und öffentlichem Gewicht, die bereit waren, in Anbetracht der Verbrechen selbstreflexiv medizinisch-wissenschaftliche Grundsatzfragen zu stellen. Viktor von Weizsäcker veröffentlichte in diesem Jahr (in der von Mitscherlich mit Freunden begründeten psychotherapeutischen Fachzeitschrift «Psyche» sowie im Verlag Lambert Schneider) seinen umfangreichen und anspruchsvollen Aufsatz «Euthanasie und Menschenversuche», in dem er unter anderem vertrat, dass die Taten der Angeklagten von Nürnberg Ausdruck einer «überlebten Art von Medizin» seien, und in allgemeiner Wendung betonte:

> […] Es kann wirklich kein Zweifel darüber bestehen, dass die moralische Anästhesie gegenüber den Leiden der zu Euthanasie und Experimenten Ausgewählten *begünstigt* war durch die Denkweise einer Medizin, welche den Menschen betrachtet wie ein chemisches Molekül oder einen Frosch oder ein Versuchskaninchen.[386]

Es gehe darum, so von Weizsäcker, den «Geist» der Medizin und insbesondere der «naturwissenschaftlich-biologischen Medizin» und Pathologie zu prüfen[387] («… dieser unsichtbar auf der Nürnberger Anklagebank sitzende Geist – der Geist, der den Menschen nur als Objekt nimmt – ist nicht nur in Nürnberg im Spiele, er durchsetzt die ganze Welt in fein verteilter Form […].»[388]) Es gehe darum, zu hinterfragen, welche Art von Medizin dem Nationalsozialismus so dienstbar entgegengekommen sei:

> Ich höre sagen: da haben Leute der Politik mit Terror oder Verführung einige Ärzte zu unärztlichem Tun bewogen; diese haben daraufhin die Grenzen der Medizin überschritten; das geht die Medizin aber eigentlich gar nichts an. So ist es aber nicht. Was für eine Medizin ist es denn, die so terrorisierbar und verführbar war? Es muss einen Grund in der Medizin selbst geben. […] Ich bin […] ganz und gar nicht der Ansicht, dass es richtig ist, nur zu sagen, diese Ärzte hätten ihre Grenzen überschritten. Man muss sagen, sie haben sie falsch überschritten. Nach meiner Ansicht ist daran ein persönliches Versagen in Verbindung mit einer verfehlten Idee der Medizin schuld.[389]

Bereits im Juli 1946 hatte Viktor von Weizsäcker in einem Unterstützungsschreiben für Mitscherlichs Pläne zur Errichtung eines «Institutes für biographische Medizin» an der Universität Heidelberg (der späteren «Abteilung für Psychosomatische Medizin») formuliert:

> Wie, wenn das Weltbild der Naturwissenschaft, seine Vorherrschaft in der Medizin eine Ursache einer entmenschten Tätigkeit werden könnte, ja geworden ist? Ich behaupte dies.[390]

*

Trotz aller Hindernisse und Kritik aber blieben der Nürnberger Ärzteprozess und Mitscherlich/Mielkes erste Dokumentation vom März 1947 nicht ohne Widerhall im Kreis der deutschen Mediziner. Drei Monate nach der Veröffentlichung, im Juni 1947, gaben die westdeutschen Ärztekammern, in deren Auftrag Mitscherlich und Mielke weiterhin in Nürnberg tätig waren, dem Hippokratischen Eid eine neue Fassung in deutscher Sprache, auf den künftig jeder Arzt nach seiner Approbation feierlich verpflichtet werden sollte und in der es unter anderem hieß:

> Ich werde allezeit für die Freiheit meines ärztlichen Wirkens eintreten und als Richtschnur für mein Handeln keine anderen Gesetze anerkennen als die der Menschlichkeit, der Nächstenliebe und der selbstlosen Hilfsbereitschaft. Ich werde mich keinem anderen Zwang als dem meines ärztlichen Gewissens unterwerfen und die Gebote der ärztlichen Sitte und der Berufsordnung und die Regeln und Erfahrungen meiner Kunst beachten.[391]

Und an anderer Stelle:

> Dem Kranken werde ich mit Rücksicht und Mitgefühl und mit Achtung vor seinem Leiden begegnen. Über das, was er mir anvertraut, werde ich schweigen und alles, was mir über ihn und seine Krankheit bekannt wird, als Berufsgeheimnis bewahren.
> Den Bedürftigen und Schwachen werde ich meine besondere Fürsorge zuwenden [...].[392]

Obgleich von den Hauptvertretern der «Euthanasie» und der Medizin im Dienst des Staates (oder «Volkes») auch nach 1945 die Bedeutung des Hippokratischen Eides für die Ethik des modernen Arztes vehement bestritten wurde – so von

Professor Dr. Werner Catel, einem der zentralen Protagonisten der Kinder-«Euthanasie» 1939 bis 1945 und späteren Direktor der Universitätskinderklinik Kiel[393] –, erfolgte der Ärztekammerbeschluss zur Neufassung und verbindlichen Umsetzung des Hippokratischen Eides einstimmig und in direkter Bezugnahme auf die Nürnberger Verhandlungen und die erste Dokumentationsschrift der Kommission.

Mitscherlichs eigentliches Anliegen war jedoch nicht der antike Eid, sondern die Schaffung und Lehre einer neuen medizinischen Anthropologie, die der komplexen Wirklichkeit der modernen Heilkunst gerecht wird. Möglicherweise verbuchte er den Hippokrates-Entschluss der Ärztekammern vom 14. Juni 1947 dennoch als bescheidenen ersten Erfolg im Prozess der ärztlichen Selbstreflexion und damit als Wegetappe zu einer anderen Zukunft. Gerade die «Freiheit» des ärztlichen Wirkens, von der der hippokratische Eid spricht, war von 1933 bis 1945 komplett preisgegeben worden. Nicht länger waren die Gesetze der «Menschlichkeit», der «Nächstenliebe» und der «selbstlosen Hilfsbereitschaft» die Richtschnur ärztlichen Verhaltens gewesen, auch nicht das «ärztliche Gewissen», sondern die übergeordnete Staatsräson hatte das Vorgehen diktiert. Den Kranken, die der NS-Staat zur Vernichtung bestimmte, war keineswegs mit «Rücksicht», «Mitgefühl» und «Achtung» vor ihrem Leiden begegnet worden; in den Nürnberger Prozessen war davon jedenfalls nichts zu spüren. Die ärztliche Schweigepflicht war unzählige Mal gebrochen und zuletzt ganz aufgehoben worden; die Ärzte oder viele von ihnen hatten die Patienten und ihre Gebrechen gemeldet. Wäre es anders gewesen, hätte das Sterilisationsgesetz nicht umgesetzt werden können, noch weniger die T4-Aktion oder die «Kindereuthanasie» – all diesen Vernichtungs- und Mordprogrammen lagen Meldungen und von Ärzten ausgefüllte Fragebögen zugrunde, und die Operationen und Tötungen waren von Ärzten mit durchgeführt worden. «Über das, was er mir anvertraut, werde ich schweigen und alles, was mir über ihn und seine Krankheit bekannt wird, als Berufsgeheimnis bewahren.» «Den Bedürftigen und Schwachen werde ich meine besondere Fürsorge zuwenden ...»

*

In den Wochen nach dem Nürnberger Urteilsspruch vom 20. August 1947 – mit sieben Todesstrafen, neun Haftstrafen unterschiedlicher Länge und sieben Freisprüchen (die für Fred Mielke unfassbar waren[394]) – kamen über 12000 Seiten Gerichtsprotokolle, circa 1500 weitere Dokumente von Anklage und Verteidigung sowie noch umfangreichere Sammlungen der Plädoyers von Anklage und Verteidigung nach Heidelberg, wo Fred Mielke sie in langer, unermüdlicher Arbeit für einen Abschlussbericht sichtete.[395] Auch Mielke ging es nach eigenem Bekunden darum, die «verdeutlichte Geschichte zu nutzen»[396] und die «sozialen und ideologischen Prämissen herauszuarbeiten, die zur Konstellation der Verschuldung trieben»[397].

Mitscherlich sagte zu, die Veröffentlichung des Schlussberichtes im Einvernehmen mit der Arbeitsgemeinschaft der Westdeutschen Ärztekammern zu betreiben («denn ich möchte nochmalige Missverständnisse unter allen Umständen vermeiden»[398]); bei der ersten Hauptversammlung der Arbeitsgemeinschaft am 18. und 19. Oktober in Bad Nauheim war erneut der Ärzteprozess Thema. Mitscherlich stellte dort eine von ihm mitformulierte «Entschließung» der Ärztekammern zum Prozess vor, die ohne weitere Diskussion angenommen wurde. In ihr war unter anderem davon die Rede, dass die deutsche Ärzteschaft «von den Vorfällen, welche den Anlass des Nürnberger Ärzteprozesses bildeten», entsetzt Kenntnis genommen habe. «Die deutschen Ärzte in ihrer Gesamtheit betrauern die Opfer der Gewaltherrschaft, die sich auch der Mittel der Wissenschaft bedienen wollte und auch hier ihre Schergen fand. Sie trauern ferner darüber, dass es Männer aus ihren Reihen waren, die jene den Abscheu der Welt erregenden Verbrechen begangen haben.»[399] Zugleich betonte die «Entschließung», dass es gemessen an der Zahl der in Deutschland tätigen Ärzte «nur eine verschwindend kleine Schar» gewesen sei, «welche verbrecherisch entgleiste». Und weiter: «Dass ihre negative Auslese stattfand und dass sie mit Macht und Tod begabt wurden, zählt zum Schuldkonto der Diktatur, die überall die zerstörerischen Kräfte um sich scharte.» Dennoch sehe die deutsche Ärzteschaft die «allgemeinen Gefahren, die hinter diesen Auswüchsen und Verirrungen lauern» und wolle eine «Lehre für die Gegenwart und Zukunft» ziehen. Zu diesen «Lehren» werde unter anderem die Einrichtung eines Forschungsrates gehören, der medizinische Forschungsvorhaben beurteilen und gegenüber der Öffentlichkeit verantworten solle («überall dort, wo die Forschung zu eingreifenden neuen Untersuchungsmethoden schreiten will»[400]). Weiter hielt die «Entschließung» fest, dass der Nürnberger Ärzteprozess den unheilvollen Einfluss von «Institutionen und Bürokratien» auf die ärztliche Tätigkeit gezeigt habe. Die Gesellschaft müsse in Zukunft die Souveränität des Arztes gewährleisten: «Der Arzt hat, was diese Hilfe [am Mitmenschen] betrifft, von niemandem Weisungen, Richtlinien oder Befehle zu empfangen, sondern allein den Forderungen seiner Wissenschaft und seines Berufsethos zu folgen.»[401] «Nationalsozialistische Partei und Wehrmacht waren es gestern, fremde Mächte und Sozialbürokratie können es morgen sein, die die Freiheit der ärztlichen Leistung korrumpieren.» (Diese Passage Mitscherlichs wurde bei der Publikation der «Entschließung» im Abschlussbericht *nicht* abgedruckt – «... dass die national-sozialistischen Untaten in einen vergleichsweisen Zusammenhang gebracht wurden mit einer möglichen künftigen Entwicklung der Sozialbürokratie, stieß auf Kritik aus den Reihen des Kammerpräsidenten.» Gerst[402])

Am Ende hieß es:

> Zu diesen kritischen Prüfungen ihrer Lage unter neuen staatlichen und sozialen Verhältnissen, die aber alte Gefahren in sich bergen, fühlt sich die Ärzteschaft nach den Vorfällen während der totalen Diktatur des Nationalsozialismus verpflichtet. Eine solche Revision ist zur Wahrung der beruflichen Grundfreiheit unerlässlich und auch die Öffentlichkeit kann sie fordern. Dass sie geschieht, wird den einzigen Dank darstellen, den man den Toten der vergangenen Schreckensjahre abstatten kann. Eine vielfache Verpflichtung also, deren sich alle deutschen Ärzte bewusst sind.[403]

Ob sich tatsächlich «alle» deutschen Ärzte dieser Verpflichtungen bewusst waren und das Ausmaß der Problematik sahen, war mehr als fraglich; die Rückmeldungen, die Mitscherlich auf die erste Dokumentation erhalten hatte, sprachen klar dagegen. Sein Text war ein strategischer Kompromiss. Was bedeuteten die «alten Gefahren» konkret, von denen hier die Rede war? Die Wissenschaftsproblematik der Medizin erwähnte die «Entschließung» mit keinem Wort; nur von den Übergriffen staatlicher Institutionen sowie vom alleinigen «Schuldkonto der Diktatur» wurde gesprochen, einer «Diktatur», die, gemäß der ungeschriebenen Konsensvereinbarung dieser Jahre, als eine fremde Macht definiert wurde, die sich Deutschlands bemächtigt habe, damit auch der deutschen Ärzteschaft, die sich zum «Opfer» stilisierte.

Dennoch war in dem Entschließungstext immerhin von fortbestehenden «allgemeinen Gefahren» die Rede und nicht *nur* von der «verschwindend kleinen Zahl» der «entgleisten» Ärzte. Dabei war sich Mitscherlich darüber im Klaren, dass die Deklaration vor allem eine Außenwirkung entfalten sollte – gegenüber den Alliierten oder generell dem internationalen Ausland, auch gegenüber der deutschen Öffentlichkeit und damit den faktischen oder potenziellen Patienten. Was die einzelnen Ärzte wirklich dachten, blieb dahingestellt.

7. Grundfragen der medizinischen Wissenschaft

Seine eigenen Gesichtspunkte brachte Alexander Mitscherlich weiterhin zu Papier und Gehör. In einem Beitrag für die «Rhein-Neckar-Zeitung» schrieb er im Januar 1948 ausführlich über «Euthanasie» («Euthanasie – neue Variation zum Thema»), als Antwort auf eine US-amerikanische Zeitungsmeldung, der zufolge 1776 New Yorker Ärzte und eine «Euthanasie-Gesellschaft» die Legalisierung der «freiwilligen Euthanasie» für «unheilbar Kranke» gefordert hatten – sowie, in eins damit, eine «Einführung von Sicherheitsmaßnahmen gegen den Missbrauch dieser Einrichtung»[404]. Mitscherlich analysierte die Fragwürdigkeit dieser Forderung vor dem Hintergrund des «Selbstvernichtungsprozesses der auslaufenden Geschichtsepoche» und dem «Gesamthintergrund menschlicher Selbstzerstörung», die in Form einer «deformation professionelle» auch die Ärzteschaft erfasst habe. Töten sei zur Gewohnheit geworden – und dies im Zusammenhang oder Umraum von Theoriebildungen der Rassenhygiene und Bakteriologie.

> Weil dem so ist, glaubt niemand mehr an die Heiligkeit des Lebens, das ja doch nur mehr in «Kulturen» begriffen wird, nämlich wie ein Bakteriologe dieses Wort versteht. Es scheint vielmehr darauf anzukommen, diesen oder jenen «Stamm» reinzuhalten und widerstandsfähig gegen das Befallenwerden durch die wuchernde Ausbreitung einer andern «Kultur». Trauer scheint unangebracht, wenn eine Mikrobe stirbt. Für den aber, der planetarisch oder hemisphärisch denkt, wird

> der Mensch offenbar zu einem Wesen unterhalb der Schwelle individueller Sichtbarkeit. So werden die Erregungen des Gemüts in Hygiene umgesetzt.[405]

Das medizinische und gesellschaftliche Denken in Kategorien der Bakteriologie, Virologie und Hygiene – mit gefährlichen «Schädlingen» der bedrohten Menschheit (oder auch nur des «gesunden Volkskörpers») war, wie die NS-Zeit archetypisch gezeigt hatte, brandgefährlich. Auch die Vision des medizinisch orientierten Überwachungsstaates, der zum «Wohle der Volksgesundheit» ein perfektes System der Kontrolle, Gefahrenabwehr und -ausrottung betreiben wollte, war nach 1945 noch keineswegs gebannt. Reagierte Mitscherlich hypersensibel und polemisch? Er war ohne Zweifel ein sehr begabter Essayist, der ausgesprochen rasch und genau, gedankenklar, elegant und pointiert formulieren konnte. Es ging ihm allerdings nicht in erster Linie um die rhetorische Zuspitzung oder Provokation, sondern um den *konkreten* Aufweis der sogenannten «alten» und noch immer nicht überwundenen «Gefahren» (gemäß der Formulierung der Ärztekammer-«Entschließung»), zu denen er auch das Selektionsdenken und die Selektionspraxis in Verbindung mit sozialdarwinistischem und biologistischem Gedankengut rechnete, oder anders: die anhaltende Tendenz zur Eliminierung von Störendem, «Minderwertigem» und Kostspieligem, die sich noch immer des «Mitleid»-Argumentes (angesichts der «unheilbar Kranken») bediente, in sich aber anders motiviert war. Benötigten die «unheilbar Kranken» nicht eine ganz andere gesellschaftliche Hilfestellung – in mitmenschlicher und sozialer Hinsicht – als die Tötung? Und benötigten sie diese Hilfe nicht zuletzt von ihren Therapeuten, zu denen Mitscherlich auch die Ärzte rechnete? Lag hier nicht erneut eine «Umkehrung des ärztlichen Ziels» vor, über die er im Schlusskapitel seines Besuches über «Freiheit und Unfreiheit in der Krankheit» geschrieben hatte, sowie eine antisoziale Willensrichtung, die sich sozialer Argumente bediente?

Was Mitscherlich darüber hinaus in medizintheoretischer, medizinethischer und -soziologischer Hinsicht öffentlich diskutiert sehen wollte, formulierte er dann Ende des Jahres 1948 in der «Neuen Züricher Zeitung» in zwei längeren Aufsätzen «Zur Krise der Menschlichkeit in der Heilkunde» (27. und 30. November 1948). Zu Mitscherlichs Themen gehörte unter anderem die Lage der Medizin in einer hoch technisierten Welt, die in zunehmendem Maße das Leben der Patienten prägte (und zumindest teilweise pathogen wirksam war), aber zu gleicher Zeit auch die Medizin mehr und mehr kennzeichnete:

> Der Arzt bedient sich der Technik. Die Technik ist längst zu einem unsere Welt souverän beherrschenden Medium geworden – den Menschen, die sie schufen, entlaufen, wie man gesagt hat. Man darf also personifizieren und fragen: Wie bedient sich diese Technik des Arztes? Das ist zugleich die Frage nach der Freiheit seines Berufes.[406]

> Die Untersuchungsmethoden, die Behandlungsmethoden, die Heilmittel unserer Medizin sind technisch ebenso hoch spezialisiert wie die übrige apparaturbeladene Sozialwelt. Eingefangen in sie kennen wir ihren ganzen krankmachenden Einfluss nicht. Aber die gleiche Technik, die den Menschen krank gemacht haben mag, wird alsdann aufgeboten, um ihn wieder zu heilen. Er kommt nicht aus ihrem Dunstkreis heraus.[407]

Mitscherlich war von seinem ganzen intellektuellen Habitus her kein reaktionärer Romantiker, sondern ein ausgesprochen moderner und weltoffener Geist; in seinem sozialkritisch-medizinischen Denken aber reflektierte er seit Langem die veränderten Entwicklungsumstände des Menschen – und dabei in erster Linie der menschlichen Seele – in einer sich rapide verändernden, durchtechnisierten Zivilisation. Welche besondere Aufgabe kam der Heilkunde in dieser Lebenswelt zu? War sie lediglich deren Abbild oder aber eine hilfreiche, aufrichtende und korrigierende Gegenkraft, ein Faktor des spezifisch Menschlichen? Indem sie sich im Laufe des 19. Jahrhunderts immer mehr als angewandte und «wertfreie» Naturwissenschaft definiert hatte, war der Medizin, so Mitscherlich, ihr besonderer Beitrag zur Weiterentwicklung des Einzelnen und der Gesellschaft verloren gegangen. Sie war Ausdruck, dienstbares Instrument und keineswegs Korrektur des Systems. Mitscherlich votierte keineswegs für eine komplette Entfernung der Technik aus der medizinischen Lebenswelt; er war als Neurologe mit ihr vertraut und stand mit vielen diagnostischen Verfahren, die die Technik ermöglicht hatte, auf gutem und vertrautem Fuß. Er sah jedoch die Gefahr, dass sich die «iatrotechnische» Medizin weiter verselbstständigen würde – und allein die Amortisierungsnotwendigkeit der teuren Geräte ihren Einsatz am Ende erzwangen. Wie viel Technik war in der Medizin sinnvoll und notwendig – und wer entschied über ihren Gebrauch? Welche Fähigkeiten mussten bei Ärzten geschult werden, um diesbezüglich zu einer eigenständigen, unabhängigen Position zu kommen, jenseits industrieller und ökonomischer Vorgaben?

Im Hinblick auf die in Nürnberg 1946/47 verhandelten Tatbestände formulierte Mitscherlich im November 1948 in der «Neuen Zürcher Zeitung» im Übrigen weiter:

> Selbstverständlich war eine ideologisch sanktionierte Inhumanität der treibende Faktor, sicher gab eine spezifische nationalpolitische Entwicklungslinie das besondere Kolorit und gesellte sich die Quälsucht einzelner hinzu. Aber die eigentliche Gefahr liegt tiefer. Sie stammt wesentlich aus

> der «wertfreien Wissenschaft» selbst. Indem die Heilkunde *allein* auf solche Weise verstanden wurde, war sie bloßes Instrument geworden, lag ihr Sinn nicht mehr bei ihr selbst, musste sie jedem Zugriff unterliegen, der sie nach *seinem* Sinne beansprucht.[408]

Der Arzt, wissenschaftlich «neutral», sozial immer mehr ein Beamter, werde unter der Diktatur – in ihrer Terminologie gesprochen – zu einem «Befehlsempfänger»:

> So war es nicht, wie man sich gerne vorstellen möchte, individuelles Verbrechertum, was die stärkste Wurzel der grauenvollen Taten bildete, sondern eine professionell gewordene Stumpfheit gegen die *Wirklichkeit* des menschlichen Lebens und Leidens, die sich so ausgezeichnet mit ideologischer Intoleranz verträgt. Individuelle Persönlichkeitsspaltung und epochaler Zerfall von zweckmäßigem Handeln und sinnvollem Tun ergänzen und verstärken sich in der Krise der Selbstvernichtung des Arzttums, das seine zum «Objekt» gewordenen Menschenopfer mit sich reißt. […] Der Arzt, zum Helfer des Einzelnen bestimmt, wird als Diener eines solchen Staates zum Feind dieses Einzelnen, wo er als Leidender zum «minderwertigen» Objekt der Politik erniedrigt wurde.[409]

Zugleich liege es in der Entwicklungsrichtung der naturwissenschaftlichen Medizin, so Mitscherlich mit von Weizsäcker, den Patienten zum «Objekt» zu «erniedrigen». Dieser Tatsache (dem «Rücken» des Menschen auf die «Objektstufe» durch die moderne Medizin) entspreche bei dem Patienten eine fortschreitende Distanzierung vom eigenen Leib in der Krankheit:

> Er [der Patient] sagt zwar: «Ich bin krank.» Aber er meint: «Er ist krank» – dieser dem Verstand verbindlich und zugleich auch unverbindlich, zufällig zugeordnete Leib. Infolgedessen lässt sein Anliegen um «Reparatur», das ihn zum Arzt führt, seine persönliche Sphäre nach Möglichkeit außer Betracht. Nicht nur der Arzt, auch er selbst denkt über die Krankheit anonym. Die sofortige Schmerzbekämpfung ist eine der selbstverständlichsten Anforderungen, die an den Arzt gestellt und die von ihm nach Kräften erfüllt wird; darin erblickt er einen praktischen Beitrag zur Humanität. Gleichzeitig leben ganze Industrien von diesem Wunsch.[410]

Mitscherlich plädierte in diesem Zusammenhang für eine erneute Diskussion des Krankheitsbegriffes in der Medizin – des «allgemeinsten Begriffes der ärztlichen Wissenschaft» – und für seine notwendige Reform. Die Krankheit könne nicht länger nur naturwissenschaftlich «objektiviert», sondern müsse wieder in Beziehung zur Person des Kranken gebracht werden. Es gehe um eine neue «Medizin der seelisch-leiblichen Zusammenhänge», die die Krankheit nicht *am* Menschen, sondern *im* Menschen studiere und immer mehr als «sinnvolles Geschehen» erkennen lerne, das heißt aus der Sphäre der Biologie in die der Existenz überführe, wie dies von Weizsäcker nicht nur gefordert, sondern in seinen Patientenvorstellungen auch konkret umgesetzt hatte. Hier positionierte Mitscherlich auch die Bedeutung der Lehre Freuds für die Medizin:

> Sie [die Psychoanalyse] zwingt nicht nur den Arzt, das spezifisch Individuelle in der Krankheit zu sehen, der Kranke selbst muss sich in seiner Krankheit begegnen, das Hinderliche, Quälende der Krankheit als Ausdruck seiner selbst erken-

> nen lernen. Beiden, Arzt und Krankem, wird diese Einsicht nicht leicht.[411]

Mitscherlich vertrat Ende 1948, in Anbetracht der nur drei Jahre zurückliegenden NS-Medizin und im Anschluss an Viktor von Weizsäcker, einen neu zu schaffenden Innenraum einer therapeutischen Beziehung zwischen Ich und Du, anstelle einer immer weitergehenden materiellen Objektivierung des Patienten und seiner Krankheit, mit Ausdünnung und am Ende Abschaffung der Humanität:

> Mit der Objektivierung des Leidens in der Krankheit zu einem biologischen Geschehen wird die Humanität eine bloße Begleiterin der Heilkunde im Sinne einer sittlichen Konvention. [….] Die Solidarität in der Suche nach dem Sinn der Krankheit ist einer Erforschung ihrer materiellen Zusammenhänge gewichen, in der der Arzt mehr weiß als der Kranke. Kehrt man dieses Verhältnis wieder um, mit der Annahme, dass der Sprechende mehr weiß als der Hörende – und in der Krankheit «spricht» der Mensch –, dann bedeutet dieses nicht weniger als einen Stilwandel in der Heilkunde im Sinne einer Solidarität, in der die Forschung wieder beiden obliegt, Arzt und Krankem. […] Es geht dann in der Heilkunde um eine Vergegenwärtigung des ganzen menschlichen Wesens. Ärztliche Hilfe ist damit auch Hilfe in der Selbsterkenntnis.[412]

Mischerlichs Votum für eine so ausgerichtete anthropologische Medizin wurde von ihm in der «Neuen Zürcher Zeitung» im entschiedenen Duktus des «Psychosomatikers» und Psychoanalytikers vorgebracht – und es war ihm sehr wahrscheinlich bewusst, dass viele seiner schulmedizinischen Kollegen dem Terminus der «Sinnsuche» in der Krankheit misstrauten, und weder in die Metaphysik noch in die Arme Sigmund Freuds laufen wollten. Mitscherlich setzte jedoch auf das prinzipielle Verständnis seiner Leserschaft und ihr Wissen darum, dass – bei unterschiedlicher weltanschaulicher Ausrichtung – der Wiedergewinn einer «lebendigen Mitmenschlichkeit» und «Solidarität» zwischen Arzt und Krankem, wie sie von Weizsäcker beschrieben hatte, tatsächlich von vorrangiger Bedeutung war und dies gerade auch dort, «wo das Gemeinbewusstsein nicht von Verbrechern» bestimmt war[413], das heißt in der Medizin nach 1945.

Vieles spricht dafür, dass Mitscherlich öfter mit dem Vorwurf konfrontiert wurde, er wolle mit den Ärzteprozessen und ihrer Aufarbeitung «Werbung» für sein originär psychosomatisches und psychoanalytisches Anliegen machen, wenn nicht Kapital aus der NS-Zeit und ihren Abgründen schlagen.[414] So schrieb Paul Weindling noch 2003, Mitscherlichs Dokumentationen seien «Teil einer psychoanalytischen Strategie zur grundlegenden Reform und Umorientierung der wissenschaftlichen Medizin» gewesen.[415] Mitscherlich ging es in der Tat um eine «grundlegenden Reform und Umorientierung der wissenschaftlichen Medizin», deren Notwendigkeit die Entwicklung des 20. Jahrhunderts gezeigt hatte; der Begriff der «psychoanalytischen Strategie» aber wird weder seinen Intentionen noch seinem medizinisch-anthropologischen Anliegen und Ansatz gerecht. Weindlings weitere Feststellung, Mitscherlich sei *deswegen* «besessen» von der Idee gewesen, eine «vollständige Dokumentation» des Prozesses vorzulegen[416], ist sachlich ebensowenig zutreffend wie sein Resümee, Mischerlich habe in erster Linie einen «Wertewandel» in der Medizin eingefordert.[417] Mitscherlich aber hatte nicht in erster Linie die «Werte»-Diskussion in der Medizin im Auge, sondern wollte ein anderes medizinisch-anthropologisches *Denken* über den Menschen in Gesundheit, Krankheit und Therapie auf den Weg bringen. Eine ethische Diskussion über «Werte» in der Medizin war ihm wichtig, aber im

Gang seiner Argumentation von nachgeordneter Bedeutung. Sittlich-moralische Fragen sah Mitscherlich unlösbar mit dem Menschen-, damit aber auch mit dem Leibverständnis verbunden, dem in der Medizin ein zentraler Stellenwert zukommt. Sehen Medizinstudenten und Ärzte den Leib des Menschen oder den Menschen überhaupt nur als komplexes physikalisches System mit lediglich «epiphänomenalen» seelischen Erscheinungen an – und nicht als belebten, beseelten und durchgeistigen Organismus, als Träger und Verwirklichungsort eines «Subjektes» beziehungsweise einer Individualität –, so hat dies Folgen für ihre Haltung und ihre Handlungen, wie die NS-Zeit, aber nicht nur sie, zeigte. Bereits in seinem Buch «Freiheit und Unfreiheit in der Krankheit» hatte Mitscherlich die diesbezüglichen Beiträge von Freud und von Weizsäcker – sowie einiger anderer Autoren – als inhaltlich notwendige Einsprüche gegen eine Fehlentwicklung der Medizin zur Darstellung gebracht, die für ihn keinesfalls zufällig in Auschwitz und in die medizinischen Exzesse der NS-Konzentrationslager gemündet war und schon gar nicht dort begonnen hatte. Von daher hatte das eine mit dem anderen zu tun, wie er dies in seinen Kommentaren zum Abschlussbericht der Ärztekommission noch ein letztes Mal in quasi «offiziellem Auftrag» verdeutlichte.

8. *«Wissenschaft ohne Menschlichkeit»*

Der Schlussbericht erschien im Folgejahr 1949 unter dem Titel «Wissenschaft ohne Menschlichkeit – Medizinische und eugenische Irrwege unter Diktatur, Bürokratie und Krieg» – ebenfalls bei Lambert Schneider in Heidelberg und mit einem Vorwort der Arbeitsgemeinschaft der Westdeutschen Ärztekammern. Dieses betonte erneut, dass «nur ein verschwindend geringer Teil der Standesangehörigen» der deutschen Ärzte zwischen 1933 und 1945 die Gebote der Menschlichkeit und der ärztlichen Sitte verletzt habe, circa 350 unter ungefähr 90 000 in Deutschland tätigen Ärzten, und dass die Mehrzahl der in Nürnberg verhandelten Menschenversuche nur durch die Sonderstellung der SS mit ihren Konzentrationslagern und Machtbefugnissen möglich geworden sei. «Die Masse der deutschen Ärzte hat unter der Diktatur des Nationalsozialismus ihre Pflichten getreu den Forderungen des Hippokratischen Eides erfüllt, von den Vorgängen nichts gewusst und mit ihnen nicht in Zusammenhang gestanden.»[418] Auch die ärztlichen Berufskörperschaften seien völlig unbeteiligt gewesen, wie der Prozessverlauf eindeutig bewiesen habe; sie hätten jedoch einer «Standesdiktatur» durch NS-Politiker unterlegen.[419]

Die an den Verbrechen «beteiligten Ärzte» würden in Zukunft noch durch ärztliche Berufsgerichte überprüft, deren Aufgabe es sei, «neben der Strafgerichtsbarkeit Verstöße gegen das ärztliche Sittengesetz in den notwendigen Fällen zu ahnden»[420] (eine Zusage, deren Einlösung nie erfolgte; auch eine Aberkennung der akademischen Titel der verurteilten Ärzte durch die zuständigen Universitäten unterblieb). Die Arbeitsgemeinschaft publizierte im Vorwort des «Schlussberichtes» von Mitscherlich / Mielke den im Juni 1947 neu gefassten Hippokratischen Eid und die Bad Nauheimer «Entschließung» und dankte den Mitgliedern der Kommission, insbesondere Mitscherlich und Mielke, für die «objektive, gewissenhafte und verdienstvolle Erfüllung ihrer Aufgabe»[421].

In seinen eigenen Ausführungen, die unter dem Titel «Von der Absicht dieser Chronik» dem eigentlichen Bericht vorangestellt wurden, bilanzierte Mitscherlich gleich zu Beginn und in deutlichem Kontrast zu den optimistischen Zusammenfassungen und Perspektiven der Arbeitsgemeinschaft, dass die Nürnberger Prozesse insgesamt nicht den erhofften Einfluss auf das ärztliche Bewusstsein gewonnen und auch die Teilnahme der Öffentlichkeit zu wünschen übrig gelassen habe. Die historischen Ereignisse seien bisher «gleichsam ohne Echo» im «Abgrund der Vergangenheit» versunken. Es sei den Herausgebern des Schlussberichtes bewusst, «dass sie mit einer solchen Dokumentation kaum noch vom Bedürfnis einer großen auf Rechenschaft drängenden Öffentlichkeit erwartet werden»[422]. Der Ton war von Resignation bestimmt.

Im Jahr von Mitscherlichs und Mielkes Abschlussbericht wurde der Deutsche Bundestag eröffnet. Seine erste, parteienübergreifend im Konsens betriebene Aktivität galt nicht der Aufarbeitung der NS-Vergangenheit, sondern einer Rückgängigmachung der politischen «Säuberung» der Alliierten seit 1945. Angestrebt und schließlich in die Tat umgesetzt wurden umfängliche Strafaufhebungen und die Wiedereinsetzung der Belasteten in ihre alten Positionen, darunter viele Beamte, die Gestapo-Mitarbeiter gewesen waren. Das «Straffreiheitsgesetz» von 1949 sah eine umfassende Amnestie vor, die sich bis zu Verbrechen während der Reichskristallnacht zurückerstreckte – nicht die Opfer des Nationalsozialismus interessierten die Politiker aller im Bundestag vertretenen Parteien, sondern die «‹Opfer› seiner Bewältigung» (Frei[423]), die sogenannten «Entnazifizierungsgeschädigten», darunter verurteilte NS-Täter und bestrafte Kriegsverbrecher, die von einer Welle der bundesdeutschen «Solidarität» erfasst und getragen wurden («Für deren Begnadigung verwendeten sich zunächst [...] die Kirchen, bald im Verbund mit einer hoch professionellen Kriegsverbrecherlobby aus SS-Juristen und ehemaligen Nürnberger Verteidigern.» Frei et al.[424]). Die Kritik an der Entnazifizierung und «Reeducation» hatte, nicht nur zu Mitscherlichs Befremden, seit 1947 deutlich an Fahrt gewonnen und sich mittlerweile zu einer «nur noch als Hass zu beschreibenden Aversion einer übergroßen Mehrheit der Deutschen» entwickelt.[425] «Der Schock der Niederlage, auch das Erschrecken über die Bilder und Informationen aus den befreiten Konzentrationslagern, mit denen die Alliierten die besiegten

Deutschen unmittelbar nach Kriegsende konfrontierten, hatten ihre Wirkung zunächst nicht verfehlt. Als im Herbst 1945 der Internationale Militärgerichtshof in Nürnberg zusammentrat, hielten in der amerikanischen Besatzungszone zwei Drittel der Befragten den Prozess gegen die Hauptkriegsverbrecher für ‹fair›. Das änderte sich in dem Maße, in dem den Deutschen klar wurde, dass es den Siegermächten nicht darum ging, die Großen zu hängen, um die Kleinen laufen zu lassen. Je mehr Ermittlungen und Verfahren auch gegen Parteifunktionäre. SS-Leute und Wehrmachtsangehörige aus der zweiten und dritten Reihe begannen, umso lauter wurde das Murren in der post-nationalsozialistischen Volksgemeinschaft.»[426] Der Sieg der «vitalen Vergesslichkeit» (Sternberger, 1949[427]) und der Triumph des «Beschweigens» bestimmten in der Zeit von Mitscherlichs Abschlussbericht unangefochten die Atmosphäre Deutschlands, die «Wahrnehmungsverweigerung» sowie ein «Funktionalismus, der die Probleme schon vor ihrer Analyse entsorgt». (Frei[428])

Mitscherlich verfasste die einleitenden Worte seines Schlussberichtes («Von der Absicht dieser Chronik») vor diesem zeitgeschichtlichen Hintergrund; dennoch verteidigte er das Erscheinen des Berichtes als *«Teilstück einer Zeitchronik»*, weniger als Prozessdokumentation. Es gehe weder um «eigene Anklagen» gegen die aufgeführten Medizinverbrecher noch darum, dokumentarisch nicht genannten Personen «die billige Möglichkeit zu schaffen, sich als Nichtbetroffene fühlen zu dürfen»[429]. Dann kam Mitscherlich abermals auf die Problematik einer Medizin zu sprechen, deren wissenschaftsgeschichtliche Entwicklung die «allmähliche Reduktion der Heilkunde auf eine Naturwissenschaft» und in der Praxis «die Rückbildung der ärztlichen Kunst gegenüber der Entwicklung einer medizinischen Technik» in bedenklicher Weise mit sich gebracht habe, was mit den in Nürnberg verhandelten Medizinverbrechen in Beziehung stehe:

> Die Fülle der Zeugnisse unserer Zeit, nicht nur der Dokumente dieses Prozesse, beweist dem, der sehen will, zur Genüge, dass ein bedenklicher Grad von mitmenschlicher Fühllosigkeit und von selbstverlorenem Egoismus gerade unter dem Deckmantel exakter, objektiver Forschung in der Medizin erreicht wurde, und dass es nur noch eines bestimmten Maßes von äußerer Zumutung bedurfte, damit das Verhängnis, kaum irgendwo wirkungsvoll aufgehalten, seinen Lauf nehmen konnte.[430]

Mitscherlich gab seiner Hoffnung Ausdruck, dass sich Leser finden würden, die willens waren, den Bericht in seiner Gänze aufzunehmen und auf sich wirken zu lassen:

> Wer bereit ist, sich noch einmal zu vergegenwärtigen, was kaum erst Vergangenheit geworden, dürfte vielleicht in den Proben der Zukunft bestehen, ohne das zeitgenössische Schuldkonto weiter zu vermehren. Keine Eidesformel, keine moralischen Satzungen werden ihn hier schützen, sondern allein wissende Menschlichkeit.[431]

So dachte auch Primo Levi zeitgleich (1949) in Turin, hatte damit jedoch selbst in Italien große Schwierigkeiten.

*

Der Hauptteil des insgesamt 307 Druckseiten und zahlreiche Fotografien umfassenden Schlussberichtes gliederte sich wie die Schrift «Das Diktat der Menschenverachtung» zwei Jahre zuvor. Die Darstellung reichte von den Unterdruckversuchen Raschers bis zu den experimentellen Vorarbeiten der Massensterilisation (insbesondere in Auschwitz durch Clauberg und Schumann), umfasste aber weitaus mehr Dokumente und

Verhandlungspassagen; es folgten dann noch weitere Kapitel mit «Allgemeinem Beweismaterial über Humanversuche und ärztliche Ethik» sowie zum Verlauf des Gerichtsverfahrens und zum Urteilspruch.

Im Anhang des Buches dokumentierte Mitscherlich seine Auseinandersetzungen mit den Professoren Rein, Heubner und Sauerbruch, die, kurz nach Büchner, im Zuge der Veröffentlichung des «Diktates der Menschenverachtung» vehement gegen ihn aufgetreten waren.[432] Mitscherlich betonte, es habe neben vielen Besprechungen des ersten Zwischenberichtes und unterstützenden Stimmen, «die bewiesen, dass die Absicht einer solchen Vermittlung von Quellenmaterial gut verstanden und begrüßt wurde», auch scharfe Ablehnungen gegeben, und fuhr fort: «In einer Kontroverse, die über längere Zeit in der «Göttinger Universitätszeitung» geführt wurde, ergriffen bedeutende Forscher gegen die Herausgeber das Wort. Da ihre Argumente der persönlichen Verteidigung dienten, mögen sie taktisch gefärbt sein. Trotzdem sind die in den Artikeln vertretenen Auffassungen von der ärztlichen Wissenschaft und die Bemühungen, die eigene Haltung sozial zu rechtfertigen, markant genug für das, was man das Gesicht einer Wissenschaft nennt, so dass es gerechtfertigt erscheint, sie hier im Zusammenhang wiederzugeben.»[433] «Die Debatte in Universitätsjounalen und in den Hochschulgremien drehte sich um das Problem, dass Mitscherlich in der deutschen akademischen Welt als nationaler Repräsentant der deutschen Wissenschaft versagt habe.» (Weindling[434])

Der Göttinger Physiologieprofessor Friedrich Hermann Rein hatte im Juni 1947 Mitscherlich unter anderem vorgehalten, er wolle die Wissenschaft diskreditieren, während in Nürnberg tatsächlich nur die «Unwissenschaftlichkeit» vor Gericht stehe («Es ist gerade Unwissenschaftlichkeit, die jene Nürnberger Angeklagten zu ihren verhängnisvollen Entscheidungen brachte, soweit sie nicht reine Verbrecher waren.»[435]) Es handle sich lediglich um pathologische Einzeltäter und pseudowissenschaftliche Dilettanten. Rein, der als Göttingen Rektor eine akademische Schlüsselposition in der westdeutschen Wissenschaft inne hatte, als führende Kapazität der Luftfahrmedizin galt und als Vorsitzender des Ausschusses für Flugmedizinische Forschung über die Unterdruckversuche im Konzentrationslager Dachau nachweislich informiert gewesen war (was die bundesdeutsche Öffentlichkeit 1947 jedoch nicht wusste), hielt die Fahne der «reinen» Wissenschaft und ihre tadellose Humanität hoch; sie habe nichts mit den Vorgängen der Jahre 1933 bis 1945 zu schaffen gehabt. «Im Bereiche der Naturwissenschaften ist mir in den 25 Jahren, in denen ich in ihm arbeiten darf, nicht ein einziger führender Mann begegnet, der bewusst oder unbewusst in seinem Gegenüber den Menschen missachtet hätte.»[436] Er beschuldigte Mitscherlich in zwei Artikeln der «Göttinger Universitätszeitung» unter anderem, vor einer «breiten Laienöffentlichkeit» die deutsche Wissenschaft entstellt und öffentlich beschädigt zu haben; seine Dokumentationsschrift «Das Diktat der Menschenverachtung» nannte Rein eine «Nachtlektüre» für «Dekadente», «Perverse» und «Psychopathen».[437]

Die ganze von Mitscherlich aufgeworfene Diskussion war dem Göttinger Professor unangenehm; seine eigenen Forschungen, die auf die physiologischen Auswirkungen der Luftfahrt und die Reaktion der menschlichen Organsysteme zentriert waren, hatte das Reichsluftfahrtministerium von Göring finanziert – und sie standen in inhaltlicher Beziehung zu den von Rascher in Dachau durchgeführten Menschenversuchen, und dies auch dann, wenn Rein nicht an den dortigen Verbrechen beteiligt war.[438] Auch Rein hatte, wie Büchner, an der Tagung «Seenot und Winternot» teilgenommen und die Referate von Holzlöhner und Rascher gehört. Mitscherlich behauptete eine aktive Versuchsbeteiligung Reins in keiner Weise, machte jedoch an verschiedenen Stellen seiner Dokumentation darauf aufmerksam, dass deutsche Professoren und Institutsleiter weitaus mehr von den Vorgängen gewusst hatten, als sie später zugaben, und sie von 1933 bis 1945 stillschweigend oder billigend in Kauf genommen hatten, aus Angst und Abhängigkeit, aber auch aufgrund ihrer eigenen wissenschaftlichen Sozialisation, ihrer Interessens- und Karrierelage («Aufzuzeigen, in welcher Weise von den Mechanismen einer totalitären Diktatur automatisch diejenigen erfasst werden, die sich nicht radikal verweigern, war ein zentrales Anliegen Mitscherlichs. Aus diesem Grund führte er auch mit aller Entschiedenheit den Nachweis darüber, dass dort, wo über die Durchführung von Menschenversuchen vor Vertretern der medizinischen Wissenschaft berichtet worden ist, diese keinen Widerspruch geäußert hätten.» Gerst[439])

Mitscherlich, der im deutschen medizinischen Establishment eine Außenseiterrolle spielte, kein Ordinarius war, dem politischen Widerstand zugerechnet wurde und für die unerwünschte Integration von Psychosomatik und Psychotherapie in die klinische Medizin eintrat, hatte nur mit Mühe erreicht, dass seine Antworten an Rein ebenfalls in der «Göttinger Universitätszeitung» publiziert worden waren. Nun druckte er alle vier Artikel (zwei von Rein und zwei von ihm) noch einmal ab. In seiner ersten Antwort an Rein hatte es unter anderem geheißen:

> Ich leugne diese [pathologische seelische Struktur der Medizinverbrecher] für manche Fälle nicht, aber ich frage, wieso es ihnen möglich war, diese persönliche Abartigkeit innerhalb der Forschung auszuleben. Darüber hinaus stelle ich aber fest, dass es keineswegs nur Psychopathen im landläufigen Sinne waren, die auf Irrwege gerieten. Es waren vielmehr höchst durchschnittliche Charaktere, die in den Sog verhängnisvoller Entwicklungen der Politik, aber ebenso auch der Wissenschaft selbst gerieten.[440]

Und weiter:

> Es ist gewiss, dass jeder, der sich auf die «Reinheit» der reinen Wissenschaft beruft und Tod und Unglück auf das Konto persönlicher Unsittlichkeit einzelner Forscher schiebt, die sich damit von selbst aus dem Kreis der Wissenschaft ausschließen, den Beifall vieler finden wird. Aber man wird durch solche Entlastung nicht recht froh, wenn man die Art und Weise in Betracht zieht, mit welcher sich in den vergangenen Dezennien die naturwissenschaftliche Medizin des Menschen angenommen hat. Sie hat sich nur um die «natürliche» Geschichte des Menschen gekümmert – die «sittliche» war ihr gleichgültig. Soweit der Naturforscher sittliche Persönlichkeit war, bezog er den Leitfaden seines Handelns nicht aus dieser seiner Wissenschaft, sondern aus den moralischen Grundforderungen seiner Zeit, seiner Gesellschaftsklasse oder Religion. Wie der Mensch in der engen Verbundenheit eines zugleich sittlichen und natürlichen Wesens in dieser Welt erkrankte und an ihr litt, hat die Problemstellung der ausschließlich naturwissenschaftlich-medizinischen Forschung im letzten Jahrhundert überhaupt nicht interessiert. Sie strebte nach einer Objektivität, die sie aus der Materie ableitete, während sie den Qualitätsbegriff, die «Wesenheit», das Subjekt ausdrücklich und unwillig ausschied. Dem Satz Professor Reins, dass dem «wahren Wissenschaftler Humanität ein selbstverständliches Lebenselement ist», möchte ich gewiss nicht widersprechen, ich möchte ihm allerdings eine Frage anhängen, ob er nämlich ebenso selbstverständlicherweise die Humanität in seinem For-

> schungsobjekt, dem Menschen, beachtet hat. Ich bezweifle dies und möchte dabei nur auf die einfache Tatsache hinweisen, dass im Zuge der Euthanasie zum Beispiel, an welcher gewiss nicht nur Perverse beteiligt waren, die Patienten und nicht die Ärzte starben.[441]

Mitscherlich schrieb von der «Einseitigkeit des Glücksgefühls der Humanität», war nicht bereit, den deutschen Naturwissenschaftlern und Ärzten eine «pauschale Absolution» zu erteilen und erinnerte daran, dass führende Koryphäen der deutschen Medizin von 1933 bis 1945 ihre Institute und Auszeichnungen «aus der Hand des Repräsentanten der Inhumanität» entgegengenommen hatten. Er hinterfragte die von Rein – und vielen anderen – postulierte Trennung von «reiner» Grundlagenforschung und «angewandter Forschung» beziehungsweise technologischer Umsetzung: «Wissenschaft entwickelt sich nach ihren eigenen Gesetzen. Aber es genügt nicht, allein ihren Binnenraum zu bewohnen und sich nicht um die Kontakte zu kümmern, durch die sie in das alltägliche Leben hineinwirkt.»[442] Wie Primo Levi intendierte Mitscherlich die gesellschaftliche Bindung beziehungsweise Verantwortungsübernahme des «reinen Wissenschaftlers» im Rahmen einer neuen «inneren Zielsetzung der Wissenschaft»:

> Ich glaube […], dass die Trennung in eine sogenannte Grundlagenforschung und angewandte Forschung für unsere Entwicklungsstufe der Wissenschaft nicht mehr hinreicht, um potentielle künftige Schuld zu verhindern. Also bleibt nur […] – und dies ist der Grundgedanke meines Nachwortes in der erwähnten Broschüre [«Das Diktat der Menschenverachtung»] – der Weg der inneren Zieländerung der Wissenschaft. Dieses Ziel kann man allerdings nicht ins Auge fassen, wenn man im Hinblick auf den Menschen als

> ärztlicher Forscher vom Wunsch der Objekterkenntnis behext bleibt und die Subjektivität, die diesem Objekt unauflöslich anhaftet, den Wesensgehalt der Einzelpersönlichkeit, nur beim Forscher preist und beim Forschungsgegenstand verschweigt.[443]

In diesem Zusammenhang verwies Mitscherlich auch auf den Aufsatz von Weizsäckers über «Euthanasie und Menschenversuche», der ihn gegenüber Rein im September 1947 verteidigte. «[...] Ihren Wunsch, Herrn Mitscherlich über seinen Irrtum aufzuklären, kann ich nicht erfüllen. Seine Äußerungen über Wissenschaft haben meine Zustimmung [...].»[444]

Die berühmten Berliner Professoren Wolfgang Heubner (Pharmakologie) und Ferdinand Sauerbruch (Chirurgie) hatten sich im Anschluss an Rein in der «Göttinger Universitätszeitung» unter anderem deswegen zu Wort gemeldet, weil in Mitscherlichs und Mielkes «Diktat der Menschenverachtung» ihre widerspruchslose Anwesenheit bei der «3. Arbeitstagung Ost der beratenden Fachärzte vom 24.–26.5.1943 in der Militärärztlichen Akademie Berlin» vermerkt worden war, eine Konferenz, in deren Verlauf Professor Karl Gebhardt und Dr. Fritz Fischer von ihren Sulfonamidversuchen bei Häftlingen des Konzentrationslagers Ravensbrück nach künstlich gesetzten schweren Infektionen berichtet hatten.[445] Führende deutsche Wissenschaftler wussten, so zeigte die Dokumentation an dieser Stelle einmal mehr, um die Menschenversuche an KZ-Häftlingen, nahmen sie billigend in Kauf oder unterstützten sie gar. Heubner verwahrte sich in seinem Artikel gegen jede diesbezügliche Kritik und rechtfertigte sein Verhalten und die Versuche unter anderem mit dem Hinweis auf den Status der Opfer – «diese Menschen [waren] als rechtskräftig zum Tode Verurteilte bezeichnet worden»[446]. Sauerbruch, der ein ambivalentes, aber im Kern loyales Verhältnis zum NS-Regime hatte und im Reichsforschungsrat nicht weniger als sieben Auschwitz-Forschungsprojekte von Mengele begutachtet und bewilligt hatte[447], nannte Mitscherlich einen «unbotmäßigen Privatdozenten»[448]. Auch Heubner und Sauerbruch forderten Mitscherlich und den Verlag Lambert Schneider auf, die Verbreitung des ersten Zwischenberichtes «Das Diktat der Menschenverachtung» einzustellen und erreichten eine temporäre Verfügung gegen die weitere Auslieferung.[449] Mitscherlich war seinerseits nicht bereit, Kürzungen vorzunehmen, auch «wenn dieser oder jener Zaungast an Episoden seines Lebens erinnert wird, die er gern aus der offiziellen Erinnerung gestrichen sähe»[450].

In seiner Autobiografie schrieb Mitscherlich am Ende seines Lebens, er sei in seiner Kommissionstätigkeit an der kollegialen, kontroversen Diskussion von Ideen interessiert gewesen, im Wesentlichen jedoch auf Machtmissbrauch, Unwahrhaftigkeit und Arroganz gestoßen.[451] In seiner – stilistisch wie inhaltlich überlegenen – Replik auf Heubner und Sauerbruch in der «Göttinger Universitätszeitung», die er in seinem Schlussbericht noch einmal publizierte, formulierte der «unbotmäßige Privatdozent»:

> Nun haben wir in der Tat weder die Ehre gehabt, wie Professor Sauerbruch zu den Staatsräten Hitlers zu zählen, oder wie Professor Heubner zu Sitzungen eingeladen zu werden, bei denen unter anderem ein höchster SS-Arzt über seine Versuche an 75 «rechtskräftig zum Tode verurteilten Menschen» (im Jahre 1943!) referierte, sondern wir hatten die sehr peinliche Verpflichtung, im Auftrage der «Arbeitsgemeinschaft Westdeutscher Ärztekammern» unter Zustimmung fast aller Universitäten, über die furchtbare Wirklichkeit, die hinter jener Fassade von Rang, Stand und Ehre aufgewachsen war, zu berichten. Dass wir dabei das Missvergnügen mancher nun ohnmäch-

> tig gewordener Mitträger der Macht des Dritten Reiches erregen würden, war uns klar. Dass aber namhafteste Vertreter deutscher Medizin in dieser Zeitschrift zur Rettung ihrer formalen Ehre eine Phalanx bilden würden, ohne auch nur mit einem Wort die Einsicht zu verraten, dass sie es bedauerten und mit Schrecken jetzt zur Kenntnis nehmen, in welch nahen funktionellen Zusammenhang sie mit Ereignissen geraten waren, die die Ehre der ganzen deutschen Ärzteschaft in den Augen der Welt – und immerhin in ihren eigenen auch – aufs traurigste belasten, das übersteigt allerdings unsere Voraussicht und vernichtet in mancher Hinsicht unsere Hoffnung, durch eine historische Rekonstruktion der nur um wenige Jahre zurückliegenden Ereignisse könne die Voraussetzung geschaffen werden, sich durch Geschichte und Geschehenes eines besseren belehren zu lassen. Wer Professor Heubners Verteidigung liest, muss den Eindruck gewinnen, die Veröffentlichung «scheinbar so unantastbarer Dokumente» sei die eigentlich ehrenrührige Tat, nicht die Verübung dessen, was diese Dokumente widerspiegeln.[452]

«In Rein, Büchner, Heubner und Sauerbruch erkannte er [Alexander Mitscherlich] Exponenten einer Verdrängungskultur, in der niemand Bereitschaft zeigte, eigenes Versagen, direkte oder indirekte Schuld einzugestehen.» (Hoyer[453])

*

In seinem Nachwort zum Schlussbericht «Wissenschaft ohne Menschlichkeit. Medizinische und eugenische Irrwege unter Diktatur, Bürokratie und Krieg» fasste Mitscherlich dann noch einmal einige Kernmotive seiner wissenschaftsmethodischen und medizinsoziologischen Reflexion sowie seiner Suche nach den Gründen der ärztlichen «Widerstandslosigkeit» zusammen. Er diagnostizierte dem «technisierten Staat» und der «technisierten Medizin» einen rapide um sich greifenden Verlust eines «verpflichtenden Gewissens für Empfindungen und Grundrechte des einzelnen Menschen» und konstatierte den «immer fester zu packende[n] Übergriff des massenstaatlichen Denkens [mit den Stichworten ‹Arbeitsfähigkeit, Erbgesundheit, Kriegsverwendungsfähigkeit, Massensterilisation und Masseneuthanasie für eine Großraumeugenik›] in die individuelle Sphäre des Verhältnisses Arzt-Kranker». «Sie sind alle durch die politische Planung einer Revolution, von welcher grausame biologische Fiktionen zur Geltung gebracht wurden, in den ärztlichen Bereich eingebrochen.»[454] Die Medizin habe in der jüngsten Vergangenheit eine «rücksichtslose Rationalisierung und ideologische Entbindung von den Geboten der Menschlichkeit» durchlaufen und erlebt, was es bedeute, an dem Begriff und der Zielsetzung einer ‹wertfreien Wissenschaft› unter den Bedingungen einer Diktatur festzuhalten – «eine tiefe Verantwortungslosigkeit, eine eigentliche Asozialität war [...] dort vorhanden, wo der grundsätzliche Anspruch ‹wertfreie Wissenschaft› zu betreiben, ahnungslos-selbstsüchtig und tollkühn zu der Hybris erweitert wurde, in einem solchen Staate wertfrei handeln zu können, ihm so vorbehaltlos, gegen seine Zielsetzungen indifferent, zu dienen, wie man es zuvor in den Forschungskonventionen gelernt und gefordert hatte.»[455] Seine Antwort an Rein griff Mitscherlich inhaltlich noch einmal im Nachwort des Buches auf, und erklärte das Postulat einer «reinen Grundlagenforschung» erneut für obsolet:

> Gerade den Theoretikern fällt – wie die Physik unsrer Tage beweist – das Los zu, im historischen Raum eine entscheidende Rolle zu spielen. Sie

> werden gezwungen, ihre Forschungsergebnisse nicht nur wissenschaftlich einzuordnen, sondern auf ihre geschichtliche Auswirkung zu achten – so wenig sie darauf vorbereitet sein und so widerstrebend sie dieser Pflicht folgen mögen. […] Die Naturforschung aller Zweige ist von solcher vitalen Bedeutung für das Leben der Menschheit geworden, dass auch die Forscher selbst die Relativität ihres Tuns für Wohl und Wehe aller unter die Fragestellungen aufnehmen müssen, denen sie ihre Aufmerksamkeit widmen.[456]

Dies – und das prioritär zu schützende Arzt-Patient-Verhältnis überhaupt – rechnete Mitscherlich zu den Lehren des Nürnberger Prozesses beziehungsweise der medizinischen Realität der Jahre 1933 bis 1945. Das dokumentarische Material des Prozesses habe in seiner Gesamtheit zur Genüge die zerstörerischen Kräfte staatlicher und parteilicher Bürokratie auf die ärztliche Tätigkeit gezeigt; die ursprüngliche «Gemeinschaft Arzt-Kranker» befinde sich weiterhin in der Gefahr, in ein «organisiertes», unpersönliches Verhältnis deformiert zu werden – und dies auch in einem nichtdiktatorischen Gesellschaftsgefüge. Das von Brandt im Prozessverlauf geltend gemachte «übergeordnete staatliche Interesse», dem sich der Arzt zu unterwerfen habe, verkehre und pervertiere die ärztliche Grundbeziehung zum Patienten, der ihn in seiner Not um Hilfe angehe. Das «ursprüngliche Vertrauensverhältnis zwischen Arzt und Patient» sei im Nationalsozialismus von außerärztlichen Gesichtspunkten «überschattet» worden, könne dieses Schicksal jedoch auch in anderen Gesellschaftssystemen erleiden. Mitscherlich hatte unter anderem die konkrete Gefahr einer weiter fortschreitenden Überwachung, Administration, Instrumentalisierung, Industrialisierung und Ökonomisierung des Gesundheitssystems konkret vor Augen, möglicherweise auch noch sehr viel weiter gehende

Verfremdungen des heilkundlichen Handlungsauftrages. Er setzte nach wie vor auf ein wachsendes Bewusstsein der Ärzte und der demokratischen Öffentlichkeit für die damit verbundene Problematik und hoffte, am brutalen Extrem der NS-Zustände Aspekte von Gefährdungen deutlich machen zu können, die die Zivilisation und die Medizin nach wie vor bedrohten. Neben dem notwendigen Problembewusstsein für die Grundvoraussetzungen freien medizinischen Handelns sah er dabei die Ausbildung einer medizinischen Anthropologie weiterhin als vordringlich an. Eine solche medizinische Anthropologie – *und nur sie* – könne, so Mitscherlich, ein «humanes Richtmaß» schaffen, das in der Lage sei, der Auslieferung der Heilkunst, und damit auch der Patienten, an «übergeordnete» Interessen Einhalt zu gebieten. Im Rückblick auf den fehlenden Widerstand der deutschen Ärzte 1933 bis 1945 betonte er:

> Man hätte [...] die Rebellion gar nicht im Politischen durchkämpfen müssen, man hätte sie auf dem Boden der Wissenschaft selbst austragen können, wenn sie noch ein humanes Richtmaß besessen hätte. Nur mit dem Apparat einer heilkundlichen Wissenschaft und Technik ohne Anthropologie, im umfassenden Sinne des Wortes allerdings, war und ist man ungeschützt dem «staatlichen übergeordneten Interessen» ausgeliefert.[457]

Mitscherlich sah noch 1949 die prinzipielle Möglichkeit eines «neuen und einigenden Selbstbewusstseins der Ärzte» in der produktiven Auseinandersetzung mit den Prozesszeugnissen.[458] Wie Primo Levi in späteren Jahren aber ahnte er zugleich, dass der innerärztliche und gesellschaftliche Bewusstseinsprozess noch lange Zeit benötigen würde und dass eine Wiederholung der Tragödie in anderer Form jederzeit möglich war: «Es erscheint gewiss nicht unmöglich, dass dies, was hier als zeitgenössische Geschichte kaum hinter uns liegt, sich irgendwie wiederholen könnte oder irgendwo schon wieder geschieht. Deshalb ist es notwendig, sich die Warnung der Vergangenheit dauernd zu vergegenwärtigen.»[459]

9. «Vergangenheitsbewältigung» und Medizin

10000 Exemplare des Buches «Wissenschaft ohne Menschlichkeit – Medizinische und eugenische Irrwege unter Diktatur, Bürokratie und Krieg» wurden über die Arbeitsgemeinschaft der Westdeutschen Ärztekammern an die bundesdeutsche Ärzteschaft verteilt; das Buch blieb jedoch «bei Ärzten als auch in der Öffentlichkeit fast gänzlich unbekannt»[460]. Keine Rezension sei erschienen, keine Zuschriften aus dem Leserkreis hätten er und Fred Mielke – im Unterschied zur Vorpublikation des Jahres 1947 – erhalten, so Mitscherlich im späteren Rückblick; «unter den Menschen, mit denen wir in den nächsten zehn Jahren zusammentrafen» sei keiner gewesen, der die Schrift kannte, «als ob das Buch nie erschienen wäre»[461]. Auch die Arbeiten von Gerhard Schmidt und Alice von Platen-Hallermund von 1946 beziehungsweise 1948 («Selektion in der Heilanstalt, 1939 – 1945» beziehungsweise «Die Tötung Geisteskranker in Deutschland») trafen auf große Hindernisse in der gegebenen zeitgeschichtlichen Lage – oder wurden erst gar nicht verlegt.[462] Dennoch war das Schicksal des Abschlussberichtes von Mitscherlich und Mielke besonders befremdlich; die Autoren hatten einen offiziellen Auftrag, und die westdeutschen Ärztekammern bekannten sich zumindest formell zu der Publikation. Mitscherlich und Mielke hielten zumindest zeitweise für möglich, dass die Auflage gar nicht verbreitet, sondern von der Arbeitsgemeinschaft der Westdeutschen Ärztekammern vernichtet worden war, weil die Inhalte und Kommentare der Dokumentation nicht im Sinne der bundesdeutschen Ärzteschaft oder ihrer führenden Standesvertreter waren und weil die Dokumentation durch ihr bloßes Vorhandensein ihren offiziellen Sinn erfüllt hatte. So wurde die organisierte deutsche Ärzteschaft 1951 in den fünf Jahre zuvor begründeten «Weltärztebund» [World Medical Association] aufgenommen, was ihr anfangs verweigert worden war. «Es entstand [durch die Existenz der beiden Schriften von Mitscherlich/Mielke im Auftrag der Ärztekammern] der Eindruck der Bereitschaft zur Kenntnisnahme der Medizinverbrechen im Dritten Reich, die der Kollektivschuldthese entgegenwirkte.» (Peter[463]) Der «Weltärztebund» hatte ursprünglich die Aufnahme der deutschen Ärzteschaft von einem Schuldbekenntnis für die im Nationalsozialismus begangenen Verbrechen abhängig gemacht (dem zufolge «der deutsche Ärztestand die ethische Tradition der Medizin verletzt, die Ehre des Ärztestandes herabgewürdigt und die medizinische Wissenschaft im Dienst für Krieg und politischen Hass erniedrigt» habe[464]); angesichts des Abschlussberichtes von Mitscherlich/Mielke zog der «Weltärztebund» diese Forderung jedoch zurück. Nach dem Bekanntwerden des geforderten Schuldbekenntnisses Anfang November 1947 war, so Thomas Gerst, die Stimmung gegenüber Mitscherlichs Arbeit in den Reihen der ärztlichen Standespolitiker jäh umgeschlagen. «Der Wert der Publikation von Mitscherlich und Mielke – bislang wohl eher mit zwiespältigen Gefühlen betrachtet – erschien nun in neuem Licht. In einem Bericht zur Finanzlage der ‹Arbeitsgemeinschaft der Westdeutschen Ärztekammern› vom November 1947 wurde angesichts der Forderung des Weltärztekongresses an die deutsche Ärzteschaft die Bedeutung der Tätigkeit der Nürnberger Ärztekommission hervorgehoben. [...] Unter den obwaltenden Umständen war das Interesse der ärztlichen Standesvertreter an der geplanten Veröffentlichung des Abschlussberichtes groß. Die Forderung des Weltärztebundes an die deutsche Ärzteschaft und die Entscheidung des

Beratungsausschusses, des damaligen Vorstands der ‹Arbeitsgemeinschaft der Westdeutschen Ärztekammern›, sich für die Publikation von ‹Wissenschaft ohne Menschlichkeit› auszusprechen, standen in einem unmittelbaren Zusammenhang.»[465] Gerst geht davon aus, dass die Ärztekammer-Verantwortlichen die erwogene Abberufung Mitscherlichs im Gefolge des «Diktates der Menschenverachtung» nach dem Bekanntwerden der Schuldbekenntnisforderung des «Weltärztebundes» wieder verwarfen, um seine Arbeit für ihre Zwecke instrumentalisieren zu können.[466] «Es war eine raffinierte Strategie, ein paar Exemplare [von ‹Wissenschaft ohne Menschlichkeit›] international zu verteilen, und zwar hauptsächlich an die World Medical Association, um die Rehabilitation der deutschen Medizin zu sichern», bilanzierte auch Paul Weindling.[467] Bereits 1949 wurde der Zwischenbericht «Das Diktat der Menschenverachtung» in englischer Sprache in New York als Buch mit dem Titel «Doctors of infamy, the story of the Nazi medical crimes» herausgebracht – während in Deutschland die Verteilung des Schlussberichtes stockte.

Mitscherlich wusste möglicherweise um die gewichtige NS-Vergangenheit des Hauptgeschäftsführers – und damit zentralen Buchverteilers – der Arbeitsgemeinschaft der westdeutschen Ärztekammern, Karl Haedenkamp, dem Nachfolger Oelemanns. Haedenkamp, einst Landarzt und später Ärztefunktionär (und nach 1954 Träger des «Großen Bundesverdienstkreuzes» in Anerkennung seiner «Verdienste um die Gesunderhaltung des deutschen Volkes») war von 1924 bis 1928 Abgeordneter im Reichstag für die antisemitische Deutschnationale Volkspartei und später NSDAP- und SA-Mitglied gewesen. Er hatte ab 1933 als Schriftleiter des «Deutschen Ärzteblattes» eng mit dem «Reichsärzteführer» Gerhard Wagner zusammengearbeitet und an der publizistischen «Gleichschaltung» und Ideologisierung der deutschen Ärzteschaft im Sinne der NS-Gesundheitspolitik an herausragender Stelle mitgewirkt («Niemals in der Vergangenheit ist der ärztliche Stand so eng verbunden gewesen mit dem Wissen und mit den Zielen des Staates wie heute. Umso freudiger wird er die Erweiterung seiner Pflichten und die Berufung zu seiner wirklichen Sendung begrüßen.» Haedenkamp, «Deutsches Ärzteblatt», 1.7.1933[468]) Haedenkamp war ab Mai 1933 im «Führerrat» der deutschen Ärzteschaft und ab 1936 Auslandsreferent Wagners und Leiter der Auslandsabteilung der Reichsärztekammer gewesen und hatte sich unter anderem an dem Entzug der Kassenzulassung jüdischer Ärzte und ihrer beruflichen «Ausmerzung» (Haedenkamp) aktiv beteiligt.[469] Weindling zufolge war Haedenkamp über Mitscherlich und seine Kommission «erzürnt»[470] und weigerte sich hartnäckig, die Rechtmäßigkeit des Nürnberger Prozesses anzuerkennen[471]; «die Verteilung der Dokumentation ‹Wissenschaft ohne Menschlichkeit› organisierte Haedenkamp mit nicht allzu großem Engagement», betonte Jürgen Peter.[472] Weindling schloss sich dieser Auffassung von Peter im Wesentlichen an – und sprach von einer «stillschweigenden Weigerung» von Haedenkamp, den Bericht zu verbreiten.[473]

Fred Mielke, der 1959 im Alter von nur 37 Jahren an Leukämie starb, recherchierte dem Verbleib des Buches ergebnislos hinterher[474]; das tatsächliche Interesse der deutschen Ärzte an ihr aber war, auch jenseits von Haedenkamp, offenbar gering. Von den 400 Exemplaren der Schrift, zu deren Abnahme sich die Ärztekammer Hamburg verpflichtet hatte, waren knapp drei Jahre später, trotz moderater Bewerbung des Buches durch die Kammer, gerade einmal 50 verkauft[475] – und an anderen Orten wird es nicht anders gewesen sein. «Die örtlichen Ärztekammern ärgerten sich über die hohen Kosten für Mitscherlichs Buch – und um 1949 erhielten die konservativen Gegner der Nürnberger Prozesse mehr und mehr Unterstützung für ihre Forderungen nach einer generellen Amnestie für Kriegsverbrecher.» (Weindling[476]) «Die meisten Ärzte verweigerten die Lektüre kategorisch [...].» (Hoyer[477]) Als Alexander Mitscherlich über einen Zeitschriftenredakteur sieben Jahre nach dem Erscheinen des Buches versuchte, an Restexemplare des Buches zu kommen, scheiterte er auch dabei. «Mitscherlichs daraufhin geäußerte Vermutung, die Ärztekammern hätten die bei ihnen lagernden Exemplare irgendwann einstampfen lassen, ist wahrschlich zutreffend», schrieb Tobias Freimüller.[478] Auch die 1500 Exemplare der Auflage, die für den freien Buchhandel bestimmt gewesen waren, verkauften sich nur sehr schlecht.

Die deutsche Ärzteschaft wurde vom «Weltärztebund» anerkannt und Deutschland in seiner «Westbindung» und seiner Bereitschaft zum NATO-Beitritt politisch gebraucht.[479] Der «endgültige Schlußstrich unter die Vergangenheit der letzten Jahre» war mit dem genehmigten Beitritt der deutschen Ärzte zum «Weltärztebund» nicht nur für Hans Neuffer, den Vorsitzenden der «Arbeitsgemeinschaft der Westdeutschen Ärztekammern», gezogen.[480] «Für die [Ärzte-] Kammervertreter war damit [mit der Aufnahme in den Weltärztebund] eine neue Ära in der Geschichte der deutschen Medizin eingeläutet, eine Ära, in der die NS-Vergangenheit gründlich von der Gegenwart abgetrennt wurde, als hätte es sie nie gegeben. [...] In der Bonner Republik hatte der Pegelstand des Interesses an der Hitler-Diktatur ein kaum mehr zu unterbietendes Niveau erreicht.» (Hoyer[481])

Das psychotherapeutische Gebot «Erinnern, Wiederholen und Durcharbeiten» wurde von der Majorität der deutschen Bevölkerung und der Ärzte ignoriert, in kollektiver wie individueller Abwehrleistung, die Mitscherlich hervorragend zu analysieren verstand. Er war eine Ausnahme innerhalb der akademischen Ärzteschaft dieser Jahre und arbeitete mit Elan gegen den «bedrohlichen Akt der Verdrängung»[482] an, konnte ihn jedoch nicht verhindern. «Mitscherlich war als Prozessberichterstatter ausgezogen, einen Sturm zu säen, und er erntete Windstille.» (Hoyer[483]) Die Nürnberger Prozesse und die Entnazifizierung waren nicht aus deutscher Initiative zustande gekommen und keinesfalls Ausdruck einer inneren Besinnung, Reflexion und Kehrtwende; sie waren den Deutschen vielmehr durch die Besatzungsmächte auferlegt worden. «Hatte man damals erlebt, hat man heute die Einsicht im vollen Umfang sich eingestanden, dass das Scheitern selbstverschuldet war? Ich wage es zu bezweifeln», sollte Mitscherlich noch 1960 bei der Neuauflage des Schlussberichtes unter dem Titel «Medizin ohne Menschlichkeit» betonen, im Jahr nach Mielkes Tod.[484] Paul Weindling schrieb 2003 bilanzierend:

> Mitscherlich wollte ein Gefühl der Verantwortung, des Bedauerns und einer Neubeurteilung der wissenschaftlichen Werte unter den deutschen Akademikern und im medizinischen Stand hervorrufen. Seine Diagnose war, dass ein freier Berufsstand von einem manipulativen Staat, militaristischen und sozialen Ideologien unterdrückt worden war. Eine aggressive Suche nach Wahrheit war mit einem unterwürfigen Gehorsam gegenüber einer Diktatur kombiniert worden. Das Ergebnis war [ein] noch nie dagewesener Horror, verbunden mit einer Grausamkeit, die den Arzt in einen lizenzierten Mörder verwandelt hatte. Er [Mitscherlich] hoffte, dass das Aufzeigen dieser Verbindung unter den Wissenschaftlern zu einer Gewissensprüfung und zu Fragen nach den Zielen der Medizin führen würde. Paradoxerweise wurden seine Bücher stattdessen von einem manipulativen Berufsstand kritisiert und unterdrückt.[485]
> Die feindselige Reaktion auf seine Arbeit in den westlichen Zonen dokumentiert den Beginn einer Ära des kollektiven Gedächtnisschwundes hinsichtlich der deutschen medizinischen Kriegsverbrechen in der aufstrebenden Bundesrepublik.[486]

An anderer Stelle formulierte Weindling zusammenfassend:

> Im Kern setzten sich die deutschen Ärzte über die Verpflichtung hinweg, die Schuldigen aus der Medizinerzunft auszuschließen, und taten ihr Bestes, den Berufsstand international zu rehabilitieren. An der Heimatfront versuchten sie derweil, jede Diskussion über medizinische Verbrechen zu unterdrücken.[487]

> Medizinerkollegen verurteilten ihn [Mitscherlich] als Nestbeschmutzer. Während die deutsche Ärzteschaft versuchte, sich international zu rehabilitieren, pflegte sie in ihren Reihen ein aggressiv-konservatives Ethos. Die durch den Kalten Krieg entstandene Atmosphäre kam den deutschen Ärzten dabei sehr entgegen [...]. Mitscherlichs Verteidigung des [Nürnberger] Prozesses gegen den Vorwurf der «Siegerjustiz» stand somit auf verlorenem Posten in einem Klima des Leugnens, und die von ihm gesammelten Belege für die Rechtmäßigkeit des Gerichtsverfahrens stießen auf taube Ohren, während sein eigener Berufsstand immer lautstärker den Prozess selbst unter Anklage stellte.[488]

Besonders gravierend war für Mitscherlich, dass auch seine anthropologischen Reflexionen zur Medizin, an denen ihm zentral gelegen war, auf vollkommen taube Ohren stießen.

*

Auch nach der Publikation des Schlussberichtes (1949) verstummte er jedoch nicht, sondern versucht erst einmal weiter, in der Öffentlichkeit für eine Selbstbesinnung der Ärzte und für eine medizinische Grundlagendiskussion einzutreten. In einer Zeitung brachte er 1950 seinen längeren Essay «Die Lüge des naturwissenschaftlichen Zeitalters» zum Abdruck und betonte dort unter anderem:

> Natürlich gab es seit je Sklaven, Unterdrückte. Hatte man für sie immer die Auskunft bereit, sie seien keine Menschen, dann braucht es im nationalisierten 20. Jahrhundert nicht Wunder zu nehmen, dass schließlich eine nicht nur gefühlsmäßige Wertung, sondern eine methodische Forderung die Vernichtung und die «Auswertung» der zu Scheinmenschen erklärten Individuen gestattet, befiehlt! Ist erst ein Arzt darüber beruhigt, dass er der Nation oder sonst einem Überwesen nützt, wenn er Irre, Rassenfremde, Demoralisierte vernichtet, dann ist die Fessel von ihm genommen, die ihm verbot, seine der «Menschheit» dienenden Versuche am Menschen selbst vorzunehmen.[489]

Mitscherlich beschrieb 1950 die spezielle «Rationalität» dieses Vorgehens – die Organisationsstrukturen und die Technik von Selektion und Tod; er hatte, von der Psychoanalyse Sigmund Freuds herkommend, im Unterschied zu der großen Mehrzahl seiner ärztlichen Kollegen einen realen Begriff des Bösen, der «Ohnmacht des Ichs» und der Kraft der Vernichtung, der «Mordgier» und «Tötungslust», einen Begriff von «Unmenschlichkeit» und «Untermenschlichkeit», die ihn als Nervenarzt, medizinischen Anthropologen, Psychoanalytiker und Gesellschaftssoziologen des 20. Jahrhunderts auch nach dem Nürnberger Prozess weiterhin intensiv beschäftigten.[490] Für Mitscherlich (wie auch für Primo Levi) war offensichtlich, dass der Fortbestand der Zivilisation, gerade auch angesichts der angewachsenen und weiter anwachsenden technischen Arsenale der Zerstörung (im Zeitalter des beginnenden «Kalten Krieges»), von einem menschenkundlichen

Verstehen dieser Dynamik abhing, das heißt von einer realen Selbsterkenntnis des Menschen, einer «Selbstbefreiung durch Einsicht» (Gadamer[491]). In seinen «Thesen über Grausamkeit» schrieb er einmal unter anderem:

> Die Kulturleistungen der großen Religionen nehmen sich aus wie der Diamant in der Kohlenhalde. An der vitalen Kraft, aus der Grausamkeit und Zerstörungslust leben, hat sich im Grundsatz nichts geändert. Unser Jahrhundert der Folter setzt mit neuem Schwung und ungeniert fort, worüber sich zuletzt auch das bürgerliche Jahrhundert in seinen imperialen Besitzungen nicht geschämt hat: den Stolz auf seine Brutalität.
> Die Produktionskraft der Industriegesellschaften ist in wenigen Jahren schwindelhaft gestiegen. Aber auch das Ausmaß des Schreckens tat es. Es ist nicht mehr Not, wie vor 30 Jahren, die neidisch, hämisch, unversöhnlich, boshaft machen müsste. Es ist überhaupt nicht nur die böse Gesellschaft, die uns da entfremdet.
> Die Quellen der *Aggression* sind vielmehr Quellen, die in uns fließen, zu unserer Natur gehören. [Die] Zerstörungsleidenschaft entspringt einer der Anlagen des Menschen, keine noch so fürsorgliche Gesellschaft kann uns die Aufgabe der Aggressionsmeisterung abnehmen. Dazu gehört die Überwindung des Wunsches, den Schwächeren zu quälen und in seinem Selbstwert zu erniedrigen.[492]

Die Beschäftigung mit der Bewusstseinslage der an den Menschenversuchen, an den Sterilisationen und Patientenmorden Beteiligten war in dieser Hinsicht hilfreich und notwendig, auch die Auseinandersetzung mit der «Widerstandslosigkeit» und Kollaboration der vielen. «Die Tatsache ist unbezweifelbar, dass die Herrschaft bei Hitler, bei ihm beginnend, in der Spitze und in der Endstrecke, bei den (auch akademisch gebildeten) Folterknechten verbrecherisch war. Beängstigend unklar ist die Funktion der breiten Zwischenschicht. Es ist klar, dass ohne ihre Bereitwilligkeit, Duldung, Gefühlslosigkeit verbrecherische Planung und verbrecherische Exekutive nie hätten zusammenspielen können.»[493] Die «Bewältigung der Schuld», so schrieb Alexander Mitscherlich 1960 im Vorwort der (leicht gekürzten) Neuauflage von «Wissenschaft ohne Menschlichkeit» (unter dem Titel «Medizin ohne Menschlichkeit»), könne nichts anderes heißen, «als der Wahrheit ins Auge zu sehen», und umschließe die Anerkennung dessen, was war, «ohne Feilschen; Einsicht in die Anteilnahme, und sei sie nur das ‹harmloseste› Mitlaufen, Mitdenken der Parolen, Mithoffen auf das Verheißene gewesen; Einsicht in die Anteilnahme gerade dort, wo sie sich ethisch gerechtfertigt erlebte: in Pflichttreue und Befehlsgehorsam»[494]. 1960 setzte Mitscherlich noch immer auf eine «Reifung durch Schulderkenntnis und -verarbeitung»[495]; bereits zehn Jahre zuvor hatte er im Zeitungsbeitrag zur «Lüge des naturwissenschaftlichen Zeitalters» formuliert:

> Dieser Welt des Unheils steht die Erkenntnis scheinbar arm und machtlos gegenüber – nur so lange, als bis der Mensch gelernt hat, im anderen sich selbst wiederzuerkennen, im Hässlichen seine Hässlichkeit, im Verwerflichen seine Verwerflichkeit, im Guten seine Güte. Man verliert seine Eigenschaften nicht, indem man den Spiegel zertrümmert, der sie zeigt. Man verliert sie erst, wenn man sie in der Erkenntnis überwindet. Und dies ist die zeitlose, zufällig zeitnächste Erkenntnis aus dem geschändeten Menschenbild von Auschwitz.[496]

«In Auschwitz ist nicht nur der Mensch, sondern auch die Idee des Menschen gestorben», so unterstrich der Überlebende Elie Wiesel.[497] Mit Viktor von Weizsäcker war Mitscherlich jedoch der Auffassung, dass die «Schändung» des Menschenbildes schon lange *vor* Auschwitz, nämlich in der «Lüge des naturwissenschaftlichen Zeitalters» begonnen hatte, in der «objektivierenden» Reduktion des Menschen auf seine Körperlichkeit im 19. Jahrhundert. Eine Diskussion dieser Zusammenhänge war von ihm nach 1945 erhofft worden. «Das Niveau einer Wissenschaft bestimmt sich darin, wie weit sie einer Krisis ihrer Grundbegriffe fähig ist», hatte Martin Heidegger in «Sein und Zeit» betont (1927[498]); die Bereitschaft zur Vergegenwärtigung dieser «Krise» ihrer medizinischen «Grundbegriffe» bestand in der bundesdeutschen Ärzteschaft nach 1945 jedoch nicht – aus politisch-moralischer Scham und Verdrängung, aber auch deswegen, weil nur wenige dazu in der Lage und willens waren, den Grundfragen und Grundlagenproblemen der Medizin als «angewandter Naturwissenschaft» und faktischer «Iatrotechnik» so klar wie Mitscherlich ins Auge zu blicken. Gefangen und gebannt in den Paradigmen «ihrer» Wissenschaft blieben sie Bernhard Naunyns «Fahne» unkritisch treu, orientierten sich an der neuen naturwissenschaftlichen «Spitzenforschung» (namentlich der USA) – und wiesen den Nationalsozialismus genauso weit von sich wie Mitscherlichs «Psychoanalyse» und seinen Lehrer Freud.

Die Zahl der Verfahren gegen NS-Straftaten verminderte sich nach Nürnberg drastisch. «Mitte der fünfziger Jahre musste fast niemand mehr befürchten, ob seiner NS-Vergangenheit von Staat und Justiz behelligt zu werden», schrieb Norbert Frei[499], und fügte hinzu: «Bis Ende der fünfziger Jahre wurden viele Verfahren gar nicht erst eröffnet, weil angesichts mildester Urteilspraxis mit einer die Amnestiegrenze überschreitenden Strafe ‹nicht zu rechnen› war.»[500]

Auch die meisten der von den Nürnberger Nachfolgeprozessen oder von den Militärgerichten der Alliierten Verurteilten kamen in den 1950er-Jahren wieder frei. «Wir haben so verwirrte Zeitverhältnisse hinter uns, dass es sich empfiehlt, generell tabula rasa zu machen», hatte Bundeskanzler Konrad Adenauer am 26. September 1949 in den Beratungen seines Kabinetts über das «Straffreiheitsgesetz» betont[501]; von der Intention, «Vergessen über die Vergangenheit zu decken», war bei der ersten Lesung des genannten Gesetzes am 2. Dezember 1949 im Bundestag explizit die Rede.[502] In einer solchen Atmosphäre, die vom kollektiven Wunsch nach «Selbstrehabilitierung» getragen war («rehabilitiert wurden die Täter und ihre Helfer», nicht jedoch die Opfer, bemerkte Ernst Klee[503]), hatte der von Mitscherlich für dringend notwendig erachtete kritische Selbstbesinnungsprozess, die Reflexion über die «Krise der Grundbegriffe» und des «geschändeten Menschenbilds von Auschwitz» keine Chance.

> Und dann schien alles vergessen. Es begann der erstaunliche Wiederaufstieg der Bundesrepublik, der psychologisch betrachtet sich unter dem Begriff des «Ungeschehenmachens», einer gigantischen Beseitigung der Spuren, einordnen lässt. (Mitscherlich[504])

Wer heute durch Deutschland fahre, so Mitscherlich 1960 bei der Herausgabe von «Medizin ohne Menschlichkeit», könne sich nicht vorstellen, «dass vor 20 Jahren hier die Gasöfen rauchten, in denen die Geisteskranken verbrannt wurden, dass vor 15 Jahren erst sich die Konzentrationslager für die letzten Überlebenden von Millionen öffneten, dass junge deutsche Soldaten, von ihren eigenen Standgerichten verurteilt, an den Apfelbäumen der Landstraßen hingen. Wieder hat Tüchtigkeit und Ordnungsgabe das Grauen gebannt. Aber diese Tüchtigkeit, die Berge von Trümmern versetzen konnte, den Schuldberg konnte sie nicht versetzen. So erfolgte die Schuldentlastung auf psychischem Wege durch den Fluchtversuch der

Verdrängung. So weit sind wir jetzt.»[505] Wie «weit» man 1960 in Westdeutschland im Umgang mit der NS-Zeit war, erfuhr Mitscherlich unter anderem vor einem Hamburger Disziplinargericht, bei dem er als Zeuge geladen war – nachdem der Tropenmediziner und ehemalige Abteilungsleiter des Robert-Koch-Instituts, Gerhard Rose, der in Nürnberg unter anderem aufgrund seiner Beteiligung an Fleckfieber-Menschenversuchen im KZ Buchenwald und Natzweiler zu lebenslanger Haft verurteilt worden war, nach seiner vorzeitigen Haftentlassung (1955) seine vollständige Rehabilitierung anstrebte. Die Hamburger Bundesdisziplinarkammer, vor der Mitscherlich aussagen und seine Prozessdokumentation rechtfertigen musste, kam 1960 zu der Auffassung, Versuche an Häftlingen seien im Weltkrieg gerechtfertigt gewesen; Rose sei in der NS-Zeit «für die Wahrung des ärztlichen Ethos und einer humanen Gesinnung mannhaft eingetreten»[506]. Mitscherlich gewann den Eindruck, sich «vor einem wohlgetarnten nationalsozialistischen Gerichtshof» für die Publikation von «Wissenschaft ohne Menschlichkeit» verantworten zu müssen und sprach von einem Versuch, «die Vergangenheit in geradezu phantastischer Weise mit Hilfe eines Gerichtsverfahrens umzulügen»[507]. Der vorsitzende Richter habe ihm in Hamburg erklärt, «dass er selbst im 3. Reich in der Justiz tätig gewesen sei und dass ihm niemals eine Auflage irgendwelcher Art, die ihn in seiner Freiheit beschränkt hätte, gemacht worden sei»[508]. Von anderer Seite wurde vor dem Hamburger Gericht, wie sich Mitscherlich in einer Notiz festhielt, das Lager Buchenwald als «Ort äußerster Sauberkeit, gepflegter Gartenwege mit vielen Blumen, überhaupt denkbar größter Ordnung» dargestellt.[509] «Das Ganze hat mir den fatalsten Eindruck gemacht, den ich bisher in der Bundesrepublik von der Justiz empfangen habe.»[510] Rose, der im Hamburger Verfahren unter anderem die Echtheit des Stationstagebuches des Buchenwalder Lagerarztes Erwin Ding-Schuler bestritt, bekam seine Pension als deutscher Beamter, engagierte sich für verurteilte nationalsozialistische Straftäter, wurde im «Deutschen Ärzteblatt» zu seinem 80. Geburtstag (1976) umfänglich gewürdigt und bekann ein Jahr später die Schürmann-Medaille der Deutschen Gesellschaft für Wehrmedizin.[511]

*

«Nach einer kurzen Phase der Strafverfolgung der prominenten NS-Täter durch das Nürnberger Gericht wurde der Großteil der NS-Funktionäre und Mitläufer rehabilitiert. Die ‹braune› Kontinuität bei den Funktionseliten wurde von den Alliierten in Kauf genommen, um der westdeutschen Gesellschaft im Rahmen der Machtblöcke des Kalten Krieges zu einem schnellen Wiederaufbau zu verhelfen», schrieb Aleida Assmann im geschichtlichen Rückblick.[512] «Während sich die ehemaligen Täter und Mitläufer im Schutz des Vergessens bestens arrangierten, war das Milieu des ‹kommunikativen Beschweigens› für die Opfer bedrückend.»[513]

Es fehlte der Wille «zur Identifizierung der Täter und ihrer Strafverfolgung» (Assmann[514]) – selbst die eklatanten Straftatbestände und die Dynamik ihres Zustandekommens wurden zunehmend juristisch relativiert und umgedeutet. Bis 1951 waren in den «Euthanasie»-Prozessen noch fünf verantwortlich beteiligte Ärztinnen und Ärzte zum Tode verurteilt worden[515], in der Folge jedoch nicht mehr. Das in den «Euthanasie»-Strafprozessen behandelte Vergehen und seine Motive wurden ab dann nicht mehr als «Mord», sondern – in wahrheitswidriger Weise – nur noch als «Totschlag» qualifiziert und die Tat selbst nur noch als «Beihilfe» gewichtet.[516] Die Verantwortlichkeit der Täter für die Patientenmorde wurde je länger je mehr verneint und an übergeordnete Funktionseliten delegiert[517] – und dies von deutschen Juristen, die zum Teil an «Sondergerichten» und am «Volksgerichtshof» des NS-Regimes gearbeitet hatten, selbst niemals «entnazifiziert» oder aber nach Gründung der Bundesrepublik wieder vollständig «rehabilitiert» und in ihre alten Stellungen eingesetzt worden waren.[518]

> Während im ersten Verfahren vor dem Landgericht Berlin [1946] die angeklagte Ärztin Hilde Wernicke ebenso wie die angeklagte Krankenschwester [Helene Wieczorek] wegen Mordes verurteilt worden waren [an 600 beziehungsweise mindestens 100 Personen mit Hilfe von Morphium-Scopolamin-Spritzen 1943 und 1944 in der Heil- und Pflegeanstalt Meseritz-Oberwalde], befand das Gericht in einem der bald darauf folgenden Prozesse nur noch den anordnenden Arzt für des Mordes schuldig, während die ausführende Krankenschwester als Gehilfin eingestuft wurde. Das Landgericht Frankfurt a. M. kam schließlich 1967 in seinem Urteil gegen den «T4»-Arzt Heinrich Bunke, der die Gaskammern in Brandenburg und Bernburg bedient hatte, zu dem Schluss, die Ärzte in den T4-Vernichtungsanstalten seien lediglich die Vollstrecker gewesen. [...] Man kann sich des Eindrucks nicht erwehren, dass den Tätern mit der Zeit goldene Brücken gebaut wurden. (Schmuhl[519])

Der in Nürnberg freigesprochene Chirurg, Charité-Professor und dortige Dekan der medizinischen Fakultät, Paul Rostock, der 1943 von Karl Brandt zum «Beauftragten für medizinische Wissenschaft und Forschung» des «NS-Generalkommissars für das Sanitäts- und Gesundheitswesen» berufen worden und als solcher an der Planung und Durchführung von Menschenversuchen in den Konzentrationslagern Natzweiler-Struthof, Sachsenhausen und Dachau beteiligt gewesen war, stand bald nach seiner Entlassung im Mittelpunkt eines – mit Decknamen und geschmuggelten Briefen operierenden – «Netzwerks von Revisionisten, das die Rechtsgrundlagen des [Nürnberger] Verfahrens und die gefällten Urteile angriff».

(Weindling[520]) Rostock erhielt viele Glückwünsche aus dem Kreis seiner akademischen Kollegen nach dem Freispruch, darunter von Rein und Heubner, vertrat in der Presse die Unrechtmäßigkeit des Nürnberger Verfahrens, unterstützte die von Robert Servatius ins Leben gerufene «Sammelstelle zur Verteidigung der Verurteilten des Ärzte-Prozesses» («Diese brachte [unter anderem] eine ‹Zusammenstellung von Dokumenten über Menschenversuche in anderen Ländern› in Umlauf, mit der der umstrittenen kritischen Schrift von Alexander Mitscherlich und Fred Mielke etwas entgegengesetzt werden sollte.»[521]) – und war bereits 1948 wieder chefärztlich in Bayern tätig.[522]

Mitscherlich verfolgte all diese Entwicklungen sehr genau, die gesellschaftliche Tabuisierung des Antisemitismus und des Judenmordes, der nationalsozialistischen Rassen- und Bevölkerungspolitik, die er für verhängnisvoll hielt, sehr wahrscheinlich aber nicht für dauerhaft. Bei seiner Ansprache zur Eröffnung des Frankfurter Sigmund-Freud-Instituts sagte er am 27. April 1960: «Die Suche nach der Wahrheit über uns selbst, also die geduldige Selbsterforschung, ist das einzig verlässliche Mittel, um uns Glaubwürdigkeit zu verschaffen und uns zugleich gegen die Inhumanitäten zu verteidigen, die uns unter der Decke der Zivilisation drohen.»[523] Dennoch machte auch Mitscherlich die weitgehende Blockade der Ärzteschaft und ihre «solidarische» – oder «loyale» – Standesdeckung verbrecherischer Kollegen schwer zu schaffen, die nach 1945 oder 1947, in einer Atmosphäre der zunehmenden «Kaltschnäuzigkeit» (Frei[524]), wieder in Ämter und Funktionen aufgestiegen waren, wie dies in den Fällen der «Euthanasie»-Protagonisten Werner Heyde und Werner Catel Ende der 1950er- und Mitte der 1960er-Jahre öffentlich ansichtig wurde.[525] Aleida Assmann sprach später von der Verlängerung der destruktiven Machtverhältnisse durch das repressive Schweigen, von der Verschonung der Täter und der weiteren Schädigung der Opfer[526], die einen Menschen wie Levi, aber auch viele andere betraf.

Für Mitscherlich bedeutete seine Nürnberger Aufdeckungs- und Aufklärungsarbeit das von Anfang an befürchtete Ende seiner medizinischen Karriere. Zwar konnte er, mit Geld aus den USA, an der Universität Heidelberg seit Ende der 1940er-Jahre das erste Institut für Psychosomatik und Psychoanalyse an einer deutschen Universität aufbauen und wurde, nach über zehnjähriger Privatdozentur und zeitweisen Emigrationsabsichten in die USA, 1958 zum außerordentlichen Professor befördert, aber erst 1967, in seinem 59. Lebensjahr, wurde der hoch qualifizierte Kliniker, Forscher und Universitätsdozent auf einen Lehrstuhl berufen, jedoch keinesfalls für Medizin und nicht in Heidelberg. Mitscherlichs Lehrstuhl der Psychologie gehörte zur Philosophischen Fakultät der Universität Frankfurt und kam nach entschiedenem Einsatz von Max Horkheimer und Theodor Adorno zustande, die in ihrem Frankfurter Institut für Sozialforschung selbst gewichtige Beiträge zum Faschismus und Antisemitismus in Deutschland ausgearbeitet hatten (und sich ebenfalls mit der Psychoanalyse als Instrument der Aufklärung auseinandersetzten). Dort konnte er, bis zu seiner Emeritierung 1973, gerade noch sechs Jahre lehren, und sah sich weiterhin – zumindest *auch* – als Arzt («Ich verstehe mich nach meiner persönlichen Lebensgeschichte zunächst als Arzt [...] in einer spezifischen mitmenschlichen Rolle, in der ich dem Lebenden zu Diensten sein soll», 1967[527]).

*

In den 1950er-Jahren war die Thematik der NS-Medizinverbrechen in Mitscherlichs Vorträgen und Publikationen vorübergehend in den Hintergrund getreten, keineswegs jedoch die Auseinandersetzung mit der NS-Zeit (weswegen die Aussagen seines Biografen Tobias Freimüller, das «kommunikative Beschweigen» der NS-Vergangenheit habe in den 1950er-Jahren auch Mitscherlich «ergriffen»[528], in dieser Form missverständlich und meines Erachtens abwegig ist). Was Mitscherlich jedoch nach den bisherigen Erfahrungen fürs Erste nicht weiterführte, war die Auseinandersetzung mit der deutschen Ärzteschaft, intern und in der Öffentlichkeit. Er konzentrierte sich vielmehr auf die praktizierte psychosomatische Medizin (in seiner Heidelberger Abteilung), auf die psychotherapeutische Forschung und Lehre sowie auf sozialpsychologische Analysen, unter anderem zur NS-Zeit, die er bereits in den 1940er-Jahren begonnen hatte. Ihn beschäftigten die Realität einer «Massenpsychologie» in der modernen Industriegesellschaft mit ihrem Verlust der alten Sozialstrukturen und -bindungen sowie die Möglichkeiten autoritärer Herrschaftsformen innerhalb dieses Gefüges. In individual- und kollektivpsychologischer Orientierung analysierte Mitscherlich unter anderem die Einsamkeit, Haltlosigkeit, Selbstentfremdung und Verführbarkeit des Menschen im 20. Jahrhundert, seine Auslieferung an Medien als Einfallstor für Ideologie und Aggression und die dadurch mögliche Manipulation der Massen. In der Tiefenpsychologie Sigmund Freuds sah er ein auch in dieser Hinsicht brauchbares Instrument zur Selbsterkenntnis und Stärkung der Individualkräfte – im Sinne einer eigenständigen Gewissensbildung und selbstbestimmten Handlungswirklichkeit. Mitscherlich trat in diesem Zusammenhang mit Nachdruck für gesellschaftliche Veränderungen im Erziehungs- und Bildungsbereich ein, um die Elemente der alten «Gehorsamskultur» und der Einengung des Gewissens auf die Erfüllung der «Gehorsamsfunktion» überwinden zu können. Er untersuchte die Gründe der Nichtaufarbeitung der NS-Vergangenheit mit den Methoden der Psychologie; nicht zuletzt die Zurückdrängung kritischer «Ich-Leistungen» verhinderte ihm zufolge die eigenständige Auseinandersetzung mit der schambesetzten Vergangenheit. In einem BBC-Beitrag sprach er 1960 unter anderem darüber, dass nach der zwangsverordneten «Entnazifizierung» die Deutschen ihre Kräfte im Sinne eines «Abwehrverhaltens» in andere Richtung gelenkt hätten. «Der im Nationalsozialismus freigesetzte Antisemitismus sei [....] zum einem in den gesellschaftlich tolerierten Antikommunismus umgelenkt und zum anderen im rastlosen Wiederaufbau Deutschlands sublimiert worden.»[529] Ein «Ungeschehenmachen der Schuld» sei auf diese Weise im manischen Wiederaufbau abgearbeitet und an die Stelle einer selbstkritischen Auseinandersetzung mit der Zeit der Hitler-Verehrung und ihrem kollektiven «Ich-Ideal» getreten. In den 1960er-Jahren sollte Mitscherlich zu diesem Fragenkomplex zwei seiner populärsten Bücher veröffentlichen: «Auf dem Weg zur vaterlosen Gesellschaft. Ideen zur Sozialpsychologie» (1962) und «Die Unfähigkeit zu trauern. Grundlagen kollektiven Verhaltens» (1967, zusammen mit Margarete Mitscherlich-Nielsen, seiner dritten Ehefrau).

Ende der 1950er-Jahre aber kehrte die NS-Vergangenheit in die bundesdeutsche Öffentlichkeit zurück, angestoßen vom «Ulmer Einsatzgruppenprozess», den aufsehenerregenden Enthüllungen um die NS-Mediziner und professoralen Protagonisten der Vernichtung und Massensterilisierung, Heyde und Clauberg, und von weiteren Ereignissen. Der Fischer-Verlag bat Mitscherlich Ende 1959 um sein Einverständnis für eine Neuauflage von «Wissenschaft ohne Menschlichkeit», die in nur leicht veränderter Form unter dem Titel «Medizin ohne Menschlichkeit» bereits im März 1960 zur Auslieferung kam, kurz nach der antisemitischen Schändung der neu eingeweihten Kölner Synagoge (in der Weihnachtsnacht 1959) und einer rasch um sich greifenden bundesdeutschen Welle antisemitischer Ausschreitungen (Schmierereien). Mitscherlich und Mielkes 1949 nahezu unverkäufliches Buch war 1960 mit 50000 Exemplaren in kurzer Zeit ausverkauft und wurde in zahlreiche Fremdsprachen übersetzt (bereits 1962 existierten Übersetzungen in die englische, polnische, italienische und slowenische Sprache). Die Resonanz auf die Neuausgabe, insbesondere unter jungen Menschen, beeindruckte Mitscherlich nachhaltig. Er bekam viele Briefe und Berichte von Studenten über Diskussionen an ihren Universitäten. «Viele jungen Leser betonten, dass in ihrer Generation ‹die ernsthafte Auseinandersetzung mit der Vergangenheit› schon begonnen habe, mehr als ‹das oft unfundierte Gerede von der unbewältigten Vergangenheit erscheinen lässt›. [...] *Medizin ohne Menschlichkeit* wirkte [...] als einer der ersten Kristallisationspunkte des Unbehagens einer jungen Generation angesichts des vorangegangenen Jahrzehnts des Beschweigens der Vergangenheit.» (Freimüller[530]) Im Jahr nach Fred Mielkes frühem Tod erhielt Alexander Mitscherlich auch Post von ehemaligen Opfern und deren Angehörigen sowie von jüdischen Ärzten, die verdrängt und vertrieben worden waren.

Auf Bitten eines «Spiegel»-Redakteurs nahm Mitscherlich, fünf Monate nach der Neuausgabe des Nürnberger Abschlussberichtes, Stellung zu den aktuellen Debatten um Werner Catel, der nach wie vor die Legitimität und Sittlichkeit einer «begrenzten Euthanasie» für «missgebildete Kinder» öffentlich vertrat. Es handle sich bei der «Euthanasie», so Mitscherlich am 17. August 1960, um «nichts weiter als ein Verbrechen»; die Ausrede auf das «humane Mitgefühl mit den Missgeburten» sei bestenfalls eine «sentimentale Kulisse», hinter der sich « bösartige Allmachtsphantasien» verbergen würden, darunter die Eliminierung all dessen, was nicht in den «Vollkommenheitstraum» passe.[531]

Von zentraler Bedeutung sei nach wie vor die Aufarbeitung der Vergangenheit zur kritischen Prüfung der Gegenwart und zur Vorbereitung der Zukunft, in medizinischer wie gesellschaftspolitischer Hinsicht, so betonte Mitscherlich:

> Nur wenn wir Einsicht – überlegene Einsicht – in die Denk- und Handlungsstereotypien unserer Gesellschaft gewinnen, wenn wir sie im Gegengriff unseres Bewusstseins prüfen und entschei-

den, ob wir so weiterleben wollen, hat es Sinn, dass wir die dunkle Vergangenheit – und dann allerdings ohne nachzulassen – durchforschen.[532]

*

Alexander Mitscherlichs Popularität wuchs in den 1960er-Jahren; er wurde in seiner sozialpsychologischen Gesellschaftskritik und in seiner persönlichen Unerschrockenheit zu einem der wichtigsten Bezugspunkt der opponierenden jüngeren Generation, darunter der westdeutschen Studenten. Mitscherlich erhielt Einladungen zu vielen Vorträgen, Mitte der 1960er-Jahre auch im Rahmen zahlreicher Ringvorlesungen zum Thema «Universität im Nationalsozialismus», die an vielen Orten stattfanden. An mehreren deutschen Universitäten hielt er 1966 seinen Vortrag «Menschenversuche im Dritten Reich», darunter in Heidelberg, der auch im Hessischen Rundfunk gesendet wurde. «Über einen Zeitraum von dreißig Jahren klagte Mitscherlich die Erforschung, Durchdringung und Durcharbeitung der psychischen Motive des deutschen Faschismus, seiner grauenhaften Folgen und andauernden Nachwirkungen in der Öffentlichkeit ein», schrieb sein Biograf Timo Hoyer[533]; nun jedoch schien die Zeit dafür gekommen zu sein – und erstmals lenkte Mitscherlich den Blick wieder auf den Nürnberger Ärzteprozess. 1966 – im Jahr nach seinem Vorwort für das Buch Gustav Bychowskis «Diktatoren. Beiträge zu einer psychoanalytischen Persönlichkeits- und Geschichtsdeutung» (1965), seinen Voten zu Verjährungsfragen von NS-Strafsachen, seiner «Spiegel»-Rezension von Hanna Arendts Publikation «Eichmann in Jerusalem», seiner Rundfunkpräsentation der in Buchform erschienen Berichte des Sicherheitsdiensts der SS unter Heydrich und Ohlendorf («Meldungen aus dem Reich») und seinen Fernsehauftritten zur Diskussion eines Hitler-Dokumentarfilmes im April und November 1965[534] («in der Mitte der sechziger

Jahre erreichte die Beschäftigung Mitscherlichs mit dem Thema der NS-Vergangenheit ihren Höhepunkt»[535]). 1966 ging Mitscherlich, 21 Jahren nach Kriegsende, erneut auf die grundsätzliche «Problematik ethischer Orientierung in der Medizin» ein. In seinem Vortrag über «Menschenversuche im Dritten Reich» erinnerte er daran, dass die furchtbaren Tatbestände sehr wahrscheinlich noch viel umfangreicher als die in Nürnberg verhandelten gewesen sein mussten, da die Beteiligten sehr viel Material vernichtet hatten. Er zitierte aus einem bereits 1949 von ihm und Mielke publizierten Brief von Wolfram Sievers aus dem Jahr 1945, dem Generalsekretär der Gesellschaft «Ahnenerbe» («Forschungs- und Lehrgemeinschaft der SS») an den Direktor des Instituts für Wehrwissenschaftliche Zweckforschung Professor August Hirt, Ordinarius für Anatomie an der Reichsuniversität Straßburg, der für die «Jüdische Skelettsammlung» (des, so Hirt, «widerlichen, aber charakteristischen Untermenschentums») und weitere «wissenschaftliche» Grausamkeiten verantwortlich zeichnete:

> […] Sowohl Paris wie London beschäftigen sich inzwischen ganz munter mit der Straßburger Anatomie, wobei bedauert wird, Sie nicht gefasst zu haben. Über das Kultusministerium werden Sie wohl inzwischen eine diesbezügliche Anfrage des Auswärtigen Amtes zur Stellungnahme erhalten haben oder demnächst bekommen. Seien Sie froh, dass wir alle Arbeitsunterlagen rechtzeitig vernichtet haben. Mit konkreten Angaben konnte die Gegenseite bisher nicht aufwarten.[536]

Mitscherlich erinnerte auch noch einmal an Professor Karl Gebhardt, den ehemaligen Präsidenten des Deutschen Roten Kreuzes, Chefarzt der Heilanstalt Hohenlychen bei Berlin, Oberster Kliniker beim Reichsarzt SS, Leibarzt Himmlers und – unter anderem – an Gebhardts Auftrag an seinen Mitarbeiter, den Chirurgen Fritz Fischer, das Schulterblatt eines

Häftlings des Konzentrationslagers Ravensbrück für einen Transplantationsversuch zu entnehmen; er erinnerte an den Dachauer «terminalen» Experimentator Sigmund Rascher und seine Zusammenarbeit mit Instituten für Luftfahrmedizin in München und Berlin. «Unsere Einsicht – nicht nur unsere Ansicht –, dass nicht Verbrechen von Verbrechern allein zum Prozess anstanden, sondern die moralische Fühllosigkeit einer verbrecherischen Gesellschaft, die bis vor wenigen Monaten (damals im Sommer 1946) unsere offizielle Gesellschaft gewesen war – diese unsere Einsicht von damals ist unpopulär geblieben.»[537] Noch einmal schrieb Mitscherlich über die Strukturen und seelischen Dynamiken dieser «offiziellen Gesellschaft», über die Idealisierung der Autorität, die Gehorsamskultur und den «feigen Egoismus», der noch bis in die Strafverfahren hinein durch das Prinzip der Verantwortungsdelegation praktiziert wurde. Er ging exemplarisch auf Medizinerkarrieren nach 1945 ein, und erwähnte die von Dr. Siegfried Ruff, dem Direktor des Fliegermedizinischen Instituts der Deutschen Versuchsanstalt für Luftfahrt in Berlin, mit dessen Unterdruckkammer Sigmund Rascher in München gearbeitet hatte. Ruff hatte Rascher einen Mitarbeiter zur Seite gestellt und war auch persönlich in Dachau gewesen. «[...] Wie mag er nach dem Krieg zum außerplanmäßigen Professor an der Rheinischen Friedrich-Wilhelms-Universität zu Bonn und zum Leiter des Instituts für Flugmedizin in Bad Godesberg aufgerückt sein? Sind im März 1965 von den Studenten gestellte Fragen unberechtigt gewesen? Wohl kaum.»[538] Auch Ruff habe nach 1945 nie ein Wort des Bedauerns über die Opfer der Dachauer Versuche öffentlich vernehmen lassen.[539]

Trotz der großen Anteilnahme der Studenten aber war auch noch 1966 kein wirklicher Durchbruch für Mitscherlich und die Erforschung der NS-Medizin, Gesundheitspolitik und –Gesellschaft erzielbar. «Sosehr die öffentliche Diskussion über die NS-Vergangenheit in den sechs Jahren nach Erscheinen von ‹Medizin ohne Menschlichkeit› auch in Bewegung geraten war – der Eichmann-Prozess [1961] und der Frankfurter Auschwitzprozess [1963 bis 1965] waren dabei nur die aufsehenerregendsten Ereignisse gewesen –: Die tiefgreifende Integration der Deutschen in die nationalsozialistische «Volksgemeinschaft» und die Tatsache, dass das NS-Regime bis in die letzten Kriegstage hinein nicht nur von Furcht und Terror stabilisiert, sondern über lange Zeit vom Konsens der Mehrheit getragen worden war, war auch 1966 noch eine unangenehme und selten ausgesprochen Wahrheit.» (Freimüller[540])

*

Die dritte Auflage von Mitscherlichs und Mielkes Dokumentation «Medizin ohne Menschlichkeit», die 1977 bei Fischer erschien, löste – in einer wiederum veränderten gesellschaftlichen Situation, nach den Studentenprotesten der 1968er-Generation[541] – schließlich mehr Diskussionen aus als alle Bemühungen Mitscherlichs zuvor, wenige Jahre vor seinem Tod. In seinem neuen und letzten Vorwort blickte er zurück und erneut in die Gegenwart und Zukunft. Der Missbrauch der Medizin im gesellschaftlichen und gesellschaftspolitischen Zusammenhang habe nicht aufgehört. Die «Korruption» der deutschen Ärzte im Nationalsozialismus sei «nicht überbietbar», dennoch geschehe auch in anderen Formen Furchtbares. Mitscherlich behandelte in aphoristischer Diktion das exemplarische Problem der Psychopharmaka («mit deren Hilfe es gelingt, die Ich-Leistungen des Individuums zu zerstören»), ihren individuellen, aber auch gesellschaftlichen Missbrauch, und schrieb:

> Vielleicht sind diese «harmlos» erscheinenden unblutigen Behandlungsmethoden für den Arzt selbst eine neue gefährlich Versuchung. Ganze Populationen unter dem Einfluss von Drogen: ein

> Albtraum, der gewissermaßen schon vor der Türe steht. Es könnte doch sein, dass der Arzt *und* seine Kranken sich an gefährlichere Drogen als Aspirin und Librium gewöhnen. Schlafmittel, Beruhigungsmittel werden seit langem bedenkenlos von großen Teilen der Bevölkerung tonnenweise konsumiert.
>
> Das hat dem Anschein nach nichts mit unmenschlicher Medizin zu tun. Ist das tatsächlich der Fall? Seit es Menschen gibt, gibt es die Suche nach der Schmerz- und Leidenserleichterung. Der «Medizinmann» und der hochstudierte Arzt stimmen darin überein, heilen zu wollen; das ist ihr gemeinsames Ziel. Viele Forscherärzte begegnen jedoch kaum noch Patienten. Sie haben nur noch Forschungsziele. Vom Versuchstier und der Experimentalsituation kann der Schritt zur Manipulation des Patienten fast unvermerkt vollzogen werden. Die Folgen können schrecklich sein. Wo egoistischer Forschungsehrgeiz oder Druck durch die politische Gewalt den Arzt in die Abhängigkeit außerärztlicher Institutionen gelangen lässt, verliert die Medizin ihre Menschlichkeit.
>
> So ist nach weiteren 16 Jahren [seit der Publikation von «Medizin ohne Menschlichkeit» 1960] der Rückblick auf die Heilkunde und ihre legitimen wie illegitimen Vertreter nicht gerade hoffnungsspendend.[542]

Ein letztes Mal – abgesehen von seiner Autobiografie – äußerte sich Mitscherlich zu dem Themenkomplex der Nürnberger Ärzteprozesse und der deutschen Medizin im Nationalsozialismus dann im Nachrichtenmagazin «Der Spiegel» im Jahre 1978, als sein Leben längst im Schatten der schweren

Parkinson-Erkrankung stand: *«Der Patient – nur ein Werkstück»*.

Noch einmal kam Mitscherlich auf die Nürnberger Prozesse, die Menschenversuche, Gebhardt und die anderen zu sprechen und schrieb:

> [...] Solange unsere Gesellschaft nur widerwillig bereit ist, in diesen Tätern ein Abbild ihrer selbst zu erkennen, werden wir mit der Erkenntnis, was sich in diesen schrecklichen Jahren wirklich zugetragen hat, nur gegen zähen Verdrängungswiderstand weiterkommen. Je lautstärker gegen diese Interpretation opponiert wird, desto größer ist die Wahrscheinlichkeit, dass hier manches unverstanden zu den Akten genommen werden soll. [...]
> Im Rückblick auf die Nürnberger Zeit empfinde ich immer noch unveränderten Zorn gegen meine Ohnmacht, zusehen zu müssen, wie so viel Unrecht in den tieferen Zusammenhängen unverstanden und ungesühnt bleibt und in Vergessenheit versinkt.[543]

Die Angeklagten und die Verteidiger, die jedes Bedauern gegenüber den Opfern vermissen ließen[544], hätten ihn «angewidert».

> Vor mir entrollte sich das Bild routinierter, technisch versierter Ärzte, die jedoch überhaupt nicht verstanden, dass hier ein paradigmatischer Einspruch erfolgte, der Prozess nicht nur wegen medizinischer «Kunstfehler» abgehalten wurde, sondern weil entsetzliche Verstöße gegen die Menschlichkeit schlechthin vorlagen. Es war erstaunlich zu beobachten, mit welcher Gleichförmigkeit und Geschmeidigkeit von ihnen ver-

> mieden wurde, auf dieses Problem einzugehen, und wie sie dauernd eine «Verschiebung» vornahmen aus der mitmenschlichen Betroffenheit auf eine scheinbar rationale Wissenschaftlichkeit.[545]

All dies von Mitscherlich noch einmal Erinnerte und Beschriebene trug sich im Nürnberger Gerichtsaal nicht nur vor Richtern, Anwälten und Zuschauern zu, sondern im Angesicht von Opfern, die im Ärzteprozess in erschütternder Weise aussagten. Paul Weindling schrieb dazu: «In Deutschland, Frankreich, Polen und der Tschechoslowakei waren die Opfer über den Rundfunk aufgerufen worden, sich zu melden und eine Aussage über ihre Erlebnisse zu machen. Auf diese Art wurden die Überlebenden der Menschenversuche nun zu Hauptzeugen der Anklage. Zu ihnen gehörten vier junge Frauen aus Polen, die als ‹Kaninchen von Ravensbrück› bekannt wurden – eine Selbstbeschreibung aus der Zeit der Sulfonamid-Versuche im Lager, bei denen den Gefangenen absichtliche Verletzungen der Beine zugefügt wurden, um den Wirkstoff zu erproben. Weitere Zeugen waren Häftlinge aus dem KZ Dachau, römisch-katholische Priester, die Malaria-Versuche hatten erleiden müssen, und der Sinto Karl Höllenreiner, der die Meerwasser-Experimente überlebt hatte.»[546]

Die Apathie der verantwortlichen Ärzte im Nürnberger Gerichtssaal hatte ein Korrelat in der bundesdeutschen Gesellschaft und Öffentlichkeit, für die Mitscherlich seine Dokumentationen – über den Ärztekreis hinausgehend – *auch* verfasst hatte. Er sah die Medizin als öffentliche Angelegenheit eines demokratischen Gemeinwesens; in diesem – und nicht nur unter den ehemaligen NS-Ärzten – aber war über viele Jahre und trotz seiner Schriften kaum von den Opfern die Rede. Während sich die Bonner Regierung emsig um die Rehabilitierung der als Kriegsverbrecher Verurteilten bemühte – sowie um deren Pensionsansprüche –, lehnte sie die gesellschaftliche Mitverantwortung für die Misshandelten der Menschenversuche weitgehend ab. «[...] Als die deutsche Bundesregierung Anfang der 1960er Jahre die Nachkriegsära als beendet erklärte und die Entschädigungsverfahren abschließen wollte, war die Entschädigung der [Opfer der] medizinischen Experimente [...] noch immer nicht auf den Weg gebracht worden, weil sie nicht als Verbrechen anerkannt waren. Stattdessen entschieden Ärzte, die aktive Nationalsozialisten gewesen waren, über die Entschädigungsanträge der Opfer. Ihre diagnostischen Kategorien waren Relikte der NS-Zeit. Psychiater wiesen darauf hin, dass bei Antragstellern, denen eine erbliche Schizophrenie diagnostiziert wurde, die deutschen Behörden jegliche Verantwortung für die traumatischen Auswirkungen der Experimente auf den Betroffenen negierten.» (Weindling[547])

10. Der späte Aufbruch – die 1980er-Jahre

Den Beginn der Wende in der öffentlichen Auseinandersetzung mit der Rolle der Medizin und der deutschen Ärzte erlebte Alexander Mitscherlich in der Bundesrepublik noch mit, obgleich schwer krank. 1980, als er seine Autobiografie mit letzter geistiger Kraft, von der Parkinson-Erkrankung, einer Altersdepression und einer Demenz schwer gezeichnet, mithilfe eines Freundes vollenden und veröffentlichen konnte, zwei Jahre vor seinem Tod, fand in Berlin der «alternative Berliner Gesundheitstag» statt – eine Gegenveranstaltung zum 83. Deutschen Ärztetag, die die Problematik der NS-Medizin und damit die Verstrickung der deutschen Ärzte in das Regime des «Dritten Reiches» erstmals in den Mittelpunkt stellte. Die Dokumentation des «alternativen Berliner Gesundheitstags», die von Gerhard Baader und Ulrich Schultz noch im selben Jahr in Berlin herausgegeben wurde («Medizin und Nationalsozialismus. Tabuisierte Vergangenheit – Ungebrochene Tradition»), war einflussreich – und viele weitere Arbeiten erschienen in der Folge. «Sich der Wahrheit zu stellen» (Johanna Bleker/Hans-Peter Schmiedebach) wurde nun möglich, aber auch unvermeidlich. Kein Thema in der Medizingeschichte erhielt von nun an eine solche Intensität der Zuwendung wie die Rolle der Ärzte und der deutschen Medizin im Nationalsozialismus. Dem Sozialarbeiter, Schriftsteller und «investigativen» Journalisten Ernst Klee gelang drei Jahre nach dem «alternativen Berliner Gesundheitstag», was Werner Leibbrand, Alice Platen-Hallermund und Gerhard Schmidt zuvor vergeblich versucht hatten: den Krankenmord ins Bewusstsein der Öffentlichkeit zu bringen («‹Euthanasie› im NS-Staat, Die ‹Vernichtung lebensunwerten Lebens›»). Die «Beiträge zur nationalsozialistischen Gesundheits- und Sozialpolitik» erschienen ab 1985, die «Dachauer Hefte» ab 1988; Ende der 1980er-Jahre legten mit Robert Jay Lifton und Michael H. Kater ein US-amerikanischer und ein kanadischer Wissenschaftler umfangreiche Dokumentationen über die «Doctors under Hitler» vor. Lifton widmete seine Studie Mitscherlich und schrieb 1988 im Vorwort zur deutschen Ausgabe über die jahrelange «bewusste und unbewusste Verzerrung und Vertuschung der Ereignisse im Dritten Reich», über die nun begonnene Aufarbeitung von Historikern und Ärzten und betonte dann: «Wir stehen dabei alle wie Zwerge auf den Schultern von Alexander Mitscherlich, der das Ausmaß der medizinischen Verbrechen der Nazis als erster der Öffentlichkeit bekannt machte und später als der vielleicht brillanteste psychoanalytische und moralische Kritiker der Nazi-Ära hervorgetreten ist. Die intellektuelle Energie und der persönliche Mut von Mitscherlich stellen auch heute noch ein Vorbild dar, nach dem sich viele orientieren und weiter orientieren werden.»[548]

Ernst Klee zeigte in seiner Monografie «Auschwitz, die NS-Medizin und ihre Opfer» im Anschluss an Mitscherlich als Erster die, so Klaus Dörner, «direkte oder indirekte Verstrickung fast der gesamten deutschen Medizin-Elite in die medizinischen Verbrechen» auf.[549] Ernst Klee arbeitete auch heraus, wie viel Beweismaterial vorsätzlich vernichtet wurde, welche personellen Kontinuitäten im medizinischen Wissenschaftsbetrieb nach 1945 bestanden und wie gravierend die Opferbiografien waren, auch welche Aktualität den Fragen um die Menschenwürde in der Medizin weiter zukam. Die Akten der T4-Aktion wurden aufgefunden und Einzelschicksale in ihrer ganzen individuellen Tragik im Detail ansichtig gemacht; die beteiligten Institutionen des Gesundheitswesens wurden akribisch untersucht, ebenso die wissenschaftlichen Institute, medizinischen Fakultäten und Fachgesellschaften, wobei Eduard Seidler mit seinen Studien zur medizinischen Fakultät der Universität Freiburg und zu den Schicksalen der jüdischen Kinderärzte in Deutschland wegweisende Pionierarbeit leistete.

Die sehr genaue Aufarbeitung der Verbrechen, der Menschenversuche, der Sterilisationen und der Krankenmorde brachte die von Mitscherlich bereits in den 1940er-Jahren umrissene Indienststellung der Medizin durch die NS-Gesellschaftsform nunmehr im Detail zum Vorschein, die «Gleichschaltung» in Organisation, Standespresse und Ausbildung, die gelungene Verführung und den beruflichen und standesbezogenen Profit der Ärzte, ihre erhebliche Überrepräsentanz in den Parteiorganisationen des NS-Regimes und in universitären Führungsstrukturen, auch ihre bereitwillige Mitarbeit an der eugenisch-rassistischen Uniformierung und «Medikalisierung» der deutschen Gesellschaft. Die Forschungen zeigten das vollständige Fehlen eines professionellen ärztlichen Widerstandes gegen die katastrophalen Entwicklungen und die Bereitschaft zur willigen Mitarbeit im Sinne der Gesundheitsüberwachung und gesellschaftlichen «Optimierung». Ärzte füllten nicht nur gefügig Fragebogen aus, sondern zeigten Patienten an, arbeiteten an Erbgesundheitsgerichten, aber auch an Sterilisations- und Tötungsverfahren mit – und die Zahl der Opfer musste im Fortgang der Recherchen immer weiter nach oben korrigiert werden. Noch Mitscherlich hätte eine Zahl von etwa 375 000 gewaltsam sterilisierten und circa 200 000 ermordeten Patienten (allein in Deutschland) wohl nicht für möglich gehalten. Die publizierten Arbeiten seit dem «Dammbruch» des Jahres 1980 aber gaben Mitscherlichs frühen Ausführungen insgesamt in erschreckendem Maße recht. Sie zeigten eindeutig auf, dass die versuchte Verengung der Problematik und Diskussion auf wenige «Medizinverbrecher» nach 1945 ein Flucht- und Täuschungsmanöver gewesen war – und sie brachten darüber hinaus zum Vorschein, wie berechtigt Mitscherlichs Pochen auf eine Untersuchung der beteiligten Denkformen war – des universitär gelehrten Sozialdarwinismus, der Eugenik und Rassenhygiene, aber auch des Selbstverständnisses der Medizin als angewandter Naturwissenschaft und Iatrotechnik, ihr wissenschaftliches Streben nach «distanzierter Objektivität» und faktischer Empathielosigkeit.

Insgesamt bestätigten die empirischen Forschungsarbeiten, die seit den 1980er-Jahren durchgeführt wurden, Mitscherlichs Grundannahmen der Jahre nach 1946 spät, aber nachdrücklich.[550]

*

Die Kulturwissenschaftlerin Aleida Assmann stellte die 1980er-Jahre, in denen Alexander Mitscherlich und Primo Levi starben, als die Zeit eines tief greifenden «Wertewechsels» im Nachgang der 1968er-Studenten-Proteste dar. Anstelle des bisherigen «Modernisierungsglaubens» sei, so Assmann, die «ethische Erinnerung» getreten, eine opferorientierte Erinnerung, die zuvor nur eine geringe Rolle gespielt habe. «Um Zukunft zu gewinnen, davon war man im Zeitalter der Modernisierung bis in die 1980er Jahre hinein überzeugt, müssen wir die Vergangenheit loslassen.»[551] Dieses Paradigma trat nun in den Hintergrund; an die Stelle der Verdrängung, der «Schlussstrich»-Vergangenheitsbewältigung und ihrer «Unfähigkeit zu trauern» rückte eine Bemühung um Namen und Biografien der Opfer, eine Umkehr, die von Mitscherlich früh gefordert und von Menschen wie Levi, De Benedetti und Langbein intensiv praktiziert worden war. «Erst wenn wir dieses Stück trauernder Identifizierung mit den Opfern zu vollziehen bereit sind, wenn wir uns um sie zu kümmern beginnen, wird sich etwas zu ändern beginnen», hatte Mitscherlich in den «Mainzer Universitätsgesprächen» der 1960er-Jahre formuliert.[552] Lange Zeit aber war dies abgelehnt und abgewehrt worden – und auch im Nürnberger Ärzteprozess, der in vieler Hinsicht vorbildlich durchgeführt worden war, hatten die Opfer, jenseits ihrer Zeugenfunktion, kaum eine Rolle gespielt. Über Jahrzehnte hatten die ärztlichen Standesvertreter und Zeitschriften in Deutschland vielmehr versucht, anstelle der unzähligen Patientenschicksale den eigenen Berufsstand des «anständigen deutschen Mediziners» als «Opfer» einer Gewaltherrschaft zu positionieren und ihn bis zu einem gewissen Ausmaß selbst ins Zentrum des Leidens zu rücken. «Obwohl niemand gerne ein Opfer in der Gegenwart ist, wären viele gerne ein Opfer in der Vergangenheit gewesen», schrieb Todorov[553] – und die Mediziner teilten die Neigung der Deutschen, sich selbst eine «passive Opferidentität» (Assmann) zuzuschreiben. Die Argumentationslinien von Professoren wie Büchner, Rein, Heubner und Sauerbruch, mit denen sich Mitscherlich unmittelbar nach 1945 auseinandersetzen musste, oder der medizinischen Dekane von Freiburg und Göttingen im Vorfeld der Prozessbeobachtung standen in diesem Zusammenhang. Die «passive Opferidentität», so Aleida Assmann, erweist sich «als eine komfortable moralische Position, weil sie sich als ein Abwehrschirm gegen jegliche Mitverantwortung einsetzen lässt», und ist Teil einer Selbstinszenierung.[554]

In den Jahren, in denen Primo Levi immer depressiver wurde und am Ende starb, veränderte sich die Landschaft; es brach das «Jahrzehnt der Zeugen» an (Wieviorka), deren Mitteilungen eine neue gesellschaftliche Wertschätzung erfuhren und nunmehr erstmals systematisch aufgezeichnet und gesammelt wurden[555], am Ende einer «langen» – allzu langen – «Latenzzeit». (Assmann[556]) Auch das von Primo Levi stets vertretene Bewusstsein für die Singularität des Holocausts und seine gesamtgesellschaftliche Bedeutung – als Urbild und Modell für eine systematische Verfolgung und Vernichtung im Zeitalter der Technik und als Indikator für die Existenzgefährdung der modernen Welt – erwachte in weiteren Kreisen. «Es dauerte bis in die 1980er Jahre, ehe der Holocaust aus dem Schatten des Zweiten Weltkriegs heraustrat und als das zentrale Menschheitsverbrechen des 20. Jahrhunderts ins (Welt-)Bewusstsein trat.» (Assmann[557])

Bis in seine letzten Lebensjahre hinein arbeitete Alexander Mitscherlich daran, dass die Medizin ihre Konsequenzen aus dem Erfahrenen und endlich Gelernten zu ziehen begann, und dies keinesfalls nur in medizinhistorischer Ausrichtung, sondern in ihrem heutigen Denken und Handeln, ihrer konkreten Ausbildungs- und Lebensrealität.

Martin Dehli schrieb:

> Mitscherlich, der 1933 sein Geschichtsstudium aufgegeben hatte, hat mit seiner Veröffentlichung zum Nürnberger Ärzteprozess eines der wichtigsten Werke der Geschichte der Medizin im 20. Jahrhundert geschrieben. [...] Die Debatten um naturwissenschaftliche und anthropologische Medizin, um den Arzt als Forscher und den Arzt als Heiler, um die Stellung des Arztes als freier Beruf und um die Einbeziehung der Medizin in die staatliche Sozialvorsorge erstanden im Schatten des nationalsozialistischen Terrors. Der Nürnberger Prozess wurde zu einem Referenz-

punkt der medizinischen Ethik; er ist es bis in die aktuellen Debatten um die Ethik der Medizin, um Sterbehilfe und Genetik geblieben.[558]

3.
«Wissende Menschlichkeit». Gefährdung und Zukunft der Humanmedizin

> Die moderne Medizin befindet sich in einer tiefen Identitätskrise. Sie verfügt selbst über keine Orientierung darüber, was sie eigentlich ist und worin ihre Kernaufgabe besteht – und darin spiegelt sie zweifellos in kondensierter Form eine grundsätzliche Verunsicherung der Gegenwart wider. Gerade weil die Medizin eine innere Reflexion über sich selbst nicht kennt, wird sie anfällig für eine Vereinnahmung durch Denkweisen, die ihr von außen übergestülpt werden und damit ihren Kern letztlich aushöhlen.
>
> *Giovanni Maio, 2012*[559]

1. Die Patientenerfahrung Alexander Mitscherlichs

1950 betonte Alexander Mitscherlich in «Das Menschenbild in unserer Zeit in der Sicht der Medizin», dass es verschiedene Aspekte des Menschen gebe, die eine nähere Betrachtung verdienten, aber nicht alle zum gleichen Recht kämen: «Der Aspekt, den etwa die sogenannte Schulmedizin vom Menschen hat, und der Aspekt, den ein homöopathischer Arzt vom Menschen hat oder ein anthroposophischer Arzt, sind sehr weit voneinander unterschieden.»[560] Den homöopathischen oder anthroposophischen Ärzten sei es bis heute nicht gelungen oder nicht gestattet worden, «auf die große Gestaltung, auf die große Entwicklung innerhalb der Medizin» einen «nachhaltigen Einfluss» auszuüben. Das führende Leitbild der Medizin sei nach 1945 weiter materialistisch geblieben; Mitscherlich sprach «vom Geist des Mechanismus, vom Geist des Positivismus» geprägten Bild des Menschen, das in der Medizin bis zur Gegenwart herrschend sei.[561] Die Realität des Seelischen werde nach wie vor negiert oder als «quantité negligeable» behandelt. «Es wird behauptet, man könne die seelischen Vorgänge adäquat durch Vorgänge in den Nervenzellen beschreiben und vor allem sie auf solche zurückführen. Das, was wir Seele nennen, sei quasi nur eine Absonderung etwa der Hirnzellen oder ein Ergebnis des Funktionierens von Hirnzellen.»[562] Auch der psychotherapeutische Beitrag Sigmund Freuds, die «Begegnung des Menschen mit sich selbst» und die gesteigerte Selbstverantwortung des Menschen werde, so Mitscherlich, in der dominanten Richtung der Medizin weiterhin ignoriert.[563]

Alexander Mitscherlich gab sein Ringen um eine neue medizinische Anthropologie, die der qualitativen Sonderstellung des Wesen «Mensch» gerecht zu werden versucht, bis an sein Lebensende am 26. Juni 1982 nicht auf, obwohl seine Frankfurter Professur ihn von der Medizin entfernt und noch tiefer in die Psychologie, Psychoanalyse und Sozialforschung geführt hatte. Er wurde bis zuletzt nicht müde zu betonen, dass es um eine neue Position der Heilkunde gehe, eine Position, die aus einem besseren Verständnis des kranken Menschen «als eines Leidenden» errungen werden müsse. «Krankheit ist in diesem Sinne nicht nur Schicksal – es ist auch ein Schicksal –, aber es ist auch ein zu verantwortendes Geschehen.»[564]

Mitscherlich hatte die Entwicklung der Medizin in Deutschland nach 1945 wach und im Bewusstsein anhaltender Gefährdungen verfolgt, durch Kräfte der Ökonomisierung und Industrialisierung, der Standardisierung und Schematisierung, die er als Ich-Entfremdung verstand. In der «Frankfurter Allgemeinen Zeitung» hatte er im April 1958, drei Jahre vor der Contergan-Schlafmittel-Katastrophe, vor «konfektionierten Drogen [Medikamenten]», «standardisierten Überlegungen» und den «Devisen» der pharmazeutischen Industrie gewarnt («rasche Entscheidung leicht gemacht») und unter anderem auf die Problematik der Patientenerwartung in der westlichen Industriegesellschaft und ihrer medikalen Kultur hingewiesen. Die Patienten seien, so Mitscherlich, mittlerweile anspruchsvoll und wohlunterrichtet; sie verlangten das neueste Medikament mit dem «breitesten Wirkungsspektrum». «Sie, die Patienten, sind längst so aufgeklärt wie ihre Ärzte, sie wollen vom Doktor Ware, keine Rede.»[565] Die Hälfte von ihnen aber leide nicht an gravierenden Organbefunden, sondern an funktionellen, psychosomatischen Störungen. In diesem Zusammenhang schrieb Mitscherlich: «Die bekannteste Funktionsstörung ist die Schlaflosigkeit; der dauernd steigende Konsum von Schlafmitteln zeigt, dass der Ansatz der Therapie falsch ist.» «Man kann zwar künstlich die Umstellung vom Wachen zum Schlafen erzwingen, indem man bestimmte Hirnteile narkotisiert, aber man behebt damit nicht die Störung, dass es einem Menschen nicht gelingt, den Schlaf zu ‹finden›. Für die Hälfte seiner Kranken hat der Arzt im Laufe seiner Ausbildung also nicht die geringste Anweisung bekommen» – geschweige denn eine systematische Schulung von ärztlichen Fähigkeiten in dieser Richtung.[566] Dies wurde wenige Jahre später in Deutschland und weltweit schätzungsweise 5000 bis 10000 Müttern beziehungsweise den von ihnen geborenen «Contergan»-Kindern zum Verhängnis.

Das «Monopol des Fortschritts der Heilkunde» liege, so Mitscherlich 1958, keineswegs «in den Laboratorien», für die Zukunft entscheidend sei vielmehr der Inhalt und die Qualität der *ärztlichen Ausbildung*, unter Einschluss der Selbsterfahrung und Selbstreflexion – auch im Hinblick auf die Rolle des Arztes im Heilungsprozess. In den therapeutischen Innenraum habe er bewusst einzutreten, mit seiner unverwechselbaren, individuellen Person. Nur so könne er das

Wesen seines Gegenübers erreichen und mit diesem zusammen die Krankheit, auch in ihrer biografischen Dimension, verstehen lernen. Es handle sich bei einer Erkrankung schließlich nicht um ein «anonymes biologisches Schicksal», das den Patienten treffe, sondern um einen Teil seiner eigenen, wenn auch missglückten Aktivität; damit aber gehe es nicht zuletzt um die Selbstverantwortung des Patienten, wie Mitscherlich viele Jahre vor den beginnenden Saluto- und Autogenesediskussionen in der Medizintheorie schrieb (in einem Beitrag für die «Zeit» im März 1960[567]).

Auf die Bedeutung einer veränderten Medizinerausbildung «nach Auschwitz» unter Berücksichtigung dieser Aspekte wies Mitscherlich 1961 in seinem Essay «Der Mensch in der Sicht des Arztes» mit Nachdruck hin. Noch immer sei es so, so konstatierte er im «Spiegel», dass die Schulmedizin nicht mit dem Menschen, sondern mit seinem Körper in Beziehung trete. Gewichtige Fortschritte in der naturwissenschaftlichen Pathogeneseforschung, die die kausalen Ereignisketten im Krankheitsprozess beschreiben, seien ohne Zweifel erzielt worden, weniger jedoch im Bereich der Ätiologie, der eigentlichen Krankheits*entstehung* – was Mitscherlich angesichts der methodischen Reduktion auf eine ausschließlich naturwissenschaftliche Forschung auch nicht erstaunte. Sein Hauptakzent für die Ärzteausbildung lag in dem genannten Bereich der Beziehungsgestaltung und Ethik, damit auch der ärztlichen «Kunst» des Sozialverhaltens. Dieses werde im Unterricht an deutschen Universitäten in keiner Weise gelehrt oder gar gelernt, sondern sei ein völlig vernachlässigter Teil des medizinischen Geschehens.[568] «Alles ist hier dem Zufall überlassen: man hat als Arzt für den Beruf geboren zu sein, man hat Takt, Einfühlung, Hingabe, Scharfsinn, Milde und Autorität, Geduld, Verzichtbereitschaft auf eigene Ruhe und Entspannung zu haben», formulierte er pointiert und ironisch.[569] Die von der Universität kommenden Ärzte haben, so Mitscherlich, keinerlei Ausbildung «im Verständnis der Erlebniswelt ihrer

Kranken», aber auch keine in der Fähigkeit zur kritischen Selbsteinschätzung. Nach wie vor walte das wissenschaftliche Dogma der «distanzierten Objektivität» und verhindere den Eintritt in eine personale Beziehung. Noch immer habe der Arzt «als wissenschaftlich Erzogener» und eine wissenschaftliche Heilkunde Betreibender kein Menschenbild, sondern lediglich ein «spezialistisch unübersehbar ausgebautes Bild vom menschlichen Körper». Eineinhalb Jahrzehnte nach dem Ende des deutschen Faschismus und nach dem vollständigen Zusammenbruch der ärztlichen Ethik in der Hitler-Zeit bestehe daher weiterhin Grund zur Sorge.

> Es ist zwar hundertmal gesagt worden, dass die Fortschritte auf wissenschaftlich-technischem Gebiet nicht mit denen der Erkenntnis unseres eigenen Wesens Schritt gehalten haben. [...] Die Institutionen, an denen Ärzte herangebildet werden, haben [jedoch davon] kaum Notiz genommen oder Folgerungen gezogen.[570]

Wie schwierig die Lage in den Kliniken tatsächlich war, erlebte Alexander Mitscherlich ab Mitte der 1960er-Jahre auch in seiner Rolle als Parkinson-Patient. 1977 wurde er wegen einer Leistenbruchoperation stationär aufgenommen und, trotz seiner Prominenz, völlig unzureichend betreut.[571] Er litt an den ausgeprägten Folgen der Narkose, wurde jedoch im technisierten Klinikbetrieb kaum wahrgenommen und pharmakologisch mit Überdosen sediert; retrospektiv sprach er von einem «physischen und psychischen Trauma», das er dort erlitt. Seine Ehefrau Margarete Mitscherlich nahm in schließlich in der größten Not und mit hohem Fieber aus der Klinik. Er regenerierte sich nur noch langsam und wirkte um Jahre gealtert.

> Seither habe ich mich oft gefragt, wie es wohl anderen Kranken in Krankenhäusern ergehen mag, wenn es schon mir geschehen musste, als

> annähernd Gesunder dort eingeliefert zu werden. Immerhin war ich Kollege und noch dazu ein relativ bekannter Mann. Wie mag es erst dem ‹unbekannten Mann von der Straße› ergehen, der keine Ahnung von Medizin und ärztlichem Vorgehen hat und sich deswegen auch kaum orientieren und wehren kann? Nachdem ich am eigenen Leibe so viele schwerwiegende Kunstfehler und ärztliche Nachlässigkeit im Krankenhaus erleben musste, bin ich leider davon überzeugt, dass es dort zahlreiche Kranke gibt, die ähnliches, wenn nicht Schlimmeres erleben, ohne dass es je publik wird.[572]

*

Im Jahr seiner Klinikentlassung (1978) verfasste Alexander Mitscherlich für das Nachrichtenmagazin «Der Spiegel» seinen abschließenden Beitrag zur Medizin, dem er den Titel: «Der Patient – nur ein Werkstück?» gab[573] – und begann seinen Text ein letztes Mal mit den Erfahrungen des Nürnberger Ärzteprozesses, den dort beschriebenen und dokumentierten Menschenversuchen, mit Rascher und Gebhardt, dem Zusammenspiel von «persönlicher Kälte und kollektiver Indifferenz»[574]. Er berichtete noch einmal vom Selbstverteidigungsverhalten der routinierten und technisch versierten Ärzte im Prozess, ihrer rationalen Wissenschaftlichkeit und dem ausgebliebenen Wort für die Opfer, und schrieb am Ende einer langen Passage:

> Es mag vielleicht manchem Leser scheinen, als wäre es nachtragend und überflüssig, diese Ereignisse aus der Nachkriegszeit noch einmal heraufzurufen. Diesem Vorwurf muss ich nach wie vor unverändert widersprechen. Ich meine, dass diese

angeblichen Randphänomene ärztlichen Tuns, zum Beispiel auch der Mangel an ärztlichen Gesprächen, in Wirklichkeit gar keine solchen sind, sondern Ausdruck einer ganz neuen Medizin, die ständig in Technologien weiterentwickelt wird. Die «Versachlichung» der Medizin, um die es geht, hat sich mit voller Intensität zwischen Arzt und Patient geschoben. Der Patient wird natürlich heute nicht von Perversen zu Tode gequält, aber der Kranke wird zum totalen Objekt, zur «Sache». Die Versachlichung liegt im gegenwärtigen Stadium darin, dass es leicht gelingt, das Vertrauensverhältnis von Arzt und Patient selbst affektiv steril zu halten.

In zunehmendem Maß werden Krankenanstalten zu einem gefährlichen Platz. Es häufen sich die Beobachtungen, dass in Krankenhäusern nicht nur medizinische Vorgänge, Operationen und ähnliches fehlerhaft durchgeführt werden, sondern dass die Pflege der Patienten sträflich zu wünschen übriglässt, und zwar genau deshalb, weil eine Verzettelung der Verantwortung sich entwickelt hat, die offenbar Tür und Tor für unzureichende Pflege geöffnet hat.

Das kann man zum Beispiel sehen an der häufig als fehlerhaft zu bezeichnenden Kooperation zwischen Chirurgen und Anästhesisten. Zu der Tatsache, dass immer schwierigere und eingreifendere Operationen möglich werden, gesellt sich die zweite Tatsache, dass Krankenanstalten beziehungsweise die Notwendigkeit, in solche Anstalten aufgenommen zu werden, bei einer ganz großen Zahl von Kranken unserer Gesellschaft mit tiefer Angst vor dem Ausgeliefertsein beantwortet wird.

> Eine menschliche Medizin behandelt den vertrauensvoll zu ihr kommenden Kranken nicht wie ein Werkstück am Fließband, sondern sie geht in dem Bewusstsein vor sich, dem Patienten so viel Zuwendung zuteil werden zu lassen, wie er sie in seiner Lebenslage jetzt braucht.[575]

Dies werde jedoch mehr und mehr verunmöglicht. Es fehle nicht nur an Pflegekräften, so Mitscherlich, sondern an der inneren Gesinnung beziehungsweise beruflichen Identität. Die Krankenpflege werde «versachlicht», ihre Tätigkeiten dem «tertiären Dienst» zugerechnet und als nebensächlich deklariert. «Das mehr oder weniger gute Hotel wird zum Vorbild genommen.» Er selbst wolle, so Mitscherlich, keinem «christlichen Pflegeideal» das Wort reden, wohl jedoch darauf aufmerksam machen, dass sich eine Kultur, in der dem Kranken nicht Aufmerksamkeit und Verständnis im Sinne persönlichen Beistands entgegengebracht werde, sich sozial destruktiv auswirke. Die moderne klinische Medizin, mit ihrer «herzlos-mechanischen Krankenbetreuung» leide nicht zuletzt unter einer Verarmung der Sprache und des Wortes. Ein «Vorstoß in diese verlorene Sprachregion» sei eine der dringendsten Forderungen an die Medizin und gehöre ebenfalls zu den Ausbildungsanforderungen der Zukunft:

> Ich möchte nicht abkanzeln, sondern ich hoffe mit der Benennung misslicher Entwicklungen eben diese bewusst zu machen. Das ist der erste Schritt in Richtung auf eine realistische Selbstkritik. Was wie eine Elegie klingt, ist ein Schritt in der Richtung von Verhaltensänderung aufgrund von Einsicht, nicht weil das Befolgen von Vorschriften eine wirkungsvolle Änderung des Verhaltens erwarten lässt, sondern weil Einsicht nachhaltigere Wirkungen verspricht.
>
> In dem, was in Nürnberg verhandelt wurde, hat-

ten wir Beispiele für einen frühen Exzess von Versachlichung. Jedoch hat diese in den darauffolgenden Jahren, wenn auch nicht in kriminellen Formen, einen immer stärkeren Einfluss gewonnen. Ist das der auch in der Medizin vielberufene Fortschritt und wollen wir auf diesem Wege mit falschem Bewusstsein fortschreiten?
Man kann sich einen Studenten vorstellen, und dieses Schicksal gibt es wahrscheinlich viele hundert Mal, der mit dieser Sachlichkeit sich zufrieden gibt, die ihm der Zeitstil anbietet und wie es ihm in den Vorlesungen und Übungen gezeigt wird.
Nur wenn man ihm die Leiden, welche eine solche einfühlungsarme Behandlung erzeugen und womöglich steigern, in aller Deutlichkeit vor Augen führt, kann man daran mitwirken, dass ein stetiges Bewusstsein eine Art von Klima schafft, das für viele Krankheitsgruppen oft entscheidend therapeutisch wirksam ist.[576]

2. *Gerhard Kienle und die Humanmedizin*

Ich komme nun zur Universität Witten/Herdecke, ihrer Gründungsintention und Ärzteausbildung vor diesem Jahrhundertpanorama. Gerhard Kienle trug den Gedanken der Freien Universität und einer neuen Ausbildung im Fach der Humanmedizin seit den Erfahrungen des deutschen Faschismus und des Zweiten Weltkriegs in sich und war von der Notwendigkeit eines Neuanfangs im Sinne Mitscherlichs – im Zusammenklang von Geisteswissenschaft und Medizin – durchdrungen, ohne sich je auf ihn zu beziehen. Die Einzelheiten von Kienles Vita und seiner Werkbiografie sind an anderer Stelle nachzulesen.[577]

Gerhard Kienle wurde vier Jahre nach Primo Levi und 15 Jahre nach Alexander Mitscherlich geboren (Madrid, 1923); er studierte ab seinem 18. Lebensjahr (1941) in der militärärztlichen Akademie der deutschen Luftwaffe in Berlin Medizin. In einem Brief des Jahres 1942 schrieb er von «vollkommen menschenunwürdige Bedingungen und Zwangsmaßnahmen» (2. April 1942[578]), hatte vorübergehend Arrest und dachte unter anderem über die verhängnisvolle Verbindung der technischen Macht mit dem politischen Bösen nach. 1944, mit 21 Jahren, hielt er darüber Gedanken in einem Notizbuch fest, unter anderem heißt es dort: «Hat nicht die Wissenschaft selber ihren ärgsten Feinden mit der Technik die tödliche Waffe in die Hand gegeben?»[579] Auch vermerkte er: «Die Medizin ist keine Wissenschaft; sie bedarf ihrer aber.»[580] Kienle, der noch als Student und «Sanitätsoffizier» ein Nahtoderlebnis an der Front hatte und eine Diphtherieerkrankung durchmachte, begann 1939 im Verborgenen sein Parallelstudium der anthroposophischen Geisteswissenschaft Rudolf Steiners (ausgelöst durch Steiners Buch «Die Philosophie der Freiheit»), in der er Perspektiven eines «freien Geisteslebens», einer geisteswissenschaftlich erweiterten Anthropologie und eines anderen Gesellschafts-, Hochschul- und Medizinverständnisses fand. Nach Ende des Zweiten Weltkriegs baute er eine anthroposophische Studentengruppe an der Universität Tübingen auf, die anspruchsvolle Veranstaltungen und Studienabende durchführte, in denen es zentral um die Frage des Menschenbildes, einer unkorrumpierten Wissenschaft – jenseits der Interessenssphären von Politik und Ökonomie – und um Formen neuer Sozialgemeinschaften ging. «Da jede Heilung ihren Sinn nur in der Förderung der menschlichen Existenz des Patienten finden kann, muss der Arzt eine *Idee vom Menschen* haben», schrieb Kienle in einem Manuskript des Jahres 1948.[581] Nach Abschluss seines Medizinstudiums trat er als Assistent in das Institut für Physiologie der Universität Tübingen ein, um dort insbesondere Grundfragen der Nervenphysiologie zu bearbeiten – im Sinne von Weizsäckers und Rudolf Steiners, der sich ebenfalls intensiv mit ihnen auseinandergesetzt hatte.[582] Unter Einbezug grundlegender Perspektiven von Weizsäckers und Steiners arbeitete Kienle die neueste empirische Forschungsliteratur zur Sinnes- und Bewegungsphysiologie durch, insbesondere auch aus dem US-amerikanischen Raum, und sandte sein entstandenes Manuskript an von Weizsäcker, der jedoch indigniert reagierte, weil er die Anthroposophie Steiners als eine «gnostische» oder «häretische» Richtung sah (noch in seinem Spätwerk «Pathosophie» sollte er 1956 von «paralogischen Richtungen» und «Häresien der wissenschaftlichen Medizin» sprechen, die die Außerkraftsetzung der «objektiven Erkenntnisform» betreiben würden[583]). «Soviel ich sehe, halten Sie Männer und Forschungsrichtungen [für] miteinander vereinbar, während ich das für unvereinbar halte [...].» (von Weizsäcker an Kienle[584]) Dessen ungeachtet promovierte Kienle in Tübingen mit einer Arbeit über die Chorea Huntington und habilitierte sich später an der Universität Frankfurt mit einer Grundlagenstudie zum nichteuklidischen Aufbau des menschlichen Sehraums – als Wirkensfeld des menschlichen Ichs –, wobei ihm ideelle Anregungen Rudolf Steiners wegweisend waren.[585]

Wie von Weizsäcker und Mitscherlich sah Gerhard Kienle früh die Aufgabe der Schaffung einer neuen medizinischen Anthropologie, die dem Gesamtwesen des Menschen und den zeitgenössischen Aufgabenstellungen gerecht werden sollte; zugleich bereitete er seit Kriegsende mit Freunden aus der anthroposophischen Studentengruppe die Gründung eines neuen Krankenhauses vor, in dem die «andere Theorie» und eine neue therapeutische Gemeinschaft in Zukunft praktisch wirksam werden sollten. «Es muss ein sozialer Zusammenhang zwischen Arzt und Patient hergestellt werden, in dem sich das Schicksal des Menschen entfalten kann. Kommen die Gesichtspunkte für ärztliches Handeln von außerhalb dieser

Beziehung – Arbeitsfähigkeit, Krankenkassen, Zulassungen etc. –, dann wird das Verhältnis schicksalsverhindernd», schieb Kienle in einem Brief Ende der 1940er-Jahre.[586] In einer rückblickenden Darstellung formulierte er Jahre später: «Es entstand ein Sozialkonzept mit dem Grundgedanken, dass eine Gruppe von Ärzten von der Gemeinschaft getragen werden müsse, um in der Gegenwart und Zukunft Kranke richtig betreuen zu können. Es sollte die ärztliche Hilfeleistung des Charakters der käuflichen Ware entkleidet werden, und nur in einer von der Anerkennung getragenen freien ärztlichen Tätigkeit wurde die Möglichkeit gesehen, einen christlichen Impuls in der Medizin zu verwirklichen. In Anbetracht der zunehmenden Institutionalisierung der Medizin wurde deutlich, dass die Verwirklichung einer solchen Sozialgestaltung mit dem Krankenhaus anzufangen habe.»[587]

Die Gründung der humanistischen Modellklinik, die Kienle von Anfang an im Zusammenhang einer neuen Ärzteausbildung und Universitätsgründung sah, zog sich hin. Er und seine Mitarbeiter wollten Fachärzte mit klinischer und wissenschaftlicher Expertise sein und absolvierten lange Ausbildungswege; darüber hinaus stießen sie auf viele praktische Hindernisse und den Widerstand des Establishments in der versuchten Verwirklichung ihres neuartigen Krankenhauskonzeptes. 1961 publizierte Kienle den Aufsatz «Das Gemeinschaftskrankenhaus. Neue Wege der klinischen Medizin», dessen Kurzfassung er auch in der Zeitschrift «Fortschritte der Medizin» zum Abdruck bringen konnte; in ihm umriss er die Sozialgestalt des intendierten Hauses und beschrieb seine Notwendigkeit. Seine Thesen wurden 1964 auf einer Arbeitstagung der Bundesärztekammer diskutiert, was zur Bildung eines eigenen Krankenhausausschusses mit Gerhard Kienle als eingeladenem Sachverständigen führte. «Wenn man diese Möglichkeiten [zur Gründung eines ‹Gemeinschaftskrankenhauses›] als zu schwer erachtet, wird sich die Entwicklung zu einem elektronisch technisierten klinischen Betrieb auf die Dauer nicht umgehen lassen», formulierte Kienle bereits 1961[588].

Acht Jahre später, im November 1969, wurde schließlich das Gemeinschaftskrankenhaus Herdecke mit fast 200 Betten und klinischen Abteilungen der Inneren Medizin und Neurologie, der Chirurgie, Frauenheilkunde, Geburtshilfe und Pädiatrie eröffnet, zu einer Zeit, als die hoch technisierte Apparatemedizin naturwissenschaftlicher Prägung sowie der autoritäre Aufbau des medizinischen Systems ein öffentliches Diskussionsthema in der BRD geworden waren.[589] Es ging im gesellschaftlichen Diskurs unter anderem um die Ausbildung neuer medizinisch-sozialer Strukturen, um die Reform der medizinischen Ethik und um die Wiedergewinnung einer realen Arzt-Patienten-Beziehung. Demonstrierende Studenten forderten eine größere Praxis- und damit Patientennähe ihrer Ausbildung und die Einführung neuer Fächer im medizinischen «Gegenstandskatalog», von Disziplinen, die das spezifisch Menschliche (und nicht allein Physik, Biochemie, medizinische Statistik etc.) zum Inhalt hatten, darunter medizinische Psychologie und Psychosomatik, Medizinsoziologie und Sozialmedizin. Kienles Herdecker «Gemeinschaftskrankenhaus», das seit fast drei Jahrzehnten intensiv vorbereitet worden war und im Ruhrgebiet nunmehr realisiert werden konnte, wurde in dieser Situation und in kurzer Zeit zur bekanntesten unter den 3500 Kliniken Westdeutschlands und galt als das «Krankenhaus der Zukunft». «Das Ende der Leibeigenschaft des nachgeordneten Dienstes. Ein Krankenhaus ohne Chefarzt und Oberin. In Herdecke an der Ruhr verwirklichen junge Ärzte einen Traum aus Tübinger Studienzeiten.» («Stuttgarter Zeitung»[590]) Kienle legte von Anfang an Wert darauf, dass das Herdecker Gemeinschaftskrankenhaus über die neueste medizinische Technik verfügte – und mit als erste Klinik der Region in den 1970er-Jahren einen Computertomographen besaß –, die Technik jedoch im Dienst der Heilkunde stand und nicht ihrerseits das Geschehen dominierte. In der «Präambel zur Struktur des Gemeinschaftskrankenhauses Herdecke» formulierte er:

> Alle Arbeit im Krankenhaus dient der Hilfeleistung für den kranken und leidenden Mitmenschen. Die Gestaltung dieser Arbeit hängt davon ab, wie tief man in das Verständnis von Krankheit und Heilung einzudringen vermag. Wird Krankheit als eine Beeinträchtigung der gesamten Persönlichkeit des erkrankten Menschen verstanden und die Heilungstendenz als das Ringen der Individualität um Selbstverwirklichung, so ergibt sich daraus als Leitsatz des medizinischen und pflegerischen Handelns:
> *Unterstütze den kranken Menschen darin, seine individuellen Möglichkeiten zu verwirklichen und in der Auseinandersetzung mit seinem kranken Leib, seinem Schicksal und der Umwelt neue Verwirklichungsmöglichkeiten zu veranlagen.*[591]

«Wollen wir Menschlichkeit um der Menschlichkeit willen oder Menschlichkeit, soweit sie im industriellen Prozess des Krankenhauses nicht störend ist?», fragte Gerhard Kienle am Ende eines Vortrages über «Humanität im Krankenhaus»[592] und vertrat die Neuerungen des Gemeinschaftskrankenhaus öffentlich und mit großem Einsatz. Zu kritisch nachfragenden Redakteuren des Nachrichtenmagazins «Der Spiegel» sagte er in einem Interview:

> Der gute Arzt benötigt eine Art Wahrnehmungsorgan für die Leiden des anderen. Wenn er aber während des Studiums überhaupt keine Chance hat, ein Problembewusstsein für die vielfältigen Lebens- und Leidenssituationen des Patienten zu entwickeln, nur den Eindruck gewinnt, dass der

Kranke eine Maschine ist, die man wie ein Auto reparieren kann und dass alles Persönliche subjektiv, unwissenschaftlich und unzuverlässig ist – wenn er das fünf, sechs Jahre lang mitgemacht hat, weiß er gar nicht mehr, was er mit einem Gespräch anfangen soll. [...] Ein Medizinstudium bedeutet schon seit langem, für sechs oder sieben Jahre aus dem engeren Sozialkontakt herausgezogen zu sein. Im Hörsaal wird weder gelehrt noch veranlasst, mit anderen Menschen zu kommunizieren, sich auszudrücken, Konflikte nachzuempfinden. Und dann wird solch ein Arzt plötzlich mit schwerwiegenden Lebensproblemen konfrontiert, auf deren Bewältigung er nicht vorbereitet ist. Er ist ohne sonderliche Erfahrung und soll auf einmal Menschen in Situationen helfen, an die er noch nicht einmal gedacht hat.

Natürlich gibt es ärztlichen Hochmut, aber oft ist es einfach ein Mangel an sozialer Übung. So hat der Widerwille davor, Todkranke aufzuklären, sicher nichts mit Dünkel zu tun, auch nichts mit der gern vorgeschobenen Schonung des Patienten, sondern etwas mit der Angst vor der eigenen Belastung. Man schiebt den sterbenden Patienten in der Klinik nicht nur ins Bad ab, weil kein Platz da ist, man schiebt ihn auch menschlich von sich ab. Ärzte, die sich der Problematik des Patienten nicht gewachsen fühlen, sind immer in Versuchung, ihre menschliche Unterlegenheit auszugleichen, indem sie die Standesüberlegenheit hervorkehren.[593]

Deutlich wurde im «Spiegel»-Interview sowie in vielen weiteren Darstellungen, dass es Kienle und seinen Mitarbeitern nicht nur um eine neue Qualität der Krankenbetreuung und

-begleitung ging, sondern auch der ärztlichen Ausbildung – im Sinne der von Mitscherlich wiederholt beschriebenen Problematik.

3. «Arzneimittelsicherheit und Gesellschaft»

Wie Alexander Mitscherlich sah Gerhard Kienle dabei stets die Herausforderung der gesellschaftlichen und gesundheitspolitischen Verhältnisse. Er trat seit Anfang der 1970er-Jahre, bald nach der Gründung des Herdecker Gemeinschaftskrankenhauses, mit Elan in die Auseinandersetzung um ein neues bundesdeutsches Arzneimittelgesetz ein. Durch den Gesetzesentwurf – der aufwendige klinische «Doppelblind»-Studien zur Wirksamkeitsprüfung unter Oberhoheit einer staatlichen Prüfungsbehörde als Zulassungsvoraussetzung von Heilmitteln beinhaltete – sah Kienle nicht nur freiheitlich-demokratische Grundwerte gefährdet, sondern eine weitere administrative Durchsetzung des einseitig naturwissenschaftlichen Paradigmas gekommen. Er erkannte die Gefahr, dass im Gefolge des «Contergan»-Skandals und angesichts einer zunehmenden gesellschaftlichen Kritik an der Alleindominanz schulmedizinischer Verfahren die Situation von interessierten Kräften und Mächten genutzt wurde, um die seit Jahren intendierte «Bereinigung des Arzneimittelmarktes von unwirksamen Medikamenten» – mit dem Ziel einer Abschaffung aller nicht schulmedizinischen Präparate – durchzuführen. («In der Forderung, dass der Staat durch rigorose Prüfungsvorschriften für wirksame und unschädliche Arzneimittel zu sorgen habe, kommen […] recht unterschiedliche Anliegen und Interessen zum Ausdruck.»[594]). Kienle beschrieb die neue Verbindung eines wissenschaftlichen Paradigmas – des «Doppelblindversuches» als angeblich einzigem «wissenschaftlichen» Instrument der Wirksamkeitserfassung – mit Formen staatlich-administrativer Gewalt, vordergründig zum «Schutz» der Bevölkerung, tatsächlich jedoch zur EU-weiten Zementierung eines eindimensionalen medizinischen Systems, dessen Problematik mit der «Contergan»-Katastrophe inhaltlich zu tun hatte. Denn was war die Thalidomid-Gabe anderes als eine symptomatische «Therapie» – oder besser: Manipulation – eines «unerwünschten körperlicher Zustandes» mit chemischen Produkten ohne hinreichende Krankheits- oder Situationserkenntnis? Warum die schwangeren Frauen nicht schlafen konnten, wurde nicht näher bedacht und teilweise nicht einmal gefragt. Vor «konfektionierten Drogen», «standardisierten Überlegungen» und den «Devisen» der pharmazeutischen Industrie («rasche Entscheidung leicht gemacht») hatte Alexander Mitscherlich bereits 1958 gewarnt – und bezeichnenderweise auf die Problematik der missbräuchlichen Schlafmittelverschreibung hingewiesen («Die bekannteste Funktionsstörung ist die Schlaflosigkeit; der dauernd steigende Konsum von Schlafmitteln zeigt, dass der Ansatz der Therapie falsch ist.» «Man kann zwar künstlich die Umstellung vom Wachen zum Schlafen erzwingen, indem man bestimmte Hirnteile narkotisiert, aber man behebt damit nicht die Störung, dass es einem Menschen nicht gelingt, den Schlaf zu ‹finden›.» Vgl. S. 191)

Anders als Mitscherlich argumentierte Gerhard Kienle jedoch nicht in erster Linie ethisch oder im Sinne einer medizinischen Anthropologie, sondern arbeitete die wissenschaftlichen Schwächen des «Doppelblind»-Versuches und der Placebokonzeption heraus, mit denen er sich bereits seit Längerem auseinandergesetzt hatte. Er kannte die frühen Untersuchungen Ronald Fishers, eines britischen Statistikers und Genetikers aus dem Jahre 1935 («The Design of Experiments») und die Entstehung des Konzepts der «randomisierten Studie» mit Zufallskonstellation und Vergleichsgruppe, dessen Umsetzung in der Medizin in den Jahren nach dem Zweiten Weltkrieg durch Austin Bradford Hill erstmals gelungen war (der 1947 die Streptomycin-Therapie bei

Tuberkulosekranken aufgrund der geringen Verfügbarkeit des Medikaments – in den Jahren der Not – mit einer nichtbehandelten «Kontrollgruppe» vergleichen konnte). 1946 hatte die «Cornell Conference on Therapy» den «Placebo»-Begriff lanciert, der ab Mitte der 1950er-Jahre durch Henry K. Beecher (Harvard) zum Objekt statistischer Untersuchungen gemacht wurde. Was dadurch – aus dem Konzept der «randomisierten» Studie und dem Aufgriff des «Placebo»-Diktums – entstand, war die «Doppelblindmethode» und damit die Etablierung eines formalisierten Verfahrens, mit dem die Wirksamkeit von Substanzen jenseits der Arzt-Patient-Beziehung «objektiv» beurteilt werden sollte, ausgehend von der positivistischen Auffassung, dass letztlich nur biochemische Prozesse im Therapieverlauf wirksam sind. All dies sollte statistisch jene «subjektlose» und allein «wissenschaftliche» Medizin ermöglichen, die dem Paradigma der reinen Naturwissenschaft und dem «iatrotechnischen» Konzept des 19. Jahrhunderts entsprach, des Weiteren pharmazeutischen und medizintechnischen Interessensverbänden und politisch-administrativen Kontrollanliegen. Kienle war jedoch deutlich, dass damit nicht nur ein weiterer paradigmatisch gesteuerter Einbruch in die Medizin und das Arzt-Patient-Verhältnis geschah, sondern dass dessen Prämissen einer wissenschaftlichen Kritik nicht standhielten. Das Instrumentarium des «Doppelblind»-Versuches führte keineswegs zu wissenschaftlich «eindeutigen Ergebnissen», sondern zu Resultaten, die ihrerseits wieder bewertungsbedürftig waren, und hatte tatsächlich zahlreiche Schwächen – die von seinen Protagonisten jedoch keineswegs öffentlich eingeräumt wurden. 1974 legte Kienle deswegen eine umfangreiche Monografie mit dem Titel «Arzneimittelsicherheit und Gesellschaft. Eine kritische Untersuchung» im renommierten Schattauer Verlag vor, in der er unter anderem auf die «Erbgesundheitsgesetze» und die Zwangssterilisationen in der Zeit des Nationalsozialismus einging und diese als «Modellfall für die inhumane Auswirkung unscharfer und wissenschaftlich ungeklärter Begriffe in der Gesetzgebung» beschrieb. Die «Erbbiologie» und «Eugenik», die 1933 als «Stand der Wissenschaft» proklamiert wurden, arbeiteten in weiten Teilen nicht mit Tatsachen, sondern mit Hypothesen und waren in erster Linie nicht erkenntnis-, sondern interessengesteuert. Man tue gut daran, so Kienle, zumindest in Deutschland sich daran zu erinnern, «zu welchen Folgen der Radikalismus bei Anwendung ungeklärter medizinischer Begriffe im sozialen Bereich führen kann»[595]. Der Nationalsozialismus habe die politische Umsetzung zeitgenössischer «wissenschaftlicher» Theorien oder Postulate – wie den Sozialdarwinismus – durch rigide juristisch-administrative Handlungsanweisungen betrieben und damit Tod und Elend verursacht, ohne sein propagiertes, auf einer unzulänglichen Theoriebildung beruhendes «gesundheitspolitisches» Ziel auch nur annähernd zu erreichen. Das Vorgehen auf Basis der «Erbgesundheitsgesetze» war nach Kienle nicht nur erfolglos (und führte keineswegs zu einer «eugenischen» Gesundung der Bevölkerung) und in katastrophalem Ausmaß unethisch, sondern zugleich wissenschaftlich fahrlässig; genau dasselbe drohe jedoch in dem aktuellen Bestreben leitender Kreise, «unwirksame» Medikamente vom Markt zu nehmen, um dadurch scheinbar die «Volksgesundheit» zu verbessern. Das ethisch Bedenkliche sei immer auch das sachlich Falsche – und der genauen wissenschaftlichen Analyse des «sachlich Falschen» widmete Kienle seine «kritische Untersuchung».

> Es gibt auch eine wissenschaftliche Fahrlässigkeit, indem wissenschaftlich nicht ausreichend geklärte oder nicht zu Ende gedachte Begriffe aufgrund einer Überbewertung propagiert oder auf dem Wege politischer Beratung bzw. Formulierungshilfe für behördliche Vorschriften durchgesetzt werden und dabei Unheil anrichten. Die Verantwortung für die Folgen solcher Begriffe können

> dem Wissenschaftler weder von einem Politiker abgenommen noch durch Naivität bei der Abschätzung der Folgen entschuldigt werden. Die «Experten-Gremien» […] sind so gefährlich wie alle «Orakel», weil die klare persönliche Verantwortung fehlt und praktisch niemand wegen folgenschwerer Fehlentscheidungen zur Rechenschaft gezogen oder auch nur namhaft gemacht werden kann.[596]

Während sich die kritische bundesdeutsche Öffentlichkeit und ein nicht unerheblicher Teil denkender Ärzte und Patienten zu Beginn der 1970er-Jahre nach einer langen Latenzzeit für eine Erweiterung der reduktionistischen Schulmedizin (im Sinne Mitscherlichs) und eine Veränderung der Kliniklandschaft einzusetzen begannen, drohte allen «integrativen» Therapieformen auf diesem Weg zumindest im Hinblick auf ihre «nicht schulmedizinischen» Heilmittel der rechtliche und ökonomische Boden weggezogen zu werden. Der «Doppelblindversuch» und die kontrollierte klinische Studie waren, so Kienle, nicht aus der Medizin und ihren Lebensbedingungen originär heraus entwickelt, sondern vielmehr in sie hineingetragen worden. Hier wirkten paradigmatische Vorgaben und erhebliche Interessen, die weder den Patienten, noch der Medizin als solcher dienlich waren, auch wenn dies in medialer Propagierung und Inszenierung («Patientenschutz») immer wieder behauptet wurde. Bedroht war nach Kienle nichts weniger als die Freiheitssphäre des Menschen in einem wesentlichen Bereich der humanen Zivilisation durch staatliche Interventionen pseudowissenschaftlichen Charakters. Durch den beabsichtigten Zwang zum «kontrollierten klinischen Versuch» werde darüber hinaus, so Kienle, anstelle der bisher praktizierten Individualethik die Etablierung einer Sozialethik schrittweise durchgesetzt, die die weitgehende Aufopferungspflicht des

Einzelnen zu «wissenschaftlichen» Versuchszwecken («Doppelblindversuch») vorsah, unter der falschen Flagge des «wissenschaftlichen Fortschritts» und des angeblichen «Wohls» der Allgemeinheit. Dies widerspreche nicht nur gültigen ethischen Normen, sondern auch der grundgesetzlich geschützten Würde des Menschen:

> Wenn eine Behörde außerhalb der ethisch und gesetzlich geforderten Aufopferungspflicht die Durchführung von «Versuchen an Menschen» zur Voraussetzung dafür macht, dass bestimmte Arzneimittel dem Arzt zur Erfüllung seines Behandlungsauftrages zur Verfügung stehen, dann übt sie einen Zwang aus, durch den die Versuchsperson Mittel zum Zweck wird.[597]

Es handle sich um Instrumente autoritärer Sozialgestaltung, «bei dem das Individuum Schritt für Schritt zum Mittel und Objekt wird»[598].

Contergan habe, so Kienle, zu den bestgeprüftesten Tierversuchsmedikamenten gehört; ein Verbot der phytotherapeutischen Sedativa aufgrund eines fehlenden «Wirksamkeitsnachweises» im «Doppelblind»-Versuch hätte zur Zeit von Contergan sechs Millionen Patienten, die pflanzliche Heilmittel zur Linderung ihrer Schlafstörungen einnahmen, betroffen und indirekt auf Contergan (mit seiner großen «Wirkung») verwiesen. Die Lehren, die aus der Thalidomid-Katastrophe und den Schäden der betroffenen Kinder gezogen wurden, waren nach Kienle das Gegenteil des Notwendigen; sie waren kontraproduktiv und im Sinne des Systems gehalten, ohne dieses selbst kritisch in Frage zu stellen.

Kienles Monografie «Arzneimittelsicherheit und Gesellschaft. Eine kritische Untersuchung» wandte sich vor diesem Hintergrund 1974 nicht nur fachspezifischen, sondern ausgesprochen grundsätzlichen Fragestellungen zu und wollte nicht zuletzt einen Beitrag zu den «philosophischen Grundlagen der Medizin» liefern[599], darunter zur anthropologischen Revision des rein naturwissenschaftlichen Krankheitsbegriffes, den Kienle in seinem Buch umfangreich bearbeitete.

4. *Medizinische Urteilskraft und wissenschaftliche Sozialreife*

Gerhard Kienle setzte sich in Bonn weitgehend durch. Das bundesdeutsche Arzneimittelgesetz wurde schließlich nach bundesweiten Protesten und Aktionsbündnissen im Sinne des «Wissenschaftspluralismus» formuliert, was ein vollständiges Novum und ein Ereignis in der Entwicklungsgeschichte modernen medizinischen Denkens war.[600] Die naturwissenschaftliche Schulmedizin konnte sich, dem Gesetzestext zufolge, nicht länger als die alleinige – und allein gültige – wissenschaftliche Lehre deklarieren und ihre dem iatrotechnischen Konzept entnommenen Vorgehens- und Urteilsweisen der gesamten Medizin aufoktroyieren.[601]

Dass es Kienle – mit wenigen Mitarbeitern – tatsächlich gelang, den «kontrollierten klinischen Versuch» als verbindliches (Zwangs-)Instrumentarium jeder Heilmittelzulassung und Neuregistrierung zu kippen, nahmen ihm die Interessenvertreter der pharmazeutischen Großindustrie und andere einflussreiche Gruppierungen übel. Er aber schrieb in der «Münchner Medizinischen Wochenschrift», der gegen ihn erhobene Vorwurf einer «Aufweichung des Gesetzes» habe nichts mit Wissenschaft oder gesundheitspolitischer Verantwortung zu tun, sondern «mit entgangener – individueller und kollektiver, wirtschaftlicher oder geistiger – Macht».[602]

Auch in den nachfolgenden Jahren bis zu seinem Tod im Juni 1983, ein Jahr nach Mitscherlich, trat Gerhard Kienle bei vielen wissenschaftlichen Kongressen und gesundheitspolitischen Veranstaltungen für eine zu schaffende «Theorie der Medizin» und einer Erkenntnislehre der ärztlichen Tätigkeit ein. Die Vertreter des rigiden Arzneimittelgesetzentwurfes hätten, so Kienle, versucht, die Urteilskraft des Arztes durch formalisierte Verfahren zu ersetzen, verbunden mit einer maßlosen Überschätzung der Statistik, die statt einer Entscheidungshilfe zur entpersonalisierten Entscheidung im Bereich der Medizin werden sollte. Kienle zufolge aber waren die klinischen Studienergebnisse nicht «objektiv beweisend», sondern vielmehr in komplizierter Weise fehleranfällig und bewertungsbedürftig. Eine Erkenntnislehre der ärztlichen Berufstätigkeit, die Kienle – zumindest in ersten Ansätzen – in der Anthroposophischen Medizin veranlagt sah, betrachtete er als notwendiges Desiderat, ebenso wie eine Neubegründung der Ethik ärztlichen Verhaltens auf Grundlagen einer wirklichen Anthropologie, die sich nicht auf die Reduktionismen der materiellen Körperwissenschaft beschränken kann. Kienle beschrieb und kritisierte die eingetretene (vom System forcierte und verschuldete) «Atrophie der ärztlichen Erfahrung und Urteilskraft» unter den vorherrschenden «objektiven Verfahren», das heißt die intendierte Entfernung des ärztlichen Ichs aus der Diagnose- und Therapiesituation, die er nicht nur in moralethischer, sondern auch in wissenschaftlicher und ökonomischer Hinsicht als Kapitalfehler betrachtete, der mittel- und langfristig zur «Zerstörung der ärztlichen Tätigkeit und der medizinischen Wissenschaft» führen müsse. In einem Vortrag in der Evangelischen Akademie Tutzing sagte er dazu 1978:

> Der weder methodologisch noch erkenntnistheoretisch reflektierte Mythos vom «Normalwert» sowie der Glaube, man könne technische Fähigkeit und Intuition [des Arztes] durch Masseneinsatz von Laboruntersuchungen ersetzen, hat zur Massenproduktion von Laborkranken geführt, die falsch oder überflüssigerweise behandelt oder weiteren aufwendigen Untersuchungsmethoden

> unterworfen werden. Hier haben wir einen leicht durchschaubaren systemimmanenten Faktor der Ineffizienz und kostenexpandierenden Wirkung der Apparatemedizin.[603]

Gerhard Kienle beschrieb in diesem Zusammenhang die ärztliche Urteilskraft als Fähigkeit, gesundheitliche Probleme erfassen, sie diagnostischen Begriffen zuordnen und im Zusammenhang mit (patho-)physiologischen und ökologisch-biografischen Prozessen und Ereignissen verstehen zu können – sowie in dem Vermögen, die Veränderungen von Krankheitsabläufen durch Eingriffe im Hinblick auf das Individuum abzuschätzen. In der Entwicklung dieser medizinischen Urteilskraft bestehe, so Kienle, der Sinn der ärztlichen Ausbildung:

> Faktenwissen, das nicht im Gebrauch der Urteilskraft erprobt und verarbeitet wurde, entwickelt nur allzu leicht eine Suggestivkraft mit einer Eigendynamik, deren Folgen von den Betreffenden weder übersehen noch in vollem Umfang erkannt werden. Wenn nach Auffassung kompetenter amerikanischer Autoren 70–90 % der Antibiotica nicht rational bzw. nicht indiziert angewendet werden, wenn in breitem Umfange Lipidkosmetik mit Lipidsenkern, Kreislaufkosmetik mit Katecholaminen und Fieberkosmetik bei Viruserkrankungen mit Antipyretika betrieben wird, wenn heute noch Pharmakologen behaupten, man könne ohne die Ergebnisse kontrollierter klinischer Versuche über die Wirksamkeit eines Arzneimittels nichts wissen, und wenn man immer noch glaubt, klinische Leistungsfähigkeit mit Screeningverfahren erzielen zu können, so ist dies ein Maßstab für das Defizit an Urteilskraft.[604]

Kienle engagierte sich auch in Bonner Arbeitsgruppen und Expertengremien zu Fragen der Technisierung und Ökonomisierung des Krankenhauswesens und Gesundheitssystems, der Pflege- und Ärzteausbildung. Er begründete am Gemeinschaftskrankenhaus Herdecke ein eigenständiges «Institut für Krankenpflege» und griff in die Diskussion um die neue Ausbildungsordnung für Ärzte ab 1970 ein, die eine weitere Verschlechterung der medizinischen Qualifikation mit sich brachte – mit Abschaffung vieler Lehrveranstaltungen und persönlicher Prüfungen zugunsten eines formalisierten «Gegenstandskataloges» und «multiple choice»-Tests, die vordergründig eine höhere «Chancengleichheit» versprachen. 1972 wurden die «Zentrale Vergabestelle» (ZVS) für medizinische Studienplätze sowie der «Numerus clausus» für Medizinstudienplätze nach besten Abiturnoten eingerichtet. Die Motivation zum Medizinstudium, der Wille zur therapeutischen Hilfeleistung und zur empathischen Beziehungsgestaltung wurde nicht erfragt; was lediglich zählte, war eine formalisierte Leistung als Ergebnis kognitiver Intelligenz. Kienle kritisierte dieses Vorgehen in aller Schärfe und begann ab 1976, Medizinstudenten am Gemeinschaftskrankenhaus Herdecke in einem «Pilotprojekt» auszubilden, auf dessen nachträgliche Anerkennung er mit seinen Mitarbeitern, darunter dem renommierten Marburger Physiologie-Ordinarius Herbert Hensel, setzte.

Kienle entwickelte mit seinen Mitarbeitern in Herdecke ein überaus anspruchsvolles medizinisch-soziales Curriculum für auszubildende Medizinstudenten, unter Einschluss von Philosophie, Erkenntnistheorie und Wissenschaftstheorie, mit praktischen Erfahrungen am Krankenbett und in der Pflege vom ersten Studientag an. Er sprach von der Zielsetzung einer «wissenschaftlichen Sozialreife»; die Ausbildung der Studierenden könne nur dann als erfolgreich angesehen werden, «wenn sie zur Fähigkeit der persönlichen Verarbeitung und damit zur inneren Freiheit gegenüber den Aussagen,

Methoden und Erkenntnisgrundlagen der einzelnen wissenschaftlichen Disziplinen sowie zu einer Vertiefung des Verantwortungsbewusstseins gegenüber der Mitwelt» führe.[605] «Denkstile» und «Denkkollektive» (Ludwig Fleck, 1935) sollten von den Studierenden früh durchschaut werden; Ziel sei, wie Kienle noch in seinen letzten Diskussionsbeiträgen und Texten betonte, den Zugang zu den «sozialgestaltenden Kräften» zu finden und jenen Tendenzen zu widerstehen, «die jetzt über die Gesundheitspolitik und im Sozialen zerstörend auf uns zukommen». «Es ist notwendig, dass etwas in uns an innerer Gestaltungskraft entsteht, das die Zerstörung ins Gleichgewicht mit Zukunftskräften bringt.»[606]

Der Arzt benötige für seine Hilfeleistung ein «anthropologisch-philosophisches Selbstverständnis», das ihm ermögliche, Sein und Möglichkeit des Individuums zu erfassen und anzuerkennen. An dieser Aufgabenstellung müssten die angewandten Wissenschaften bemessen werden. Sie müssten sich, so Kienle, aus der tatsächlichen Eignung für die erfolgreiche Hilfeleistung durch den Arzt rechtfertigen und keinesfalls umgekehrt. «Erst ihre Eignung für die Verwirklichung ärztlicher Zwecke gibt den Wissenschaften ihren medizinischen Charakter.»[607] Kienle warnte bis zuletzt vor der gefährlichen Umwandlung der Heilkunde in die angewandte Biotechnik, die – verbunden mit einer fortschreitenden Ökonomisierung des Klinik- und Gesundheitssystems – für ihn die logische Folge des «Iatrotechnik»-Paradigmas und seiner administrativen Umsetzung war:

> Die Hybris staatlicher Verwaltung, mit administrativen Steuerungsmaßnahmen die Gesundheit der Bevölkerung sicherstellen zu wollen, indem ärztliche Tätigkeit als Rohmaterial in eine Gesundheitsfabrikationsmaschine gezwungen wird, kann nur Leid und Elend des Kranken erzeugen.[608]

Das Medizinstudium an der staatlich genehmigten Universität Witten/Herdecke begann schließlich 1983, wenige Monate vor Kienles Tod. In einem Entwurf für einen orientierenden Fragenkatalog für persönliche Auswahlgespräche mit jungen Menschen, die sich für die Aufnahme eines Medizinstudiums in Witten/Herdecke bewarben, hatte Kienle noch einmal eigene Anliegen formuliert. Er erwartete keine speziellen Antworten, wohl jedoch eine innere Haltung bei den Bewerbern, eine Bereitschaft zur Selbst- und Gesellschaftsreflexion. Die folgenden Fragen in der Kategorie «Allgemeines» formulierte er unter anderem:

- Welche Aufgaben wollen Sie für Ihre Umwelt erfüllen?
- Welche Aufgaben wollen Sie sich stellen, wenn Ihnen das gewünschte Studium versagt bleibt?
- Welche Arbeit oder Tätigkeit werden oder wollen Sie auf gar keinen Fall in Ihrem Leben verrichten und warum nicht?
- In welchen in der Gesellschaft wirkenden Ansichten sehen Sie Lebenslügen?

In der Fragekategorie «Futurologie/Grundlagen des Lebens» hieß es beispielsweise:

- Was sehen Sie als die wichtigsten Aufgaben an, die in unserer Gesellschaft und in der Welt bis zum Ende des Jahrhunderts gelöst werden müssen?
- Wessen unvollendetes Lebenswerk sollte und könnte weitergeführt werden und wie könnten Sie dabei mitwirken?
- Wofür lohnt es sich im Leben, mit ganzem Einsatz der Person zu kämpfen?
- Welches sind die Lebens- und Existenzbedingungen, die Sie für Ihre Mitmenschen für unverzichtbar halten?

- Welcher Revolutionär oder Reformator hatte die beste Weitsicht und die glücklichste Hand?
- Welche technischen Erfindungen haben den menschenwürdigsten Fortschritt gebracht?
- Welche Wissenschaften möchten Sie umgestalten und wie?[609]

*

Man kann sich fragen, ob Gerhard Kienle und Alexander Mitscherlich die Problematik der modernen Schulmedizin überzeichneten und in ihren kritischen Warnungen weit über das Ziel hinausschossen und dies in erster Linie, weil sie eigene Interessen verfolgten. Wie zuvor erwähnt, wurde Mitscherlich noch Anfang des 21. Jahrhunderts unterstellt, er habe nur deswegen in «besessener» Weise an der Dokumentation der Nürnberger Ärzteprozesse gearbeitet, weil dies Teil seiner «psychoanalytischen Strategie» zur Reform der Medizin *in seinem Sinne* gewesen sei (vgl. S. 138); ähnliche Vorurteile und Diffamierungen schlugen auch Kienle, dem «Anthroposophen» entgegen, wenn auch nicht in den Bonner Sachverständigenrunden, die vielmehr seine Kompetenz und sein reales medizinisch-humanistisches Anliegen jenseits aller «Sonderinteressen» wahrnahmen.[610] Die wirksame Vertretung dessen, was «vom herrschenden Wissenschaftsdogma missachtet und auch von der Wissenschaftsgeschichte vernachlässigt» sich am Rande der dominanten Medizin bewegt (Schipperges[611]), wurde Mitscherlich, dem «Psychoanalytiker», und Kienle, dem «Anthroposophen», nicht leicht gemacht. Ihre Kritiker hatten es einfach, von Mitscherlichs und Kienles berechtigten Sachbeiträgen abzulenken und ihnen psychoanalytische oder anthroposophische «Sonderinteressen» zu unterstellen, die, wie behauptet, den Hintergrund oder die eigentliche Intention ihrer Einwände ausmachten. Vorsätzlich ausgeblendet wurde dabei, dass Mitscherlich und Kienle gebildete und ausserordentlich differenzierte Ärzte waren, die den positivistischen Reduktionismus als Verfremdung der Medizin erkannt hatten und aus guten Gründen – und keinesfalls aus privater, «weltanschaulicher» Leidenschaft – für eine grundlegende Veränderung eintraten.

Dafür, dass beide die Probleme im Gesundheitswesen dramatisierten, spricht aus heutiger Sicht nichts. Ehe ich im Folgenden in erster Linie auf die Analysen des Medizinethikers Giovanni Maio und einiger anderer Wissenschaftler[612] zu den Folgen der Ökonomisierung der Krankenhäuser zu sprechen komme – als einem aktuellen Beispiel einer medizinischen «Selbstentfremdung» («die Gesundheitsfürsorge ist zu einer riesigen Industrie geworden, ein auf die Kliniken zentriertes Krankheitssystem, das weitgehend von finanziellen Anreizen bestimmt wird» Lown[613]) –, möchte ich noch einmal kurz rekapitulieren, wovor Mitscherlich und Kienle nach 1945 in medizinischer und gesellschaftspolitischer Hinsicht vorrangig warnten. Mitscherlich sah die Gefahr einer weitergehenden Instrumentalisierung der Medizin und ihrer Anthropologie durch medizinfremde Mächte und Interessen, darunter der Politik, des staatlichen Gesundheitssystems und der Biotechnologie; er warnte vor der Behandlung von Menschen als «objektiven Fällen» im Geist des Materialismus und Positivismus beziehungsweise im Duktus eines Reparaturmodells in «rücksichtsloser Rationalisierung»; er warnte vor der Degradierung des kranken Menschen zum «Werkstück» eines klinisch-industriellen Prozesses, vor dem damit verbundenen Sprach- und Empathieverlust, dem Verlust der therapeutischen Freiheit und der individuellen Grundrechte. Auch Kienle ging in den von ihm geführten Auseinandersetzungen auf die gefährliche Verbindung des «iatrotechnischen Konzepts» (als einem einseitigen naturwissenschaftlichen Paradigma) mit staatlich-administrativen Kontrollanliegen und industriellen Interessen ein. Er sah frühzeitig die Gefahr einer fortschreitenden «Industrialisierung» der Krankenhäuser – beziehungsweise ihre Umfunktionierung in «elektronisch technisierte klinische Betriebe» (1961) – und einer Herrschaft formalisierter, entpersonalisierter Abläufe und Entscheidungsprozesse. Er warnte vor dem folgenreichen Verlust der medizinischen Urteilskraft und ärztlichen Autonomie, letztlich vor den «zerstörerischen Kräften» in der Gesundheitspolitik und im Sozialwesen.

5. Die Ökonomisierung des Gesundheitswesens

Giovanni Maio legte 2014 in der Reihe «medizinHuman» des Suhrkamp-Verlages – unter dem Titel «Geschäftsmodell Gesundheit. Wie der Markt die Heilkunst abschafft» – sowie in weiteren Arbeiten eindringliche Analysen dessen vor, was seit den 1990er-Jahren als Ökonomisierung des Gesundheits- und Krankenhauswesens systematisch betrieben wird. Maio beschrieb, was passiert, wenn die betriebswirtschaftliche Effizienz- und Wettbewerbslogik mit Macht in die Medizin eindringt, diese transformiert und ihrer inneren Identität immer mehr entfremdet, «von einem sozial-karitativen zu einem ökonomisch-kalkulierenden Selbstverständnis, von der Zuwendung zur Dienstleistung, vom Mitfühlen zur Kundenfreundlichkeit»[614]. Die ökonomische Logik und Rationalität bestimmt ärztliches Handeln mehr und mehr von innen, im Zuge der marktwirtschaftlichen Privatisierung von Krankenhäusern und Sozialleistungen, obwohl die Gesetze des Marktes und der Ökonomie in der Sphäre der Heilkunde fehl am Platze sind, weil, so Maio, «die Medizin es in ihrem Kern nicht mit Kunden zu tun hat, sondern mit hilfsbedürftigen Menschen, die nichts kaufen wollen und die nicht unverbindliche Angebote einholen wollen, sondern die meist in einer Situation der Bedürftigkeit und Abhängigkeit nach einem Menschen suchen, der sie aus ihrer krankheitsbedingten Krise herausführt»[615]. Gegen alle inneren Widerstände und Sorgen der betroffenen Patienten, Ärzte, Pflegenden und Therapeuten aber wurde die ökonomische Zweckrationalisierung des modernen Klinikbetriebes durchgesetzt, die Industrialisierung des Gesundheitswesens am Ort der ehemaligen «Hospitäler», die nunmehr den Kriterien eines effizienten «Prozessmanagements», der Modularisierung und Standardisierung unterworfen sind. Maio schrieb 2014 über die mittlerweile längst etablierte «ökonomisch rationale Herrschaft» im Klinikbetrieb – eine Herrschaft zur Steuerung ärztlicher Entscheidungen mit dem «großen Credo der Planbarkeit und Berechenbarkeit»[616]. Die Einführung der sogenannten «DRG»-Vergütung (diagnosebezogene Fallgruppen) mit normierten Abrechnungssätzen und Behandlungszeiträumen für definierte Krankheitseinheiten trieb die Krankenhausbeschäftigten unter anderem zu schnelleren Diagnose- und Behandlungsschritten, zur «Marginalisierung der Zeit».[617] «Das Diktat des Marktes ist ein Diktat der Zeitökonomie; das heißt nichts anderes als dass alle Abläufe so beschleunigt werden sollen, dass am Ende das wegrationalisiert wird, worauf es bei der Gesundung von Menschen zentral ankommt, nämlich die Zeit, die Zeit für das wirkliche Verstehen, die Zeit für eine nachhaltige Behandlung, die Zeit für das Zulassen und Annehmen eines gemeinsamen Weges in mehreren Etappen.» (Maio[618]) Die Zeit für die gemeinsame «Wahrheitsfindung in der Behandlung» (von Weizsäcker[619]), die Beratungs- und Behandlungszeit, auch die Zeit für das Zulassen und Annehmen eines «gemeinsamen [therapeutischen] Weges», wurden als Störfaktoren im industriellen Prozess definiert und sukzessive minimiert. Nicht Gespräche (die, nach Gadamer, die Beziehung zwischen «fundamental Ungleichen», zwischen dem Arzt und dem bedürftigen, wehrlosen Patienten «humanisieren»[620]), sondern technische Vorgänge sollen sich effizient abspielen und werden finanziell gefördert: «Der Arzt wird belohnt, wenn er die Patienten schnell durch die Behandlung schleust, er wird belohnt, wenn er bei Diagnose und Therapie viel teure Technik anwendet, er wird belohnt, wenn er häufiger operiert und wenn er billigere Medikamente verschreibt. All diese Anreize sind ökonomisch motiviert.»[621]

Maio und andere zeigten die Folgen dieses Vorgehens auf: die nachlassende Qualität der Diagnostik, der Behandlung, der therapeutischen Beziehung und Begleitung, auch die selektive Aufnahme der Patienten zu einem gewissen Zeitpunkt nach ökonomischen Gesichtspunkten.[622] Beschrieben wurde die atmosphärische Veränderung des Krankenhauswesens – Jahrzehnte nach Mitscherlichs markanten Ausführungen über die «Unwirtlichkeit unserer Städte. Anstiftung zum Unfrieden» (1965):

> Die Atmosphäre der Reparaturwerkstatt Krankenhaus klammert all die Aspekte des Menschseins aus, die nicht hineinpassen in ein durchrationalisiertes System; dazu gehören alle Facetten, die die Einzigartigkeit eines jeden Menschen betreffen; dazu gehören vor allem die Fragen nach dem Sinn, die geradezu systematisch aus dem Behandlungsschema ausgekoppelt werden. Zentral ist die Ausrichtung der modernen Kliniken an den Funktionen von Organen, es bleibt jedoch kaum Zeit, Raum und Atmosphäre für die grundlegenden Fragen, die das Kranksein aufwirft. Die modernen Kliniken funktionieren zwar vordergründig effektiv und reibungslos, doch nur um den Preis, dass das Entstehen einer Atmosphäre des umfassenden Heilens zwischen Krankem und Behandlungsteam strukturell verunmöglicht wird.[623]

Giovanni Maio machte in diesem Zusammenhang deutlich, dass es die «Standardisierung» als notwendiger Teil des ökonomischen Modells ist, die weder die «Einzigartigkeit» des

Patienten anerkennen noch ihm eine «individuelle» Therapie zugestehen kann. Das System muss solche Forderungen massiv bekämpfen, weil sie in ihm nicht vorgesehen sind und potenziell destabilisierend wirken. («In einem System, in dem es vor allem um Effizienz geht, kann die Beachtung der Individualität eines Menschen eine Bedrohung sein, weil diese Beachtung den schnellen Fluss des standardisierten Machens unterbricht und sozusagen den ganzen Betrieb aufhält.»[624]) Worum es vielmehr im «elektronisch technisierten klinischen Betrieb» (Kienle, 1961) im Sinne der industriellen Zweckrationalität in erster Linie gehen muss, bezeichnen die Begriffe der «Planung» und «Kontrolle» («die lückenlose Durchleuchtung aller Abläufe»[625]), der «Steuerung» und «Normierung», die, so das Diktum, allein ein effizientes und ökonomisch aussichtsreichen Arbeiten gewährleisten. «Man spricht heute von Output-Orientierung, von Leistungspaketen, man spricht von Produktbildungsprozessen und betriebswirtschaftlicher Formallogik. Effizienzsteigerung, Ablaufoptimierungen.» (Maio[626])

Die in dieser Weise seit den 1990er-Jahren gezielt und flächendeckend durchgeführte «betriebswirtschaftliche Überformung der Medizin» impliziert, so Giovanni Maio, die weitgehende Verdrängung oder Außerkraftsetzung bisheriger Werte und Ideale der Medizin wie «Hilfe, Fürsorge, Begleiten, Beistand» – «… all diese Werte gelten heute mehr und mehr als antiquiert, und mehr noch – solche Werte erscheinen heute geradezu störend für eine ärztliche Tätigkeit, die eine rein leistungsbezogene sein soll.»[627]

Die «Steuerungsmacht» der Kostenträger erzwingt die neue Form der «ärztlichen Tätigkeit», wobei von vornherein intendiert wurde, dass die Ärzte die ökonomische Logik mehr und mehr zu ihrer eigenen machen. Etwas, was anfänglich als «strukturelle Bevormundung»[628] erlebt wurde, dem unfreiwillig Folge geleistet werden musste, sollte verinnerlicht, schleichend «internalisiert» werden – in einer systematischen

Bearbeitung und Veränderung des ärztlichen Bewusstseins, die von der Mehrzahl der Betroffenen, den Analysen Maios zufolge, überhaupt nicht bemerkt wird: «Es handelt sich um die Übernahme einer Logik, die zunächst als eine fremde wahrgenommen wird, aber allmählich die eigene Identität so durchtränkt, dass sie zur Normalität wird. Nur besonders reflektierte Ärzte realisieren, welche innere Veränderung da mit ihnen geschieht.»[629]

Fremdbestimmung wird auf diese Weise zunehmend zu vermeintlicher Selbstbestimmung im Dienst des Fremden und Verfremdenden, ein Vorgang, der sich in der Ideologisierungsdynamik totalitärer Machtsysteme, darunter in der NS-Zeit, umfänglich ereignet hat und im gesellschaftspolitischen Bereich – nicht aber in der Medizin – in vielen Analysen retrospektiv gut beschrieben wurde. «Es ist der von außen an sie heran getragene Druck, die Drohungen und die Sanktionen, die sie [die Ärzte] gefügig machen» (Maio)[630] – sowie der erfolgreiche Appell an ihre egoistischen Eigeninteressen, an ihre finanzielle Verführbarkeit. Sie sollen «Mitunternehmer»[631] und insofern Träger des neuen Systems werden, wie auch die Mediziner in der NS-Zeit nicht unterdrückt, sondern hofiert und mehrheitlich gewonnen wurden.

Man kann einen solchen Vergleich zweier Systemgewalten, der von Maio selbst nirgendwo angestellt wurde, weit und empört von sich weisen und die Einzigartigkeit der Jahre 1933 bis 1945 hervorheben, die weder relativiert noch mit anderem parallelisiert werden sollte – und dies mit Recht. Dennoch gilt es, zeitgenössische Ideologisierungsvorgänge mit geschärfter Aufmerksamkeit und geschichtlich geschultem Vermögen zu beobachten. («History does not repeat, but it does instruct ...») Maio spricht geradezu von einer sich vollziehenden «Umprogrammierung der Ärzte» durch das ökonomische Steuerungsmodell, eine bestimmende «Umprogrammierung» im Denken, Fühlen und Wollen – «bis sie [die Ärzte] am Ende gar nicht mehr als Ärzte erkennbar sind, sondern vielmehr als weisungsgebundene Vollstrecker eines von außen programmierten Wirtschaftsbetriebs»[632]. Es handle sich um einen Vorgang der fremdgesteuerten Entindividualisierung, die einer Selbstaufgabe gleichkomme, einer Selbstaufgabe der Ärzte und ihrer eigentlichen Profession. *«Lauter und redlich werde ich bewahren mein Leben und meine Kunst»*, steht im fünften Abschnitt des hippokratischen Eides.[633] Die «Internalisierung des Zweckrationalen» aber hat sich, so Maio, in der Ärzteschaft längst breitgemacht, und ihr größter Schaden liegt ihm zufolge in der Deformierung der Empathie, in der «emotionalen Distanzierung der Ärzte von ihren Patienten».[634]

In vielen klinischen Großbetrieben ist heute die Frage, welcher Arzt überhaupt noch für einen Patienten mit «medizinischer Urteilskraft» persönlich verantwortlich ist und individuelle Entscheidungen, gemeinsam mit dem Kranken, trifft – angesichts der vielen «Module» des Zweckrationalen, der funktionellen Aufteilung, des ärztlichen Schichtbetriebes und einer zunehmenden Anonymisierung klinischer Abläufe.

6. Standardisierung, Entpersonalisierung und Medizinethik

Ohne Rekurs auf Viktor von Weizsäcker, Alexander Mitscherlich oder Gerhard Kienle unterstrich Giovanni Maio in seinen Analysen, dass die Durchökonomisierung und faktische Übernahme der Medizin durch den Geist der Marktwirtschaft die zuvor erfolgreich vollzogene Transformation der Heilkunde in eine angewandte Naturwissenschaft voraussetzte:

> Erst [das] verinnerlichte naturwissenschaftliche Paradigma hat die Medizin anfällig werden lassen, sich der nächsten Ideologie, nämlich der der Ökonomie, ganz zu übergeben. Die Methoden sind miteinander kompatibel, bedienen ähnliche Evi-

denzkriterien, ähnliche Bewertungsgewohnheiten. Insofern kann man die Vernaturwissenschaftlichung der Medizin im 19. Jahrhundert als eine Vorbedingung für die Einverleibung der Medizin durch die Ökonomie seit Ende des 20. Jahrhunderts ansehen.[635]

Die «Vernaturwissenschaftlichung der Medizin im 19. Jahrhundert» war, wie von von Weizsäcker und Mitscherlich beschrieben, mit einer gefährlichen «Objektivierung» der Patienten und einer Tendenz zur Entpersonalisierung der Therapiesituation verknüpft. Die «formalisierten Verfahren» kamen durch die angewandte Naturwissenschaft – und ihre zunehmend totale Herrschaft – in die Medizin. «Das Problem liegt [...] nicht in der Anwendung von wissenschaftlichen Methoden, sondern in der Totalisierung der Methode, so als wären Menschen Maschinen, die durch bestimmte Verfahren von ihrem Defekt befreit werden könnten», betonte Maio[636] und schrieb über die Klassifizierung von «Fällen» in klinischen Abläufen «zweckrational»-ökonomischer Ausrichtung:

> Der [...] Ansatz, ein strategisches Management von vorgefertigen Prozessanordnungen mit der Bedürftigkeit des Patienten kompatibel zu machen, ist nur dadurch möglich, dass die individuellen Bedürfnisse des Patienten schon im Voraus so typisiert und vereinheitlicht werden, dass sie auch in die vorhandenen Schemata passen. Die Orientierung am strategischen Management funktioniert [...] nur dann, wenn der Patient selbst schematisiert und seine Erlebniswelt einer Standardisierung unterzogen wird. Im Zeitalter der ökonomischen Medizin sucht man nicht mehr nach einer singulären Antwort auf eine individuelle Problemlage des unverwechselbaren Patienten, sondern passt ihn und sein Kranksein in die

> vorgegebene Schublade ein, die man in prozessoptimierter Form bereithält. Um effizient zu sein, werden nicht etwa Therapien an die Patienten angepasst, sondern umgekehrt Patienten passend für die entsprechenden Therapieschemata gemacht. Die Not des Einzelnen, die Unverwechselbarkeit des persönlichen Problems eines Patienten werden so schematisiert, dass sie in eine steuerbare Einheit überführt werden können.[637]

Die ermöglichende Voraussetzung der Anpassung von Patienten an «Therapieschemata», die unter marktwirtschaftlichen Gesichtspunkten erreicht werden muss, liegt jedoch in der vorauslaufenden naturwissenschaftlichen Typologisierung der Krankheitsbilder. Erst die seit längerer Zeit vorhandene naturwissenschaftliche Typologisierung der Pathologie macht Maio zufolge verständlich, warum sich die moderne Medizin der standardisierenden Übermacht der Ökonomie so «willfährig» beugte:

> Sie [die Medizin] ist diese Standardisierung schon von ihrem eigenen Selbstverständnis her gewohnt, die Standardisierung ist ihr vertraut gewesen. […] Es wird standardisiert, nicht etwa, weil man nur dadurch überhaupt verstehen kann, was das Allgemeine der persönlichen Krankengeschichte ist und wie sie nach allgemeinen Gesetzlichkeiten effektiv behandelt werden kann, sondern heute wird standardisiert, um mit der Behandlung von kranken Menschen in Serienproduktion zu gehen und eine industrielle Effizienzsteigerung zu erzielen. Hierbei gerät nicht nur die Individualität des Menschen aus dem Blick, sondern – viel grundlegender – es werden jetzt Menschen Gegenständen gleich einem industriellen Produktionsprozess unterworfen.[638]

Auf den Zusammenhang der Kräfte, die in der naturwissenschaftlichen Entwicklung und im ökonomischen Denken wirksam werden, machte Rudolf Steiner in seinen anthroposophisch-medizinischen Vorträgen frühzeitig aufmerksam. Auch zur Beziehung zwischen Krankheitstypologie und menschlicher Individualität äußerte er sich häufig und ausgesprochen differenziert.[639]

Die vom industriellen Produktionsprozess geforderte Plan- und Berechenbarkeit der Medizin verunmöglicht einen individuellen Zugang zum Patienten; sie untergräbt oder zerstört, so Maio weiter, auch die ärztliche Intuitionsfähigkeit und Kreativität und führt zu einem erheblichen Qualitätsverlust der Heilkunde. In der Medizin und in der therapeutischen Begegnung geht es – anders als im standardisierten industriellen Produktionsprozess – um «Hermeneutik», um das eingehende Verstehenlernen einer individuellen Situation und Krankengeschichte und um das Finden eines therapeutisch «angemessenen» Weges («das Angemessene, das mir Angemessene, das jedem einzelnen Angemessene» Gadamer[640]), nicht dagegen um ein ausschließlich regelanwendendes, normatives Handeln. Diese Zusammenhänge besprach Viktor von Weizsäcker bereits im ersten Drittel des 20. Jahrhunderts in seinen Vorlesungen, Publikationen und Patientenvorstellungen sehr genau, einfühlsam und konkret. Was von Weizsäcker bis in den Hörsaal hinein konkret praktizierte und den Medizinstudenten Alexander Mitscherlich nach seiner Gestapo-Haftentlassung nachdrücklich beeindruckte, formulierte Giovanni Maio sehr viel später, ohne Bezug zu von Weizsäcker, mit den Worten: «Die Unverwechselbarkeit einer jeden Patientengeschichte impliziert […], dass in jeder Situation die Antwort jeweils neu geschaffen werden muss. Dies verlangt vom Arzt ein hohes Maß an Kreativität – eine Kreativität jedoch, die das Regelhafte stets als Grundlage für das Schöpferische im Blick hat und die das allgemeine Wissen mit der konkreten Situations-, Gefühls-

und Lebenslage des Patienten zusammenführt.»[641] Gefordert ist ein implizites Situations- und Beziehungswissen und die Anwendung einer «medizinischen Urteilskraft» im Sinne Gerhard Kienles.

*

Insgesamt stellte Giovanni Maio die «starke Allianz» von Naturwissenschaft und Ökonomie als bestimmenden Faktor der jüngsten medizinischen Entwicklung dar; unter der Vorherrschaft der beiden Paradigmen veränderte sich die gesamte Medizin in kurzer Zeit grundlegend[642], wobei die Folgen keineswegs auf die Medizin beschränkt sind: «Die Ökonomisierung des Sozialen dürfte zu den schwerwiegendsten politischen und sozialen Fehlern unserer Zeit gehören.»[643] Was Alexander Mitscherlich noch in den letzten Jahren seines Lebens als Patient an unzureichender ärztlicher und pflegerischen Betreuung erlebte, um mit einem «physischen und psychischen Trauma» postoperativ viel zu früh und krank aus der Klinik entlassen zu werden, haben inzwischen unzählige Menschen erfahren und erlitten. Die Defizite der Behandlung, der Pflege und Betreuung haben sich unter der Ökonomisierung und noch weiter fortschreitenden Administrierung des Gesundheitssystem, unter Einschluss einer nahezu grenzenlosen Dokumentationspflicht der Pflegenden und Behandelnden, sowie der Einführung der «DRGs» noch einmal dramatisch gesteigert. In vielen Krankenhäuser gehen die technische «Spitzenmedizin» – mit entsprechenden Kosten – und ein realer Pflegenotstand Hand in Hand, der zur Vernachlässigung, wenn nicht zur Verwahrlosung der Patienten führt und nicht nur die psychologische und soziale Situation aushöhlt, sondern auch die Qualität der Medizin. Maio schrieb zuletzt (2018) von der Verarmung der Pflege, die unter dem ökonomischen Diktat mit völlig «unverantwortlichen» Arbeitsbedingungen immer weiter abgebaut und auf funktionelle Handlungen reduziert wurde, ein destruktiver Vorgang, den Mitscherlich und insbesondere Kienle bereits in den 1970er-Jahren sehr genau charakterisiert hatten – und der von Kienle in Herdecke mit einem eindrucksvollen Gegenmodell beantwortet worden war (Institut für Krankenpflege am Gemeinschaftskrankenhaus Herdecke[644]), im direkten Anschluss an Ita Wegmans Einsatz für den Aufbau einer anthroposophischen Krankenpflegeausbildung in Arlesheim. Über die triste Lage im Jahr 2018 und ihre neoliberalen Denkvoraussetzungen schrieb Maio: «Mit Pflege lässt sich kein Umsatz steigern, und genau deswegen hat man seit der Ökonomisierung der Medizin an der Pflege nur gespart. [...] Unmenschlich ist das Konzept, das die Pflege auf unpersönliche Verrichtung reduziert ohne Bemühung um einen ganzheitlichen Zugang zum Menschen, der zur Kernidentität der Pflege gehört.» (Maio[645]) Vor diesem Hintergrund – dem längst eingetretenen Verlust der pflegerischen «Kernidentität» und der Reduktion der Aufgabe auf «unpersönliche Verrichtungen» – wird verständlich, warum inzwischen über den Einsatz von «Robotern» mit «künstlicher Intelligenz» für einzelne Pflegefunktionen im Sinne eines «hoffnungsvollen» Zukunftsmodelles diskutiert wird.

*

Giovanni Maio und andere Medizinethiker, aber auch Kliniker und niedergelassene Ärzte, ärztliche Berufsverbände, Pflegende und Patientenvertreter weisen seit Jahren auf die Dramatik der Lage im Gesundheitssystem hin, die noch weit über die zuvor skizzierten Phänomene und Schwierigkeiten hinausreicht, aber gesellschaftlich – jenseits der persönlichen oder familiären Betroffenheit – noch immer hingenommen wird. Viele Ärzte, Pflegende und Therapeuten haben ihren Beruf unter völlig anderen Umständen und Voraussetzungen ergriffen, mit anderen Motivationen; zur Ökonomisierung,

Dokumentation und Administration gezwungen und zur passiven Ohnmacht angesichts eines übermächtigen Apparates verurteilt, versuchen sie, ihre Arbeit in irgendeiner Weise weiterzuführen, mit erschöpften Kräften – angesichts eines drastischen «Stellenabbaus» – und in zunehmender Resignation.

Die Ökonomisierung, Administration und Industrialisierung des Gesundheitswesens aber bilden keineswegs das einzige Problem der modernen Medizin unter der Dominanz und Abhängigkeit von Naturwissenschaft und Ökonomie, sondern nur eines unter vielen. Die Öffentlichkeit weiß beispielsweise seit vielen Jahren um die Gefahr der Erfassung und Benutzung von medizinischen «Daten» im Horizont neuer totalitärer Richtungen, die eine lückenlose staatliche Überwachung und Steuerung der gesundheitlichen, «hygienischen» und sozialen Lebensbedingungen der Bevölkerung anstreben (unter Aufgriff des Argumentes des «Schutzes» des Volkes, seiner «Gesundheit» etc.). Auch das gefährliche Selektionsdenken in der Gesellschaft und Medizin kam 1945 keineswegs zum Stillstand – und der fatale Begriff des «lebensunwerten Lebens» (Binding/Hoche, 1920) ist nur vordergründig außer Konjunktur. Es gibt vielmehr die millionenfache «Abtreibung» von Kindern in Ländern, die nur männliche Nachkommen zulassen; es gibt die jährlich steigenden Zahlen von Schwangerschaftsabbrüchen von ungeborenen Kindern, deren potenzielle oder reale Behinderung ebenso unerwünscht ist; es gibt die Vielzahl der alten Menschen, die unter der Attribuierung ihrer vollkommen «Wertlosigkeit» leiden, auf den – längst zur Gewohnheit gewordenen – Begriff des «Pflegefalls» reduziert, völlig unzulänglich betreut und am Ende durch sozialen Druck zum «assistierten Suizid» motiviert werden können, um niemandem weiter «zur Last» fallen zu müssen. Der «assistierte Suizid» kann, so Giovanni Maio, zur «verfahrentechnischen Normalisierung» der «tragischen Tat» einer Gesellschaft werden, die sich ihren Aufgaben im Umgang mit kranken, alten und hilfsbedürftigen Menschen nicht stellt, entsprechende Stellen «wegrationalisiert» oder von ausländischen «Hilfskräften» kostensparend ausfüllen lässt, weil sie keinen Begriff des Alters und der Würde des alten Menschen mehr hat.[646]

Zum Gesamtpanorama und zur Problematik einer Leistungsgesellschaft und Medizin, die durch die «starke Allianz» von Naturwissenschaft, Technik und Ökonomie bestimmt und in ihrer Entwicklung vorangetrieben wird, gehören des Weiteren unzählige ethische Konflikte, die sich durch das Vorhandensein von ultramodernen diagnostischen und interventionellen Möglichkeiten ergeben, von denen höchst zweifelhaft ist, inwiefern sie dem Patienten wirklich weiterhelfen und wo eine sinnvolle Grenze ihrer Anwendung liegt. («Der medizinisch-technische Fortschritt eröffnet neue Handlungs- und Eingriffsmöglichkeiten, die nicht nur unsere moralische Urteilsfähigkeit, sondern auch das menschliche Selbstverständnis in besonderer Weise herausfordern.» Wiesing[647]) Zur medizinischen und sozialmedizinischen Problematik der «Allianz» von Naturwissenschaft, Technik, Industrie und Ökonomie gehört schließlich nicht zuletzt die Tatsache, dass die Errungenschaften der «Spitzenmedizin» (beziehungsweise die, so Bernard Lown, «überwältigende Macht [...] der Technologie in der Medizin»[648]) nur einem kleinen Bruchteil der Weltbevölkerung von Menschen aus reichen Industrienationen zugutekommen, während die basale Gesundheitsfürsorge für die Mehrheit der Menschheit auf Erden de facto nicht gewährleistet ist, auch nicht die Ernährung und das Wasser, weil in diesen Regionen und für diese Regionen «das Geld» oder das industrielle, marktwirtschaftliche Interesse fehlt. «Vor neunhundert Jahren schrieb Al Asuli, der große Arzt des Islam, der in Buchara, heute Kasachstan, lebte, eine medizinische Pharmakopöe. Er unterteilte seine monumentale Abhandlung in zwei Bereiche: ‹Krankheiten der Reichen› und

‹Krankheiten der Armen›. Die seitdem vergangenen zahlreichen Jahrhunderte haben diese Zweiteilung nicht veralten lassen», betonte Bernard Lown.[649]

7. Unausgesprochene Grundannahmen

Insbesondere von führenden Vertretern der Medizinethik wurde angesichts dieser Entwicklung die Frage nach dem leitenden Menschenbild der modernen Medizin erneut aufgeworfen[650], ein Aspekt, der bereits von Alexander Mitscherlich in seinen Reflexionen nach 1945 an die zentrale Stelle gerückt worden war. In meiner skizzenhaften und überaus fragmentarischen Darstellung dieser Zusammenhänge greife ich im Folgenden noch einmal auf die Veröffentlichungen von Giovanni Maio zurück. Er hat wesentliche anthropologische Gesichtspunkte in den ersten zwei Jahrzehnten des 21. Jahrhunderts prägnant herausgearbeitet und öffentlich vertreten, darunter auch in populärer Form. Es gelang ihm, das differenzierte Reflexionsniveau seiner Fachkollegen aufrechtzuerhalten, aber einige zentrale Gesichtspunkte in allgemein verständlicher Form so zu formulieren, dass sie auch für Medizinstudierende, Pflegende oder Patienten zugänglich wurden, was überaus verdienstvoll und weiterführend ist. Maio blieb dabei stets nah an der Realität der ärztlichen Praxis, der gelebten Medizin und wird von Angehörigen der Heilberufe ebenso wie von Patienten gehört und verstanden.

Die Medizinethik als «Wissenschaft der Reflexion»[651] muss, so Giovanni Maio, in der Identitätskrise der modernen Medizin das «Menschenbild als Grundlage einer Ethik der Medizin» neu zum Thema erheben[652] beziehungsweise eine «anthropologische Grundreflexion»[653] leisten. Dabei sollte, so Maio, in erster Linie kritisch hinterfragt werden, welches die «beherrschenden Menschenbilder in der modernen Medizin» überhaupt sind[654] – und dies gerade angesichts der Tatsache, dass die leitenden Anthropologien zumeist überhaupt nicht als solche thematisiert werden, weil die wissenschaftliche Medizin den Anspruch erhebt, weltanschaulich «neutral» oder gar «weltanschauungsfrei» zu sein, was jedoch in keiner Weise zutreffend ist. Darüber aber wird, wie gesagt, selten gesprochen – «Solange man die Anthropologie unerwähnt lässt, wird man unausweichlich eine implizite Anthropologie voraussetzen.»[655]

Giovanni Maio charakterisierte das in der Medizin herrschende, «implizite» Menschenbild in verschiedenen seiner Schriften der letzten Jahre mit den Begriffen des Mechanismus (der Mensch als – gegebenenfalls defekter – «Mechanismus»), der willkürlichen Optimierung (der Mensch als «machbares Wesen»), des freien Konsums (der Mensch als «souveräner Kunde») und der sozialen Isolation (der Mensch als «atomistisches Einzelwesen»), worauf ich im Folgenden in synoptischer Zusammenfassung und geringfügiger Erweiterung seiner Gesichtspunkte eingehen möchte.[656]

Die Leitidee des *mechanistisch* verstandenen Menschen, die der reduktionistischen Naturwissenschaft des 19. Jahrhunderts entstammt[657], analysierte Alexander Mitscherlich in ihren Folgen nach 1945 sehr genau; dennoch blieb das «Maschinenparadigma» Maio zufolge der «zentrale Angelpunkt» der medizinischen Identität[658] – und ist es bis heute. Thure von Uexküll schrieb 1997: «Die Medizin ist stolz, Naturwissenschaft zu sein, aber sie übersieht, dass sie eine Naturwissenschaft des 19. Jahrhunderts geblieben ist. Sie macht nach wie vor kaum Anstalten, Konsequenzen zu ziehen aus den neu gewonnenen Einsichten, wie sie etwa unter den Begriffen der Selbstorganisation, der Autopoiese oder auch der Salutogenese subsummiert werden.»[659] Das ökonomisch geführte Krankenhaus als effizienter technischer Reparaturbetrieb setzt, so Maio, den mechanistischen «Angelpunkt» mehr denn je voraus:

> Die Grundüberzeugung, es bedürfe zur Heilung eines Menschen nur eines wohlgeordneten Ablaufs, und den damit verbundenen [finanziellen] Anreizen für Ärzte, diese Abläufe so schnell wie möglich zu gestalten, liegt ein Menschenbild zugrunde, das den einzelnen Menschen mehr als zuvor nur als defekten Mechanismus betrachtet.[660]

Dabei sollte nicht übersehen werden, dass die materialistische Anthropologie des «Maschinenparadigmas» in ihrer «Allianz» mit der Ökonomie auch nach 1945 – oder «nach Auschwitz» – die Aussonderung des als unwiderruflich «defekt» oder «irreparabel» angesehenen Lebens anstrebt, gegebenenfalls auch bereits des «normabweichenden» Lebens. Die Pränataldiagnostik – unter Einschluss der Präimplantationsdiagnostik – ermöglicht als flächendeckende «Fahndung nach vermeintlich normabweichendem Leben» (Maio) die frühzeitige Auffindung und nachfolgende Tötung des «defizitären» Daseins – und der gesellschaftlich-ökonomische Druck auf die betroffenen Eltern in Richtung einer solchen Intervention wächst von Jahr zu Jahr, parallel zu den immer leichter zugänglichen Screening-Verfahren. Die Tendenz zum «Schwangerschaftsabbruch» wird dabei als Zunahme persönlicher Freiheit im Sinne einer freien eigenen Entscheidung beworben («Will ich/wollen wir ein möglicherweise behindertes Kind?») – «die Medizin verkauft die Entscheidung für ein Kind ohne Behinderungen als Zugewinn an Freiheit, als Ausdruck des Aufgeklärtseins in einer aufgeklärten Zeit» (Maio[661]). Diese vermeintlich «freie» Entscheidung, die von vielen alleingelassenen und überforderten Eltern oft nur unfreiwillig getroffen und, wie Studien zeigen, später oft bedauert wird (mit zum Teil schwerer psychischer Traumatisierung), beinhaltet eine unübersehbare Komponente der gesellschaftlichen Selektion und des Selektionsdrucks. Frühzeitige Auswahl und Ausgrenzung werden dabei zum Leitmotiv und unterstehen ihrerseits einer kollektiven gesundheitspolitisch-eugenischen «Bio-Macht» (im Sinne Michel Foucaults). In entsprechender Weise trifft die «lebensverneinende Grundhaltung» des schicksalverneinenden und -verhindernden Paradigmas[662] den alten, in seiner Leistungsfähigkeit zunehmend eingeschränkten Menschen und empfiehlt ihm die schmerzlose Selbstaufgabe, den «assistierten Suizid». In verschiedenen Einrichtungen sind die Bedingungen – inmitten der deutschen Wohlstandsgesellschaft – katastrophal: «Heime, ebenfalls kaum noch finanzierbar, dienen eher der Abschirmung Behinderter, Alter und Demenzkranker, die in einer dem Jugendlichkeits – und Gesundheitswahn verschriebenen Gesellschaft stören.» (Dörner/Rimpau[663])

Das «Maschinenparadigma», so wird deutlich, ist und bleibt in seiner medizinischen Anwendung und Umsetzung überaus gefährlich, und dies auch jenseits totalitärer Gesellschaftssysteme; es trägt vielmehr selbst den Keim des Totalitarismus in sich. Der kranke oder eingeschränkte Mensch – insbesondere der unwiderruflich kranke und eingeschränkte Mensch, der chronisch kranke, «behinderte» oder alte Mensch – kann in einer Gesellschaft, die sich dem Leitbild des Mechanismus, der Leistung und der Ökonomie in Reinform verschreibt, nicht als solcher angenommen, sondern nur als «Störfall» betrachtet werden, dessen Entledigung aufgrund des soziokulturellen und wirtschaftlichen Normierungsdruckes auf der Hand liegt.

*

Die, so Maio, Leitidee des *machbaren* Menschen zielt dagegen – im wissenschaftsgeschichtlichen Anschluss an entsprechende Zielsetzungen und Visionen von Bacon und Descartes – auf die «Optimierung» der «Nichtausgesonderten». «Das Machenkönnen macht sich gleichsam selbständig.» (Gadamer[664]) Nicht nur die Korrektur beziehungsweise «Reparatur» im Sinne einer Wiederherstellung des Vergangenen wird hier angestrebt, sondern mehr und anderes:

> Der moderne Mensch ist fest davon überzeugt, dass es nichts gibt, womit man sich heute abzufinden hat. Dieser moderne Mensch trifft auf eine moderne Medizin, die sich vornehmlich als eine Verbindung von angewandter Naturwissenschaft und Technik begreift, und es kommt zu einer synergistischen Allianz. So ist gerade die Naturwissenschaft ja dadurch gekennzeichnet, dass sie das Gegebene als Ausgangspunkt für das zu Machende nimmt; die Natur soll gefügig gemacht werden, und aus dieser Zielrichtung her wird der Blick auf die Natur des Menschen eingeengt in Bezug auf das zu Gestaltende, auf das zu Verändernde, auf das zu Optimierende. Das Selbstverständnis der Medizin als angewandte Naturwissenschaft sorgt also dafür, dass im Bereich der Medizin der Mensch selbst – als die für die Medizin relevante Natur – zum Objekt des Verfügens gemacht wird, und die Zielsetzung der Verfügung ist in einem solchen funktionalistischen Denken grundsätzlich grenzenlos.[665]

Jeder Aspekt des menschlichen Lebenslaufes, jede «unbequeme Emotion», aber auch jede «Drehung und Wendung» im Alterungsprozess soll, so Bernard Lown[666], in dieser Denk- und Handlungsweise «medikalisiert» und verändert werden. Die «totalisierte Blickrichtung auf das Machbare»[667], mit der Perspektive der «totalen Möglichkeitsoffenheit» und einer «Tendenz zur technologischen Eskalation» (Maio[668]) verspricht nicht nur die letztendliche Beherrschung aller Krankheitszustände durch adäquate Interventionen und Steuerungen, sondern auch aller unerwünschten körperlichen und seelischen Zustände *ohne* Krankheitswert. Carl Ludwig schrieb bereits 1856 im Vorwort seines Lehrbuchs der Physiologie:

> In dem Ziele des Arztes, den Gang des leiblichen Lebens nach dem Belieben der menschlichen Vernunft zu lenken, geht auch das Streben des vorliegenden Lehrbuches auf.[669]

Die Lenkung des leiblichen und seelischen Lebens nach «Belieben» ist eine zentrale biotechnologische Vision oder Utopie des Paradigmas der «Machbarkeit», der «Optimierung», Perfektionierung und faktischen «Selbstinstrumentalisierung» des Menschen (Habermas[670]) im Zeitalter des technologischen Atheismus und Aktivismus. «Wer soll sonst Gott spielen, wenn nicht wir?», fragte nicht zufällig der DNS-Doppelhelix-Entdecker James Watson[671]; auch die Visionen oder Utopien der Genetik und Gentechnologie betreffen nicht «lediglich» die «Verhinderung» menschlicher Erkrankungswege (wie oft behauptet wird), sondern erstreben darüber hinaus die Veränderung unerwünschter, genetisch «präformierter» Eigenschaften oder Verhaltensweisen – und die selektive Förderung der angestrebten. Diese gezielte Transformation war den «gentechnischen Utopien von sozialem Fortschritt» nachweislich von Anfang an immanent (Weß[672]); «gentherapeutische» Verfahren zur Steigerung der Gedächtnisleistung oder zur Minderung des Aggressionsverhaltens werden längst diskutiert und vorbereitet. In der zweiten Hälfte des 20. Jahrhunderts wuchs die Dynamik des Machbaren sowie die parallele «Selbstabschaffung» des wesenhaften Menschen in zuvor unvorstellbarem Ausmaß (durch die, so Hans Blumenberg, Suggestion, das Individuum «besäße überhaupt kein ‹Wesen›, es sei denn dieses als Resultat seiner Selbsterschaffung»[673]); es entwickelte sich eine fulminante «Machtergreifung der Körpertechnologien», deren gesellschaftliche Problematik noch immer unterschätzt wird.[674]

Nicht die «Restitutio ad integrum», sondern die «Transformatio ad optimum» (Wiesing) wurde zum Leitbild der Zukunft – verbunden mit einem maximalen «Schutz» des Individuums gegen alle potenziellen Keime, einer gleichsam totalen Impfung.

Im klinischen Alltag fundiert das Leitbild des «machbaren Menschen» gegenwärtig in erster Linie den technisch-obsessiven Aktionismus, den (so Hans Jonas) «Verfall an den technischen Imperativ» – und dies auch in aussichtlosen Situationen. Das Leitbild des «machbaren Menschen» («handle stets so, dass keine technische Möglichkeit ungenutzt bleibt») fungiert dabei nicht selten als reale «Machtlosigkeitsvertuschung» (Hampe[675]), durch die beispielsweise noch bei Patienten im Endstadium einer Tumorerkrankung das alleinige «Heil» im nächsten, «Erfolg versprechenden» Chemotherapieschema gesucht wird, ohne dass je ein wirkliches Gespräch über die reale Lebenssituation und den Umgang mit ihr geführt wird, über Fragen der Sterblichkeit und des Sterbens, des noch zu Ordnenden und zu Klärenden, neu und anders zu Bewertenden.

In Zukunft aber wird die «Machtergreifung der Körpertechnologien» sehr wahrscheinlich noch ganz andere Problemdimensionen in der Medizin, darunter auch der klinischen Medizin, generieren. Der Philosoph und Bioethiker Dirk Lanzerath schrieb dazu 2008:

> Je mehr sich Medizin versteht und verstanden wird als Anbieterin biowissenschaftlicher und biotechnischer Methoden, desto eher wird sie als reine Dienstleisterin wahrgenommen, die sich an der technischen Machbarkeit am Kundenwunsch ausrichtet. Als Ziele einer modernen ‹Dienstleistungsmedizin› werden die Verbesserung der Lebensqualität und das Erreichen eines ‹perfekten› Gesundheitszustands – ‹wellness› – unter

> anderem diskutiert. Damit würde die Verbesserung der menschlichen Natur im Sinne einer Leistungssteigerung zu einem medizinischen Desiderat, dass heißt zur Krankheitsbehandlung tritt das Enhancement. (Lanzerath[676])

Das «Ideal des Herrschaftswissen» rückt, so Hans-Georg Gadamer, die «Grenzen des Beherrschbaren» ständig weiter hinaus.[677]

*

Die Ideologie der willkürlichen Optimierung – der Mensch als «machbares Wesen» – ist dabei eng mit der des «freien Konsums» (der Mensch als *«souveräner Kunde und Konsument»)* verbunden. Inbegriffen in die Vermarktungslogik ist, so Bernard Lown, die These, «dass Krankheit als eine Ware angesehen wird und dass ein Patient sich wie ein souveräner und kenntnisreicher Kunde verhalten könne» (Lown[678]). Propagiert wird die Utopie absoluter Freiheit und Selbstverfügung mithilfe der Medizin – «die Freiheit, seinen Körper selbst auszuformen, die Freiheit, seine Nachkommen selbst auszusuchen, die Freiheit, sich nach seinem Belieben zu ‹optimieren›». (Maio[679]) Die verhängnisvolle «Allianz» von Naturwissenschaft und Ökonomie spielt in diesen «Leitbildern» ohne Zweifel eine dominierende Rolle. Der naturwissenschaftlich-technologische Fortschritt stellt die «Optimierung» in Aussicht – und der Mensch als «Kunde» entscheidet sich für sie. «Wenn es um Patienteninteressen geht, spricht der Gesundheitsminister vom Verbraucherschutz. Patienten als Verbraucher also? Als Konsumenten? Aus dem Patienten soll ein Kunde werden, aus dem Arzt ein Leistungserbringer», schrieb Giovanni Maio in seinen Studien zum «Geschäftsmodell Gesundheit»[680]. Im Sinne der Ökonomisierung des Gesundheitswesens beziehungsweise der marktwirtschaftlichen Ideologisierung der Heilkunst ist der Patient ein «Einkäufer» medizinischer Leistungen – und die Therapeuten sind «Dienstleister». Ein solches Modell deformiert die medizinische Wirklichkeit und wird dies, unter dem Diktat einer «wunscherfüllenden Medizin», ohne entsprechenden Widerstand in Zukunft noch sehr viel weitergehender tun. Die Krankenhäuser der wohlhabenden Industrienationen werden bei unveränderter Entwicklung, das heißt ohne gesellschaftlichen Widerstand oder globalen zivilisatorischen Einbruch damit fortfahren, als «Marketing»-Wirtschaftsbetriebe mit medizinischen Angeboten potenzielle «Kunden» oder «Konsumenten» zu werben; ihre «Angebote» aber werden zukünftig nicht nur die Therapie von Krankheiten betreffen, sondern immer mehr auch die zuvor skizzierte «Optimierung» menschlicher Qualitäten oder Leistungen:

> Ob ästhetische Chirurgie, kosmetische Dermatologie oder ästhetische Zahnheilkunde, ob Anti-Aging-Präparate, Brustimplantate oder Sectio auf Wunsch, ob Wachstumshormone für Kinder, Sexualhormone gegen das Altern oder Mittel zur Abschaffung des beschwerlichen Menstruationszyklus, ob Psychopharmaka bei nicht krankhafter Verstimmung oder Ritalin zur Ruhigstellung von nicht kranken Kindern. Ob IGEL-Leistungen jeglicher Art – die präferenzorientierte Medizin von Dienstleisterärzten hat schon längst Eingang in den Alltag der modernen Medizin gefunden, und sie ist nur möglich gewesen, weil die moderne Medizin im Menschen ein grundsätzlich souveränes Wesen sieht, das jederzeit de facto über sich entscheidet und nicht einen Helfer braucht, sondern einen Wunscherfüller. (Maio[681])

Deutlich ist, dass die Medizin «nach 1945» erneut in den Dienst anderer Mächte und Interessen geriet und ihr eigenes Gegenüber, den kranken und bedürftigen Mitmenschen, zunehmend aus dem Blick verlor. Denn der kranke, leidende, eingeschränkte Mensch ist gerade kein «souveräner Kunde und Konsument», sondern hilfsbedürftig, Rat suchend und oft genug ausgeliefert. Er kann nicht völlig «autonom» oder «selbstbestimmt» auswählen und entscheiden, sondern ist angewiesen. Auch ist überaus fraglich, ob tatsächlich Vorgänge der Selbstbestimmung oder vielmehr ein massiver gesellschaftlicher Konformitätsdruck vielen Entscheidungen zur «Optimierung» zugrunde liegen – von Menschen, deren Aussehen nicht dem gesellschaftlichen Schönheitsnormen entspricht, deren Altwerden als unerwünscht gilt oder deren Kinder als zu «unruhig» und «störend» angesehen werden. Dem Diktum der Marktwirtschaft zufolge basieren die «Kunden»-Entscheidungen auf «freien» Entschlüssen («nudging»). Um diese «Freiheit» aber ist es in Notlagen – in Situationen der Unsicherheit und Schwäche – nicht gut bestellt. Die Marketingstrategien der Machbarkeit und «Optimierung» appellieren gezielt an diese Bedürftigkeit und versprechen die Lösung fast aller Probleme. «Die Reproduktionsmedizin ist [beispielsweise] in weiten Teilen eine privatwirtschaftlich organisierte Gesundheitsindustrie geworden; als Unternehmen suggeriert sie zunehmend absolute Machbarkeit und Kontrollierbarkeit. Sie macht Reklame mit ihren Möglichkeiten und damit nährt sie das Bewusstsein, dass man heute gar nicht mehr unfruchtbar bleiben braucht.» (Maio)[682] Politiker scheuen mitunter nicht davor zurück, entsprechende Verfahren massiv zu propagieren, unter Hinweis auf das «massive Leid» der Kinderlosen. Über die Frage von möglichen Adoptionen bedürftiger Kinder, über ein Engagement für Kinder jenseits der eigenen Familie, über gegebenenfalls existente partnerschaftliche Probleme oder darüber, warum ein Leben ohne «eigene» Kinder per se als «sinnentleert» interpretiert wird, ist sehr viel seltener die Rede. Zeitintensive Beratungsgespräche und Selbstreflexionen in dieser Ausrichtung treten zurück, weil ein technologisches Verfahren zur Verfügung steht, das die Lösung aller Probleme in Aussicht stellt – was, wie die Erfahrungen zeigen, in der Realität keineswegs der Fall ist.

*

Der Übergang der Ideologie des «freien Konsums» und des Menschen als einem «souveränen Kunden und Konsumenten» zu der Fiktion des isolierten Individuums (der Mensch als *«atomistisches Einzelwesen»*) ist fließend. Das isolierte Subjekt – das «atomistische Einzelwesen» – gilt in diesem Menschen- und Sozialverständnis als selbstverantwortlich. Es trifft als «Kunde» seine freien «Marktentscheidungen» zur Optimierung seiner selbst, zumindest jedoch zum selbstverantwortlichen Erhalt seiner Gesundheit. «Gesundheit» wird in diesem Kontext als Ergebnis individueller Vorsorge oder Resultat eigener Leistung verstanden, die persönlich erzielt werden kann oder vielmehr muss. Das Konzept der «Gesundheitskompetenz» ist, so Maio, eng mit einem neoliberalen Bild des Menschen als einem «souveränen Nutzer von Leistungen» verbunden[683], dem Bild eines Wesens, das Herr seines Daseins ist und für dieses bis in die Ökonomie hinein verantwortlich zeichnet (und zur Verantwortung gezogen werden kann). Krankheit wird vor diesem Hintergrund wesentlich als Ausdruck von individuellen Fehlentscheidungen im Hinblick auf Lebensführung und Lebenskontrolle interpretiert. «Das Credo unserer Zeit lautet, dass jeder Mensch, der sein Leben gut managt, am Ende auch erfolgreich sein wird.» (Maio[684]) Der Einzelne ist demzufolge «Unternehmer» und «Produktionsfaktor» seiner Gesundheit; diese ist nichts weniger als sein «Produkt».

Die sozialen Voraussetzungen und Folgen eines solchen Diktums sind offensichtlich. Die ärmeren Schichten der Bevölkerung, der überwiegende Anteil der Erdbevölkerung kann sich weder die «Gesundheitsleistungen» «einkaufen», noch sich ökologische Nahrungsmittel leisten; er ist von diesem Gesundheitswettbewerb von vornherein ausgeschlossen. Benachteiligt bis ausgeschlossen aber sind auch Menschen mit psychischen oder somatischen Beeinträchtigungen, Unfällen oder Krankheiten, die ihre «Gesundheitsvorsorge» keineswegs so zielbewusst und effektiv betreiben können wie der archetypische «Modellkunde» des neoliberalen Paradigmas und am Ende für ihr Leiden noch beschuldigt werden. «Wir machen aus dem Hilfsbedürftigen einen Schuldigen und sorgen auf diese Weise für eine doppelte Stigmatisierung des Kranken», betonte Maio[685] und warnte vor einem weiteren Abbau des Sozialen und der Fürsorge, vor einer neoliberalen «Rücküberantwortung sozialer und struktureller Defizite ins Private»[686] und einer zunehmenden «Erosion des Gemeinsinns»[687] – im Zeitalter der «Privatversicherungen». Eltern, die sich für ein Kind mit «Behinderung» entscheiden, geraten zunehmend unter Druck – anstatt wie in früheren Zeiten gesellschaftliche Unterstützung zu erhalten –, weil sie die «Gesundheitsvorsorge» und den Normalitäts- und Normierungsdruck der Gesellschaft willentlich unterliefen.

Zu dem skizzierten Problemkontext der sozialen Isolation und des «atomistischen Einzelwesens» gehört nach Giovanni Maio auch die vielschichtige Errungenschaft der Patientenverfügungen. Sie bilden einerseits ein sinnvolles Schutzschild gegen mögliche Übergriffe der Intensivmedizin im Sinne von «lebensverlängernden» Maßnahmen in aussichtlosen Situationen und im Duktus einer «technologischen Eskalation»; sie schreiben auf der anderen Seite Entscheidungen für nicht vorhersehbare Situationen fest, schaffen eigene Zwänge und verweisen in radikaler Weise auf die alleinige Verantwortung des Verfügenden, jenseits sozialer Bezüge. Die Stimmen der mitdenkenden und mitentscheidenden Angehörigen und Freunde wurden auf Intensivstationen in der Vergangenheit viel zu wenig gehört und berücksichtigt – und das Mitdenken einer therapeutischen Gemeinschaft, die das «Angemessene» für den Patienten suchen und finden konnte, wurde strukturell verunmöglicht; die Patientenverfügungen ermöglichten dann den rechtzeitigen Einspruchs des Ichs und wurden als segensreich wahrgenommen; auf der anderen Seite negieren sie geradezu die Möglichkeit von sozialen Verantwortungsgemeinschaften in einer gegebenen Situation.

Im Problemzusammenhang der sozialen Isolation beziehungsweise des leitenden Menschenbildes eines isolierten Individuums oder «atomistischen Einzelwesens» (Maio) sollten jedoch nicht nur die Grenzen der irdischen Existenz bedacht werden, sondern noch sehr viel mehr und anderes, darunter auch die Herausforderungen und Schwierigkeiten der «Hygiene» und des vermeintlichen «Schutzes» des Individuums vor Umwelteinflüssen. Sofern sich die Anschauung des Menschen weiter verengt, unter Ausblendung der Tatsache, dass er in einem ökologischen und sozialen Gesamtzusammenhang steht und eher symbiotisch als autonom organisiert ist, so können die Forderungen einer radikalen Hygiene als maximale Protektion des Einzelnen vor einer potenziell gefährlichen Umwelt weiter an Konjunktur gewinnen. Ein solches Menschenbild bereitet, integriert in ein staatspolitisches Gesundheitskonzept[688], unter anderem den Boden für umfassende Impfmaßnahmen und gegebenenfalls auch -zwänge vor, die den Organismus mittelfristig jedoch eher schwächen als stärken und «schützen» werden (wie bereits Gerhard Kienle in seiner Monografie über «Arzneimittelsicherheit und Gesellschaft» im Einzelnem aufwies). Radikalisierte hygienischen Postulate und Argumente können in gesellschaftspolitischer Hinsicht aber auch noch für sehr viel weitergehende Maßnahmen – jenseits von Impfungen – gebraucht und instrumentalisiert werden; das zeigte die Epoche des Nationalsozialismus im katastropalen Extrem.[689]

Gerhard Kienle sah für die Universität Witten/Herdecke und ihren Medizinstudiengang einen hoch qualifizierten Unterricht auch im Bereich der Medizingeschichte und der medizinischen Paradigmenlehre vor, der Wissenschaftstheorie und -methoden in Geschichte und Gegenwart, in der Verbindung von Fachstudium und «Studium fundamentale». Die Ausbildung der Studierenden sei dann – und nur dann – als erfolgreich anzusehen, «wenn sie zur Fähigkeit der persönlichen Verarbeitung und damit zur inneren Freiheit gegenüber den Aussagen, Methoden und Erkenntnisgrundlagen der einzelnen wissenschaftlichen Disziplinen sowie zu einer Vertiefung des Verantwortungsbewusstseins gegenüber der Mitwelt» führt (vgl. S. 213f.). Kienles Begriff einer zu erzielenden «wissenschaftlichen Sozialreife» hat, wie ich meine, vor dem Hintergrund der NS-Zeit sowie der zuletzt skizzenhaft umrissenen «Leitbilder» moderner Medizin Aktualität und Brisanz. Die ärztliche Ausbildung muss, so Kienle, nicht nur faktisches Wissen und Fähigkeiten der Beziehungsgestaltung in schwierigen Lebenssituationen vermitteln und schulen, sondern medizinische Urteilskraft und Sozialreife, und dies auch im Umgang mit «Denkstilen» und «Denkkollektiven», darunter solchen ökonomischer Provenienz, die zumeist unbewusst verinnerlicht werden (vgl. S. 221f.). «Da der Arzt seine medizinischen Begriffe durch die Ausbildung übernimmt, selbst bestenfalls einige wenige neu bildet, kann es durchaus sein, dass er durch seine physiologischen, pathologischen und therapeutischen Vorstellungen ein anderes Menschenbild praktiziert, als er seinem Gemüte nach meint», betonte Kienle bereits 1948.[690] Gegen die *«Gleichschaltung des Denkens»* (Maio[691]) benötigt der Arzt auch außerhalb totalitärer Gesellschaftssysteme eine innere Freiheit, eine Perspektivenbeweglichkeit und eine Anthropologie, die dem gesamten Menschen – als Menschen – gerecht wird; auf diese Notwendigkeit wiesen nicht nur Viktor von Weizsäcker, Alexander Mitscherlich und Gerhard Kienle im Verlauf des 20. Jahrhunderts mit Nachdruck hin. Eine «anthropologische Grundreflexion» scheint angesichts der rasanten biotechnologischen Entwicklung und der weit fortgeschrittenen Imprägnierung der Medizin mit ökonomischen, neoliberalen, utilitaristischen und mechanistischen Gedanken und Strukturen vordringlicher denn je. «Wenn [...] Medizin eine Praxis im Dienste des Menschen ist, so zeigt sich, dass eine Medizin, die die Reflexion auf den Menschen nicht in sich tief verankert hat, im Grunde gar keine Medizin sein kann», schrieb Giovanni Maio und machte darauf aufmerksam, dass die Besinnung auf das, was eigentlich die Aufgabe der Medizin ist und was nicht, in diesem Zusammenhang unbedingt erforderlich sei.[692] Die Zivilisation müsse sich mit der Frage konfrontieren, so Armin Husemann, *«was sie unter ‹Mensch-Sein› verstehen will»*[693].

Man kann dagegenhalten, dass das gesamte 20. Jahrhundert ein solches der «anthropologischen Reflexion» war und nie zuvor in der menschlichen Bewusstseinsgeschichte so intensiv und vielfältig die Frage nach dem Menschen gestellt und bewegt wurde (Danzer[694]). Das 20. Jahrhundert brachte dabei nicht nur eindrucksvolle Aufbrüche im anthropologischen Denken unzähliger Philosophen, Psychologen, Soziologen, Ärzte und Therapeuten, die im 19. Jahrhundert undenkbar gewesen wären, sondern auch der Patienten selbst, die in seinem Verlauf nicht mehr bereit waren, die passiv-ausgelieferte Rolle zu akzeptieren, die ihnen der alte naturwissenschaftlich legitimierte Macht- und Technologieanspruch auferlegt hatte. Die «Richtlinien» des deutschen Reichsinnenministeriums hatten bereits 1931 das Selbstbestimmungsrecht der Kranken im Hinblick auf wissenschaftliche Versuche definiert (an das sich nach 1933 jedoch niemand hielt[695]). In der zweiten Hälfte des 20. Jahrhunderts gewann der «mündige Patient» dann sukzessive an Bedeutung. Das Unbehagen gegen den Eingriff als «Leitbild der ärztlichen Methode» (Hartmann[696]) nahm schrittweise zu, auch das Unbehagen gegen ärztliche «Maßnahmen» – «um welche und um wessen Maße es sich handelt und wer da gibt und nimmt»[697], wurde vielerorts zur Frage. Entsprechende Reserven bzw. kritische Nachfragen von Patientenseite wurden zwar häufig als fortschritts- beziehungsweise naturwissenschaftsfeindliche Ablehnung der «Schulmedizin» diskreditiert – im Kern aber waren sie eine Form des Ich-betonten Widerstands gegen eine «abgelebte Art von Medizin» (von Weizsäcker). Sie bedeuteten ein Votum für eine Humanmedizin durch die primär Betroffenen und erfolgten in einem Jahrhundert, das in seiner ersten Hälfte die gefährliche Dimension ärztlicher «Anmaßung», die Dialektik von Heilen und Vernichten und die mit ihr verbundene «Nemesis der Medizin» (Ivan Illich[698]) in einem geschichtlich einzigartigen Ausmaß zum Vorschein gebracht hatte – mithin die Verführung, die eigene Beschränktheit und ideologische Festgelegtheit zum Maßstab für Abnormes (Kienle[699]) sowie für Leben und Tod zu nehmen. Wie bereits Viktor von Weizsäcker beschrieb, wissen viele Patienten mehr und anderes über ihre Krankheit und Situation als die sie behandelnden Ärzte, unter Umständen auch über ihre innerste Gesundheit inmitten eines zerfallenden Leibes.

Vergleicht man das Reflexionsniveau des medizinisch-anthropologischen Diskurses vom Ende des 20. Jahrhunderts rückblickend mit dem Stand von 1899 oder 1900, so kann das 20. Jahrhundert nicht nur als eine Epoche der «anthropologischen Medizin» sui generis bezeichnet, sondern auch festgehalten werden, dass sich in ihm – in kurzer geschichtlicher Zeit – dramatische geistige Umbrüche ereigneten und Kräfte am Werke waren, die das Bild des Menschen aus einem Abgrund heraus wieder aufzurichten versuchten. So sehr die einzelnen Ideen und Maximen der verschiedenen Richtungen voneinander differieren, so unübersehbar ist zugleich, wie deutlich in ihnen der einzigartige, individuelle Mensch (und nicht ein subjektferner, «entseelter» Körper) in Gesundheit und Krankheit im Zentrum des Denkens und Handelns stand. Auch wurde im 20. Jahrhundert nachdrücklich deutlich, dass die Ordnung und Funktionalität des menschlichen Leibes eine organismische Eigengesetzlichkeit aufweist, die sich der kausalanalytischen Forschung entzieht und ein ganzheitliches Denken (im Sinne Goethes[700]) bereits im biologischen Bereich des menschlichen Daseins erfordert – «das Abgestimmtsein, die Harmonie im Zusammenspiel der Teile ist keine Interpretation, sondern eine Tatsache, die immer wieder zum Nachdenken über das mehr als Kausale in den Organismen geführt hat, wenn es auch jahrelang ganz in den Hintergrund des physiologischen Denkens trat, ja expressis verbis verurteilt wurde» (Rothschuh[701]). Viele Ziele der kausalanalytischen Analyse und der «krankheitsneutralen» Manipulation «unerwünschter» körperlicher Funktionen in «erwünschte» stellten sich im 20. Jahrhundert als – nicht realisierbare und teilweise gefährliche – Utopien heraus, wovon nicht nur die Contergan-Katastrophe zeugte (als Versuch einer «symptomatischen» Korrektur von Schlafstörungen). «Teilfunktionen von Organismen sind grundsätzlich nicht isolierbar, ohne sie in nicht genau vorhersagbarer Weise zu verändern, und ebenso wenig lässt sich eine Teilfunktion durch äußere Eingriffe isoliert manipulieren, ohne dass unvorhersehbare Rückwirkungen auf den Gesamtorganismus auftreten», betonte der Physiologe Herbert Hensel.[702] In seiner Monografie «Arzneimittelsicherheit und Gesellschaft» zeigte Gerhard Kienle 1974 auf, dass der von Virchow als «Abstraction» interpretierte Krankheitsbegriff in dem Maße wieder ins Zentrum der medizinischen Diskussion des 20. Jahrhunderts trat, wie erkannt wurde, dass er ohne die Idee eines biologisch verstandenen Gesamtorganismus (einer «wirksamen Einheit im Organismus», von Weizsäcker) und ohne ein anthropologisches Fundament nicht sinnvoll gedacht werden kann, für die Medizin jedoch essenziell ist.[703] Einhundert Jahre nach dem Durchbruch des materialistischen Körperparadigmas und der

Etablierung des «iatrotechnischen Konzepts» in der Medizin schrieb der Pathologe Franz Büchner, der sich so vehement gegen Mitscherlichs Nürnberger Dokumentationen zur Wehr setzte, in der bemerkenswerten Einleitung seines Lehrbuchs der Allgemeinen Pathologie (1950):

> Menschliche Pathologie ist [...] nicht restlos in die Grenzen des Biologischen einzufangen, es sei denn, wir definieren den menschlichen Bios grundsätzlich als eine Einheit von Leib und Geist und sind uns dessen bewusst, dass in der konkreten Wirklichkeit des menschlichen Lebens die Geistseele des Menschen fortgesetzt unmittelbar mit im Spiele ist, also auch bei Gesundheit und Krankheit des Menschen. Das bedeutet aber, dass der Mensch nicht nur aus den materiellen Gegebenheiten und Bezogenheiten seines Leibes erkranken kann, d.h. nicht nur aus den Einwirkungen seines Erbgefüges und seiner Umwelt, sondern auch aus den Bereichen seiner Geistseele.[704]

Vergleicht man eine solche Stellungnahme mit den Verlautbarungen der führenden deutschen Physiologen und Ärzte aus der zweiten Hälfte des 19. Jahrhunderts, so wird die Zäsur der Zeiten unmittelbar deutlich.

Dennoch fällt es zu Beginn des dritten Jahrzehnts des 21. Jahrhunderts schwer, sich der Diagnose von Heinrich Schipperges im Hinblick auf den zwischen 1920 und 1930 in Heidelberg erfolgten «großen Umbruch der modernen Medizin» vorbehaltlos anzuschließen[705] – angesichts der unübersehbaren Weiterwirksamkeit des naturwissenschaftlichen Körperparadigmas und des von ihm geprägten medizinischen Systems, aber auch der mittlerweile eingetretenen Ökonomisierung und marktwirtschaftlichen Überformung der ehemaligen Heilkunst. Die Krise der medizinischen Grundlagenbegriffe berührte die Macht des Paradigmas und seine Gültigkeit offenbar nicht. In seiner technisch-industriellen Umsetzung erreichte es in den Jahrzehnten nach dem Zweiten Weltkrieg vielmehr weitere, bis zuvor ungeahnte Erfolge in diagnostischer wie therapeutischer Orientierung – unterstützt von immensen Forschungsgeldern und einer ungebremst expandierenden Industrie. «Auch am Ende des 20. Jahrhunderts dominieren noch ganz und gar die [medizinischen] Theorien des 19. Jahrhunderts, ihre Institutionen, ihre Fakultäten und Unterrichtspläne samt ihrem normativen Habitus», konstatierte Heinrich Schipperges in seinem Buch «Homo patiens» 1985, zwei Jahre nach der Eröffnung der Universität Witten/Herdecke, die er an dieser Stelle nicht berücksichtigte.[706] Schipperges war demnach der Auffassung, dass der geistige «Umbruch» zwar geschehen, jedoch nicht an den Orten der medizinischen Ausbildung angekommen ist.

*

Neben der geballten Macht- und Finanz-«Allianz» von Naturwissenschaft und Ökonomie, die einem grundlegenden Paradigmenwechsel der modernen Medizin im Wege stand oder ihn zumindest erschwerte, ist vor diesem Hintergrund kritisch zu hinterfragen, ob die zahlreichen Vorschläge zu einer «Formel des Menschen», die im Verlauf des 20. Jahrhunderts insbesondere von Philosophen, Psychologen und Soziologen gemacht wurden[707], für die Medizin und Ärzteausbildung in ihrer gegenwärtigen Lage konkret genug waren, um wirklich hilfreich und weiterführend sein zu können – und inwiefern sie der Lebensrealität des Menschen in Gesundheit, Krankheit und Therapie tatsächlich «angemessen» sind. Viktor von Weizsäckers Schriften sind in weiten Teilen schwer zu lesen, sprachlich überaus anspruchsvoll und wandten sich immer mehr der metaphysischen Spekulation zu, kulminierend im Werk der «Pathosophie», mit der bis heute nur sehr wenige Medizinstudierende, Ärzte und Therapeuten etwas anfangen können (Gadamer sprach, zutreffend, von der «Gestalt eines schwäbischen Grüblers, der seine eigenen Gedanken in nahezu kryptischer Weise zu verstecken verstand»[708]).

Mitscherlich ging seinerseits immer tiefer in die Psychoanalyse und ihre Spezialisierung hinein, die ihrerseits kaum den Anspruch erheben kann, einen gangbarer medizinisch-anthropologischen Weg für alle (oder auch nur für viele) Ärzte und Therapeuten in ihrer Ausbildung und Praxis zu eröffnen.

In den hippokratischen Schriften ist davon die Rede, dass die Medizin *eigene* – ihr gemäße – Wege der Erkenntnisgewinnung auszubilden und nicht die Gesichtspunkte der Philosophie oder anderer Wissenschaften zu übernehmen hat, obgleich diese mit Achtung und Wertschätzung zu behandeln seien. Die Frage, «ob die Wissenschaft vom Menschen der Medizin vorangeht oder ob sie nicht vielmehr deren Folge darstellt» (Jouanna[709]), thematisierten einzelne Autoren des «Corpus hippocraticum» in expliziter Weise – und ihre Beantwortung fiel in diesem Textzusammenhang eindeutig aus. Am Ausgangspunkt der medizinischen Anthropologie, der ärztlichen Wissenschaft und Lehre vom Menschen, könne und solle nicht die (naturphilosophische) Theorie, sondern die konkrete medizinische Anschauung stehen. Es ging den hippokratischen Ärzten und Autoren um die wirkliche Erfahrung des Menschen in Gesundheit und Krankheit, um die genaue Beobachtung und eingehende Reflexion: «Besonders gegen die Sophisten stellt er [Hippokrates] das grundlegende Prinzip auf, dass alles Wissen des Arztes von der Beobachtung des Gesunden, des Arbeitenden, des Hungernden, des Kranken seinen Ausgangspunkt nimmt.» (Schumacher[710]) In der zum Corpus Hippocraticum gehörenden Abhandlung «Die alte Heilkunst» betont der Verfasser, Naturphilosophen wie Empedokles hätten zwar in eindringlicher Weise über den Ursprung und die Seinselemente des

Menschen geschrieben, um dann jedoch selbstbewusst hinzuzufügen:

> Ich aber glaube, das, was so ein Wissenschaftler oder Arzt über Natur gesagt oder geschrieben hat, gehört weniger zur ärztlichen Kunst als zur Schreibkunst, und ich meine, dass man über Natur aus keiner andern Quelle etwas Genaues wissen kann als aus der ärztlichen Kunst. Diese Kunst aber kann man gewinnen, wenn man die ärztliche Kunst als Ganzes in der richtigen Weise beherrscht.[711]

Der methodische Anfang – so der Duktus der Abhandlung «Die alte Heilkunst» – sei dazu in der hippokratischen Ärzteschule gemacht worden, auch wenn das Ausschreiten des Weges noch lange Zeit erfordern werde («Bis dahin aber scheint es mir noch ein weiter Weg zu sein, d.h. bis man erforscht hat, was ein Mensch ist und aus welchen Ursachen er entsteht, und das übrige in allen Einzelheiten.»[712])

«Dass die Medizin [selbst] neue Perspektiven auf den Menschen gewinnt», unterstrich zuletzt Giovanni Maio[713] und verankerte seinen «Gegenentwurf für eine zukunftsweisende Medizin»[714] nicht in erster Linie in der Philosophie oder der Naturwissenschaft, sondern in der lebensweltlichen Erfahrung des kranken Menschen. «Eine Medizin, die sich der Hilfe von in Not geratenen Menschen verschreibt, müsste idealiter ein Menschenbild voraussetzen, das nicht den gesunden, autonomen, souveränen Menschen zum Leitbild macht, sondern das gerade die Abhängigkeit, die Hilfsbedürftigkeit und Angewiesenheit des Menschen als seine eigentlich konstitutiven Merkmale betrachtet. […] Da die Medizin als Geisteswissenschaft konstitutiv auf ein Wissen vom Menschen angelegt ist, kommt einem solchen Entwurf eine ganz besondere Bedeutung zu», schrieb Maio 2014[715]. Weil ich diesen Ansatzpunkt in seiner einfachen Zugänglichkeit und Prägnanz für weiterführend halte, auch im Ausbildungszusammenhang für wichtig ansehe, möchte ich ihn im Folgenden skizzieren und dabei um einige Gesichtspunkte ergänzen.

*

Wenn «alles Wissen des Arztes von der Beobachtung des Gesunden, des Arbeitenden, des Hungernden, des Kranken» seinen Ausgangspunkt zu nehmen hat, wie Schumacher in der Diktion des Corpus hippocraticum betonte, so war damit in erster Linie ein Schulungsweg der methodischen Beobachtung in sinnesempirischer Orientierung gemeint; in anthropologischer Erfahrung und Einstellung jedoch möglicherweise noch mehr. In der Sphäre des Erkrankens und der Hilfsbedürftigkeit wird etwas Grundsätzliches vom Wesen des Menschen, von der «conditio humana», ansichtig, etwas Fundamentales, das sich hier in geradezu urphänomenaler Weise erschließt – und den in die Medizin faktisch hineingetragenen, ja, ihr auferlegten Paradigmen als originäre medizinische Anthropologie, als «Lehre vom kranken Menschen» (von Weizsäcker) gegenübergestellt werden sollte. Die Ärzte, Therapeuten und Pflegenden begegnen in der Sphäre der Heilkunst, entgegen allen Vorgaben des Positivismus und der Marktwirtschaft, weder einem planbaren und kontrollierbaren Mechanismus, noch einem machbaren Wesen, keinem Produkt, keinem souveränen Kunden und keinem isolierten Einzelnen, sondern einem Mitmenschen, der sich ihnen in verschiedenen Dimensionen erschließt. Wen erfahren wir in der Medizin? Oder anders: Als was erfahren wir den Menschen in der Medizin? Wir erfahren ihn als ein offenes, unvorhersehbares, nicht planbares, nicht restlos kontrollierbares und unbezahlbares Wesen; wir erfahren ihn als ein Ich, ein einzigartiges Individuum. Giovanni Maio beschreibt diesen Aspekt auch als «Gabe»[716], von allem Anfang an: «Jedes Kind ist angemessen nur als eine Gabe zu verstehen, als etwas, das nicht gut ist, weil wir es uns gewünscht haben, sondern das aus sich selbst heraus gut ist – und auch dann noch gut bleibt, wenn es uns so, wie es ist, niemals als ‹Wunsch› in den Kopf gekommen wäre.»[717] Der Mensch ist Dasein, und sein Dasein ist, diesem Verständnis zufolge, gegeben, in all seiner Besonderheit. Der Mensch ist in seiner ihm je eigenen Gesundheit und Krankheit keine Summe bewusster, dispositioneller Entscheidungen, sondern viel eher ein «Schicksal» und Geschick, ein Vorfindbares in der «Singularität eines Lebensvollzuges» (Maio[718]). In diesem Lebensvollzug, auch in den biografischen Wegen des Erkrankens und der Heilung, sind unzählige Überraschungen verborgen, Offenheiten, «kairologische» Umschläge und Neuentwicklungen[719], die sich jeder Planung und Kontrolle entziehen, lebensgeschichtlich ereignen und von keiner Ökonomie je taxiert werden können. Mit einem überraschenden Individuum hat es die Medizin zu tun; der herausragende klinische Kardiologe, medizinische Spitzenforscher (Erfinder der Elektrodefibrillation und Elektrokardioversion), IPPNW-Mitbegründer und Friedensnobelpreisträger Bernard Lown[720] schrieb:

> Epidemiologische Daten – seien sie noch so umfassend und sei der Stichprobenumfang noch so groß – müssen für einen individuellen Patienten keine Relevanz besitzen. Jeder Mensch ist nicht nur grundsätzlich verschieden, sondern auch auf ganz einmalige Art und Weise verschieden. Die Wissenschaft informiert selten über die einmaligen Besonderheiten eines erkrankten Individuums. Die Praxis der klinischen Medizin umfasst jedoch nur Individuen.[721]

Der Mensch, den wir innerhalb und außerhalb der Krankenhäuser antreffen, ist individuell und einmalig, überraschend und unvorhersehbar – und er ist ein, so Giovanni Maio weiter, verwundbares und sterbliches, mitmenschlich angewiesenes, in Beziehungen stehendes Wesen. Unsere Bedürftigkeiten und Schwächen, unser Angewiesensein gehören ebenfalls zu unserer «conditio humana»; sie sind uns eingeschrieben und essenzieller Aspekt unserer selbst, entgegen allen Kontroll- und Optimierungswünschen technologisch-ökonomischer Art. «Es gilt, den folgenschweren Irrglauben der Moderne, eine leidensfreie Gesellschaft sei herstellbar, aufzugeben.» (Dörner/Rimpau[722]) Der Mensch ist, so Paracelsus, «zum Umfallen geboren»[723]; Paracelsus' aufmerksamer Kollege, der Arzt Karl Jaspers, betonte:

> Dem Menschsein ist seine Unfertigkeit, seine Offenheit, seine Freiheit und seine unabschließbare Möglichkeit selber Grund eines Krankseins. Ihm ist im Vergleich zu den Tieren eine ursprüngliche Wohlgeratenheit vital unmöglich.[724]

Die Labilität gehört dem Menschen ebenso wie sein Vermögen zur Freiheit an, ja, sie ist in gewisser Weise der Preis der Freiheit, wie Rudolf Steiner im Einzelnen aufgewiesen hat.[725] Wir erleben in der Sphäre der Heilkunst keine ursprüngliche und stabile Wohlgeratenheit», die lediglich wiederhergestellt, «repariert» werden muss, sondern vielmehr die Anfälligkeit des Menschen, seine Sensibilität und Sensitivität, seine lebenslange «Offenheit» und Gefährdung, sein schwankendes Gleichgewicht. Der kranke Mensch ist in einem solchen anthropologischen Horizont niemals «Ausnahme», «Störfall» oder «Ausfall», reine Last oder Belästigung, weder Angeklagter noch Schuldiger, sondern «homo patiens» (Schipperges[726]). Seine Krankheiten gehören zu ihm, und auch die in der Krankheitsentstehung wirkenden Kräfte sind Teil seiner selbst, seines Organismus in der Auseinandersetzung mit der Umwelt. Die Krankheit überkommt den Menschen nicht als Fremdes und Nichtmenschliches, sondern gestaltet sich aus organismuseigenen Leibesprozessen. Es sei, so von Weizsäcker, Aufgabe einer medizinischen Anthropologie als

«Lehre vom kranken Menschen» herauszuarbeiten, «dass jede Krankheit ein Ausdruck des Menschseins ist, dass die aktiven Kräfte des Menschen, die alle untereinander zusammenhängen, auch alle an ihrem Zustandekommen beteiligt sind»[727]. Krankheit ist nicht «Objekt», sondern «menschliches Verhalten» und «Weise des Menschseins»[728], zu der ein neues und anderes Verhältnis gefunden werden muss, kulturell, medizinisch und individuell. Gelinge dies, so verändere sich der Begriff von Krankheit und Gesundheit, und es weiten sich, so von Weizsäcker, auch die Behandlungsmöglichkeiten.

«Der entscheidende Schritt zum Beginn echter Gesundheit ist die Annahme seiner selbst; seiner Geschichtlichkeit mitsamt ihrer Tragik», so zitierte Giovanni Maio den katholischen Theologen und Philosophen Romano Guardini[729] und arbeitete in verschiedenen seiner eigenen Ethikschriften heraus, dass es zu den Kernaufgaben der Medizin gehöre, den Menschen in der «Annahme seiner selbst» als einem labilen Wesen zu unterstützen, in schwierigen Lebenssituationen, in gesundheitlichen Krisen und Einschränkungen, in seinem «Anderssein» – anstatt ihm die restlose und schnellstmögliche «Beseitigung» all seiner Probleme zu offerieren. «Immer ist der Mensch in seiner Lage als ein Einzelner vor die Aufgabe gestellt, mit seiner Krankheit in seiner Welt eine Lebensform zu finden, die nicht allgemein entworfen und nicht identisch wiederholt werden kann», so zitierte Maio Jaspers.[730]

In der Tat hat es die Medizin nicht nur mit akuten, sondern auch mit chronischen Krankheiten und Einschränkungen oder vielmehr chronisch kranken und habituell eingeschränkten Menschen zu tun, mit Krankheiten, Gebrechen und Schmerzen, die nicht alle «repariert» werden können, mit denen jedoch zu leben ist, sofern eine innere Einstellung zu ihnen und damit zum eigenen Dasein, in seiner «Geschichtlichkeit» und «Tragik», aber auch in seinem – dennoch vorhandenen, wenn auch keineswegs grenzenlosen – Freiheitsraum gefunden werden kann. «Dass das Heilsame der

Therapie gerade in der mobilisierenden Kraft liegen kann, die Dinge der Welt, sein eigenes Leben anders zu sehen als zuvor», betonte Giovanni Maio[731] – anders zu sehen und damit auch anders zu gestalten, wie ich mit von Weizsäcker hervorheben möchte. «Die neue Kraft, die Welt anders zu sehen, wäre so etwas wie eine tiefe Therapie» (Maio[732]) – oder zumindest eine erste Voraussetzung für sie. Dem hätte Alexander Mitscherlich sehr wahrscheinlich zugestimmt, sofern der Patient auch seinerseits die Bereitschaft mitbringt (oder erwirbt), sich selbst, seine Situation, seine Welt und Umwelt neu sehen zu wollen. «Die Hilfe zur Annahme seiner Krankheit, die Hilfe zur Annahme seiner selbst ist wohl die am meisten unterschätzte Hilfe, die die Medizin anbieten können müsste», so betonte Maio[733]; die Medizin habe das Ziel, den Menschen unterstützend zu befähigen, sein je eigenes Leben leben und als solches bejahen, mithin es – und damit auch sich selbst – tiefer verstehen zu können.

Es geht demnach im gelingenden therapeutischen Prozess – zumindest *auch* um die Erkenntnis und Anfreundung mit der eigenen, begrenzten Lebensgestalt und -geschichte, um Grenzerfahrungen und ihre kreative Bewältigung und Integration, unter Aktivierung eigener Kräfte. Es geht um die verstehende Annahme des Eigenseins und Andersseins – als Teil des *Selbstseins*, und dies bis in den Bereich der Heilpädagogik und Sozialtherapie hinein.[734] «Gesund ist nicht, wer keine Beeinträchtigungen hat, sondern wer einen kreativen Umgang mit seiner eigenen Begrenztheit und seiner grundsätzlichen Versehrbarkeit gefunden hat.» (Maio[735])

Zu der Einsicht in die – geradezu konstitutionelle – Labilität des Menschen und zu seiner Unterstützung in der aktiven Integration der Krankheit fügt sich eine Auffassung der Therapie, die sich selbst – jenseits von akuten Notsituationen – nicht als direktive «Intervention» definiert, sondern als Anstoß zur Wiederfindung des eigenen Gleichgewichtes, des alten oder neuen Gleichgewichts der Kräfte, als eine Therapie, die das «Stärken der das Gleichgewicht bildenden Faktoren» intendiert (Gadamer[736]). Der Arzt ist, so Viktor von Weizsäcker, in diesem Sinne nicht «Bewirker», sondern bestenfalls «Ermöglicher» der Gesundheit.[737] «Denn seine Aufgabe ist kein ‹Machen›, sondern eine Hilfestellung, die dem Lebenden die Wiederkehr der Gesundheit und die Rückkehr zu seinem Leben erleichtert. Der Arzt kann niemals die volle Illusion des Könnens und Machens haben. Er weiß, dass er im besten Falle nicht sich selber und seinem Können, sondern der Natur zu ihrem Siege verhilft. Das ist in der Tat die einzigartige Stellung der Medizin im Ganzen der menschlichen Wissenschaft.» (Gadamer[738])

Die grundsätzliche Labilität des Menschen kann in dieser Weise als ein essenzieller Bestandteil einer medizinischen Anthropologie begriffen werden, die aus dem Erfahrungsfeld der Heilkunde gewonnen und nicht von fremder Hand in sie hineingetragen wird, ebenso wie die Tatsache des menschlichen «Angewiesenseins» – des «Angewiesenseins» auf Unterstützung in Zeiten der Krisen, aber auch die Tatsache des zwischenmenschlichen «Angewiesen-Seins» überhaupt. Das Individuum benötigt lebenslang Zuwendung, Bestätigung, Anerkennung und Hilfe aus dem mitmenschlichen Raum; der Zustand des «Angewiesenseins» ist, wie das medizinische Erfahrungsfeld in eindrucksvoller Deutlichkeit zeigt, entgegen anderslautenden Postulaten der «Grundstruktur» des menschlichen Lebens zugehörig[739], mit den Nachahmungsvorgängen der frühen Kindheit oder schon in der embryonalen Zeit der Ungeborenheit beginnend. Der Mensch ist kein isolierter Einzelner, sondern lebenslang in der Sphäre zwischen «Ich» und «Du» beheimatet, auf sie angelegt und orientiert – und dies auch dort, wo er unter seiner Einsamkeit und Isolation leidet. «Mensch sein heißt, das gegenüber seiende Wesen sein», betonte Martin Buber[740], ein Sachverhalt, der sich im Bereich der Heilkunst unmittelbar erschließt, und in ihr dezidiert anerkannt, bekräftigt und bejaht werden sollte, auch gegenüber der Gesellschaft als solcher. «Das Angewiesensein aufeinander zugleich in eines jeden eigenes Dasein wirklich aufnehmen zu lernen, das scheint mir die Hilfe, die der Mensch für sich selbst finden kann», schrieb Hans-Georg Gadamer 1986 in seinem Aufsatz über «Leiberfahrung und Objektivierbarkeit».[741]

Der medizinisch-therapeutische Raum ist vor diesem Hintergrund ein unbedingt mitmenschlicher und zwischenmenschlicher. In der therapeutischen Beziehung, in der, so Gadamer und von Weizsäcker, «Gesprächsgemeinschaft» beziehungsweise «Erkenntnisgemeinschaft» von Arzt und Patient, die Karl Jaspers geradezu als «Schicksalsgemeinschaft» verstand, können die nächsten Zukunftsschritte gefunden werden, in dialogischer Bezogenheit.[742] «Was da zwischen Arzt und Patient spielt, das ist die Wachsamkeit, die Aufgabe und Möglichkeit des Menschen ist, die Fähigkeit, die Situation des Augenblicks und den einem im Augenblick begegnenden Menschen richtig aufzunehmen und ihm zu entsprechen. Zugleich versteht man von hier aus, was ein Heilgespräch ist.» (Gadamer[743])

Von Weizsäcker behauptete, dass nicht die «Objektivität», sondern die «Gemeinschaftlichkeit» die erkenntnismethodische Voraussetzung bestimmter medizinisch-therapeutischer Aussagen sei[744]; das wirklich relevante medizinische «Wissen», so auch Bernard Lown, könne nur in der «vertrauensvollen und innigen Partnerschaft» zwischen Therapeut und Patient auffindbar werden – «Ich bin überzeugt, dass die Partnerschaft beginnt, wenn dem Patienten intensiv zugehört wird.» (Lown[745]) In der Terminologie Viktor von Weizsäckers geht es hier zentral um «Gegenseitigkeit» und «Solidarität».[746]

Als Martin Buber, der Lehrer der «Anthropologie des Zwischen» 1962 den medizinischen Ehrendoktortitel der Universität Münster erhielt, stand auf seinem Diplom:

> Die Fakultät würdigt damit den Menschen und Philosophen, der durch sein Wirken und Schaffen wesentlich zu einer Vertiefung, Verinnerlichung und geistigen Durchdringung des Arztseins beigetragen hat. Sie dankt ihm für die Erneuerung der dialogischen Unmittelbarkeit, die eine übliche Routine in der Begegnung des Arztes mit seinem Patienten negiert, indem sie ihn zu einer über das ausschließlich beobachtete Beurteilen hinausgehenden personalen Vergegenwärtigung seines Gegenüber zwingt. Wir sehen mit ihm die Krisis der modernen Medizin als die Krisis des Zwischenmenschlichen und bewundern dankbar die Fülle der dem Arzt helfenden Erkenntnis.[747]

*

Die Autonomiefähigkeit und das Autonomiebedürfnis des modernen Menschen widersprechen, so Giovanni Maio, keinesfalls der offenkundigen Tatsache des «Angewiesenseins», der personalen Bezogenheit, der Richtung zum Du. Auch in der Krankheitssituation, dem Zustand der Einschränkung und Abhängigkeit, existieren Bezirke relativer Autonomie, der Möglichkeit einer individuellen Lebensgestaltung inmitten von Grenzen, auch der autonomen inneren Einstellung zur gegebenen Lage. Als den zentralen ärztlichen Auftrag bezeichnete Thure von Uexküll die Autonomieförderung des Patienten[748]; an eine junge Frau, die sich in Sorge an ihn gewandt hatte, schrieb der an schwerer Lungen- und Kehlkopftuberkulose erkrankte Dichter Christian Morgenstern aus einem Sanatorium neun Wochen vor seinem Tod:

> Gewiss, ich bin seit zwanzig Jahren leidend, wie sich ja nun neuerdings auch in einem öffentlichen Almanach nachlesen lässt, aber, so paradox es

> klingen mag, es sträubt sich alles in mir, von irgendjemandem als – krank empfunden zu werden. Denn ein Gefühl wirklichen Krankseins ist bisher meiner noch nicht Herr geworden, trotz allem, und natürliche Depressionen abgerechnet, und wird es hoffentlich auch nie werden.
> «Leiden» kann man an allem, aber um «krank zu sein», muss einen ein fremdes Etwas besitzen, muss man der Sklave seiner Krankheit geworden sein.
> Ich möchte den Satz aufstellen: kein wahrhaft freier Mensch kann krank sein.[749]

Morgenstern gelang es in den etwas über zwei Monaten, die ihm nach diesem Brief noch auf Erden blieben, seine Biografie zu Ende zu gestalten, mit dem ihm eigenen Leben zu erfüllen.

*

An Morgenstern, aber auch an vielen anderen Patienten kann im Erfahrungsfeld der Medizin geradezu abgelesen werden, dass der Mensch nicht nur ein unvorhersehbares, individuelles, verwundbares und angewiesenes, «mitmenschliches» Wesen ist, sondern auch ein Wesen, das leibliche und seelisch-geistige, somatische und spirituelle Dimensionen hat – eine Selbstverständlichkeit, die in der Wissenschaftsgeschichte der Medizin seit Mitte des 19. Jahrhunderts jedoch konsequent negiert wurde.[750] «Will man das Wesen des Menschen begreifen, dann genügt es nicht, seine Natur zu betrachten. Der Mensch ist ein Objekt, welches ein Subjekt enthält, und es ist erforderlich, das Subjekt in die Wissenschaft vom Menschen einzuführen, oder richtiger, es anzuerkennen, denn man braucht nichts einzuführen, was schon enthalten ist», betonte Mitscherlichs klinischer Lehrer Viktor von Weizsäcker.[751] Die Medizin könne nie Naturwissenschaft sein, sondern sich lediglich der Naturwissenschaft bedienen, denn sie stehe als Medizin nicht der Natur gegenüber, sondern dem Menschen[752] und müsse auch dessen geistig-seelischer Seite gerecht werden. Gerhard Kienle sah mit dem Auftreten der Anthroposophie die wissenschaftlichen Voraussetzungen dafür gekommen. «Es handelt sich also nicht darum, weniger Wissenschaft zu haben, sondern mehr Wissenschaft zu haben», hatte Steiner zu Ärzten gesagt[753], und darunter eine wissenschaftliche Erfassung des Geistig-Seelischen mit spezifischen Forschungsmethoden verstanden, die die naturwissenschaftliche Grundlegung der Medizin erweitern und verändern sollte.[754] Als Heilkunst habe die Medizin die Aufgabe, «zu einem Menschen aus Geist, Seele und Körper» vorzudringen, so betonte von Weizsäcker. [755] Hans-Georg Gadamer erinnerte seinerseits wiederholt an die Stelle in Platons Dialog «Phaidros», in der davon die Rede ist, dass die Behandlung des Leibes dem Arzt nicht ohne die Behandlung der Seele möglich sei, «ja, dass vielleicht noch nicht einmal das genüge, sondern dass sie auch nicht möglich sei ohne das Wissen um das ganze Sein». Dieses ganze Sein», *hole ousia*, ist zugleich, so Gadamer, das «heile Sein», das «Ganzsein des Ganzen»[756], der Bezug zur Gesellschaft und zum Kosmos, zur «Ökologie» im umfassenden Sinne, möglicherweise auch zur eigentlichen Individualität des Menschen, zum Logos des Daseins, der Seelisches und Leibliches umgreift («Vielmehr sind Organisches und Psychisches durchdrungen und getragen von ein und derselben Bewegung der Existenz, die sich ebenso im Leiblichen wie auch in den seelisch-geistigen Leistungen realisiert.» Fuchs[757])

Für eine Mitpatientin im Sanatorium schrieb der an Leukämie erkrankte Dichter Rainer Maria Rilke am 1. Mai 1926, knapp acht Monate vor seinem Tod, in ein Buch:

Bruder Körper ist arm …: da heißt es, reich sein für ihn.
Oft war *er* der Reiche: so sei ihm verziehn
das Armsein seiner argen Momente.
Wenn er dann tut, als ob er uns kaum noch kennte,
darf man ihn leise erinnern an alles Gemeinsame.

Freilich wir sind nicht Eines, sondern zwei Einsame:
unser Bewusstsein und Er;
aber wie vieles, das wir einander weither
verdanken
wie Freunde es tun! Und man erfährt im Erkranken:
Freunde haben es schwer![758]

Der individuelle Mensch ist jedoch keinesfalls nur – in dualer Weise – «Körper» und «Bewusstsein»; er weiß vielmehr um seinen Leib («ich bin Leib»), weiß um sein verleiblichtes Dasein, das Leben in sich trägt, ja Leben ist (sprachgeschichtlich bedeutet das Wort Leib, *lîp*, zugleich Leben). Der Leib ist Zeitenleib des eigenen Daseins, Träger der Zeitgestalt der Biografie; er ist geschichtlicher Leib, in den sich alles einschreibt und der alles austrägt, die Herkunft und die gemachten Erfahrungen; er ist Schicksalsleib und Organ menschlicher Weltbezogenheit, das sich in der nachahmenden Wahrnehmungsoffenheit des kleines Kindes zu einem nicht unerheblichen Maße im empathisch-«intersubjektiven» Zwischenraum zwischen Ich und Du, als «Zwischenleiblichkeit» (Merleau-Ponty) ausbildet. Der weltoffene, plastische und sich im biografischen Prozess immer weiter aus- und umbildende Leib bringt die Individualität personal zum «Vorschein», in Gestik und Mimik, Blick und Stimme. Er gehört zur «geistbestimmten Wirklichkeit des Menschen» (von Weizsäcker) und ist nicht nur verletzbar und schutzbedürftig, sondern trägt ein Prinzip der Würde in sich.[759] «*Mîn lîp*» – das bin ich in gewisser Hinsicht selbst, mein Leben und mein Ich.

«Denn auch der Leib ist leibhaft erst im Geiste», schrieb

Rilke[760] – und erhoffte sich eine ärztliche Behandlung, die dem Leib und dem Prinzip der leiblichen Menschenwürde gerecht wird. «So innig *mein;* Freund, wirklich mein Träger, der Hälter meines Herzens: fähig aller meiner Freuden, keine herabsetzend, jede mir eigenthümlicher aneignend; sie mir schenkend genau im Durchschnittspunkt meiner Sinne. Als *mein* Geschöpf mir bereit und aufgedient zu meinen Gebrauch; als Vor-geschöpf mich überwiegend mit aller Sicherheit und Herrlichkeit der Herkunft.»[761]

*

Morgenstern, Rilke und viele andere, weniger prominente und sprachmächtige Patienten bezeugen in ihrer Lebens- und Krankheitsgeschichte, dass der Mensch über ein großes seelisch-geistiges Potenzial verfügt, keinen «Körper» hat, sondern verleiblichtes Dasein ist, «inkarnierte» Individualität – und ein Wesen, das sich mit Hindernissen aktiv auseinandersetzen und an ihnen reifen kann. Gerhard Kienle schrieb: «Neue Einschläge in der Biographie können sich leiblich als Krankheit, seelisch als Konflikt und geistig als Produktivität äußern. Gelingt eine solche Bewältigung, so findet sich häufig eine allgemeine Leistungssteigerung und am Ende sogar erhöhte Widerstandskraft gegenüber körperlichen und seelischen Belastungen.»[762]

Nicht nur die Anfälligkeit, Labilität und Angewiesenheit gehören demnach zur «Grundstruktur» des Menschseins, sondern auch die Möglichkeiten des inneren Wachstums an Grenzerfahrungen, das Vermögen zur Bewährung am Widerstand, bis in den Prozess des Sterbens hinein. Der Mensch ist das sich mit Hindernissen auseinandersetzen und an ihnen reifen könnende Wesen – und zugleich ein Wesen, das über sich hinausweist und hinausstrebt, auf Überschreiten von Grenzen geradezu angelegt ist, am Ende auch auf das «Überschreiten» der eigenen Leiblichkeit, im Sinne des Sterbens und Gestorbenseins. («Wir sind Grenzgänger zwischen Diesseits und Jenseits», sagte Hans-Georg Gadamer in einem Rundfunkvortrag.[763])

Das Wissen um diese dynamische Werdegestalt des Menschen, damit auch das Prinzip des «Stirb und Werde», sollte Teil einer neuen medizinischen Anthropologie des 21. Jahrhunderts sein. «Alle anderen Dinge müssen; der Mensch ist das Wesen, welches will», betonte der Arzt, Dramatiker und Patient Friedrich Schiller[764], der die «Kraft zu etwas Besserm» in sich und anderen vorhanden sah. Schiller wäre niemals bereit gewesen, seine persönliche Weiterentwicklung und Steigerung, an der er lebenslang arbeitete, sich durch körperlich-manipulative Methoden («Enhancement») von fremder Hand besorgen beziehungsweise sich selbst extern «optimieren» zu lassen, unter Umgehung der eigenen Anstrengung und mit Verlust der eigenen Freiheit. «Es sei jeder vollendet in sich.»[765]

> Ich bin glücklich, und zwar in der edelsten Bedeutung dieses Wortes, denn ich bin es *durch meine Tätigkeit*, durch eine Annäherung zu dem höchsten und letzten Ziel aller meiner Bestrebungen […].[766]

Die klinisch und hausärztlich betreuten Patienten unserer Gegenwart leben mehrheitlich nicht in der Daseinsstimmung Friedrich Schillers, aber auch sie sind auf Zukunft, Entwicklung und Selbstgestaltung[767] angelegt. In welch existenziellem Ausmaß dies der Fall sein kann, lehrt die Begegnung mit ihnen im Erfahrungsfeld der Medizin. «In Wahrheit enthüllt sich, was für ein unerschütterlicher Lebenswille und was für eine nicht zu brechende Lebens- und Hoffnungskraft in jedem Menschen als seine natürliche Mitgift gegeben ist.» (Gadamer[768]) Werden die Patienten in diesem ihrem Willen zur Zukunft gesehen, wahrgenommen und gezielt therapeutisch unterstützt, unter Einsatz und Förderung ihrer ureigenen Kräfte – jenseits neoliberaler Konzeptionen des Gesundheits-«Managements» oder eines überheblichen «Empowerments» –, so können sie mit und an ihren Krisen tatsächlich über sich hinauswachsen. Sie können dies ohne jede biotechnologische Manipulation und Substitution, sondern aus der Werdensdynamik ihres Ichs (beziehungsweise ihrer «höheren Wesensglieder» in der Terminologie Rudolf Steiners[769]), brauchen dafür jedoch oft therapeutische Begleitung. Die so verstandene Therapie ist niemals direktiv oder manipulativ, sondern eröffnet Freiheitsräume des Eigenen oder Freiheitsräume zum Eigenen. «Die ärztliche Kunst vollendet sich in der Zurücknahme ihrer selbst und in der Freigabe des anderen», schrieb Hans-Georg Gadamer in seiner grundlegenden Arbeit zur «Apologie der Heilkunst».[770] Der Arzt habe sich selbst zu beschränken; er fabriziere in keiner Weise die Gesundheit als «Werkstück», sondern wirke – mehr Künstler als Techniker – an ihrer Neufindung lediglich mit. «Komm! ins Offene, Freund!» (Hölderlin, 1801[771])

9. Mut zum Widerstand

Ein Engagement von Patienten, Ärzten, Pflegenden und allen Menschen, die in Heilberufen tätig sind, für eine therapeutische Menschenkunde in dieser Ausrichtung könnte für die Zukunft von entscheidender Bedeutung sein. «Es ist unbedingt notwendig, dass alle im Gesundheitswesen Tätigen, einschließlich der breiten Öffentlichkeit, begreifen, was auf dem Spiel steht», schrieb Bernard Lown 2002 im Vorwort der deutschen Ausgabe seines Buches «The Lost Art of Healing».[772] Was würde geschehen, wenn an die Stelle einer «Gleichschaltung des Denkens» in Richtung eines mechanistischen, manipulativ-machbaren, der Ökonomie gehorchenden und beziehungslosen Menschenbildes ein solches Denken gesetzt würde, das in konkreten medizinischen Situationen Essenziale des Humanen gewinnt und aufzeigt? Wenn die Ärzte, Therapeuten, Pflegenden und Patienten – ja die breite Öffentlichkeit – sich für eine Medizin engagieren würde, «in welcher der Mensch im Mittelpunkt aller wissenschaftlichen Dienstleistungen steht», wie dies Bernard Lown 2005 formuliert hat, ohne je die Präambel des Herdecker Gemeinschaftskrankenhauses gelesen zu haben («Alle Arbeit im Krankenhaus dient der Hilfeleistung für den kranken und leidenden Mitmenschen. Die Gestaltung dieser Arbeit hängt davon ab, wie tief man in das Verständnis von Krankheit und Heilung einzudringen vermag. Wird Krankheit als eine Beeinträchtigung der gesamten Persönlichkeit des erkrankten Menschen verstanden und die Heilungstendenz als das Ringen der Individualität um Selbstverwirklichung, so ergibt sich daraus als Leitsatz des medizinischen und pflegerischen Handelns: *Unterstütze den kranken Menschen darin, seine individuellen Möglichkeiten zu verwirklichen und in der Auseinandersetzung mit seinem kranken Leib, seinem Schicksal und der Umwelt neue Verwirklichungsmöglichkeiten zu veranlagen.»* Vgl. S. 202)

Giovanni Maio gab wiederholt seiner Zukunftshoffnung Ausdruck, «dass Ärzte und Pflegende im Interesse ihrer ihnen anvertrauten Patienten mit Rückgrat und Entschiedenheit für eine Medizin eintreten, die Medizin bleibt und nicht zur Gesundheitswirtschaft degeneriert.»[773] Es gehe um die Verteidigung der «Identität» der Heilberufe, mitunter auch um Empörung. Über das System von «Bonus»-Zahlungen in der Medizin (mit finanziellen Anreizen für Ärzte zur Hebung der «Fallzahlen») schrieb Maio, ein solches Vorgehen rechne mit der «grundsätzlichen Korrumpierbarkeit» der Ärzte:

> Eigentlich müssten sich die Ärzte gegen eine solche Unterstellung vehement zur Wehr setzen. Sie müssten deutlich machen, dass sie aus Prinzip nicht bestechlich sind und sich nicht in ihre The-

> rapieentscheidungen hereinreden lassen, weil sie als Ärzte Anwälte ihrer Patienten sind und nicht Anwälte in eigener Sache.[774]

Alle ökonomischen Anreize in der Medizin müssten von ärztlicher Seite grundsätzlich «geächtet» werden – sie seien «Ausdruck einer Demoralisierung ärztlicher Tätigkeiten»[775]. Der Einsatz für eine menschengemäße, nicht entfremdete Medizin benötige Mut.[776] «Ärzte brauchen ganz offensichtlich immer mehr Mut, um genuin ärztlich zu entscheiden.»[777], auch den Mut zu einem «neuen», «nicht-gleichgeschalteten» Denken:

> [...] Wir brauchen ein komplett neues Denken in der Medizin. Ein Denken, das den ganzen Menschen in den Mittelpunkt stellt [...]. (Maio[778])

«In welchen in der Gesellschaft wirkenden Ansichten sehen Sie Lebenslügen?», wollte Gerhard Kienle Anfang 1983 die Studienbewerber in Witten/Herdecke unter anderem fragen (vgl. S. 215).

Es versteht sich von selbst, dass die Besinnung auf ein therapeutisches Bild des Menschen, das diesen als individuelles, verletzliches, dialogisch orientiertes Wesen anerkannt, das sich in Krisen entwickeln und über Grenzen hinauswachsen, ja neue Formen der «Selbstverwirklichung» erlangen kann, keinesfalls ausreichend ist, um die herrschende Ökonomie des Gesundheitswesen oder biopolitische Ordnungsvorstellungen von globaler Wirksamkeit außer Kraft setzen zu können. Dennoch wäre eine solche Besinnung fraglos von Bedeutung für die Neugewinnung einer ärztlich-therapeutischen Haltung und Identität (von der absoluten Notwendigkeit der «Wiederherstellung einer eindeutigen ärztlichen Haltung» schrieb bereits von Weizsäcker[779]), für «Rückhalt» und «Entschiedenheit» im Sinne Maios. Sie wäre die notwendige Basis für alles andere, weil dadurch erneut deutlich würde, was der klare Handlungsauftrag der Medizin ist und wofür sie einzutreten hat – auch, welche anderen Kräfte und Tendenzen, mit völlig anderen Zielen und Bestimmungen, medizinisch inkompatibel sind und im Bereich der Heilkunde nichts zu suchen haben (darunter das marktwirtschaftliche Profitstreben oder die «wellness»-Kultur, die Utopien der technischen Optimierung und der Wunscherfüllung). Ärzte und Therapeuten können mit ihrem Einspruch und Protest, mit ihrem vehementen «sich zur Wehr setzen» (Maio) mit Sicherheit nicht warten, bis das kapitalistische Wirtschaftsverhalten sich global ad absurdum geführt und erledigt hat oder sich die Utopien des «Enhancement» als endgültig sozial destruktiv erwiesen haben. Sie müssen sich vielmehr in der Gegenwart für die therapeutische Zukunft einer wirklichen «Humanmedizin» entscheiden, sofern sie verstanden haben, «was auf dem Spiel steht» (Lown) und anderes *wollen.* Ohne die Ärzte, die Pflegenden und Therapeuten, ohne ihre bereitwillige Kooperation funktioniert das «Geschäftsmodell Gesundheit» trotz seiner ganzen Macht in keiner Weise, auch nicht die biotechnologische Optimierung des Menschen. Die existierende Möglichkeit, dem «Rad in die Speichen zu fallen» (Bonhoeffer), sollte nicht aus dem Blick geraten.

Wo aber finden die in den Heilberufen tätigen Menschen, die Patienten und die Studierenden den Mut zum Erwachen und den Mut zum Widerstand, den «Mut zur Heilung» und den Willen zur Zukunft[780], den Mut, «nicht an den politischen und ökonomischen Zerstörungsattacken gegen die Humanmedizin zu verzweifeln, sondern für eine menschliche, nichtindustrialisierte Medizin zu kämpfen» (Hontschik[781])?

Mitunter, so zeigt das «Jahrhundert der Extreme», findet man den Mut zur Zukunft nahe am Abgrund, in seinem Angesicht und in der Auseinandersetzung mit ihm. Man kann, so zeigt die Erfahrung, «Zukunftsperspektiven in der Dunkelheit» entwickeln (Gadamer[782]).

10. Auschwitz-Birkenau und ärztliche Bewusstseinsbildung

In Auschwitz-Birkenau – um dort zu enden, wo diese Betrachtungen mit Primo Levi ihren Ausgangspunkt genommen haben – ergründen Dozenten und Studierende der Universität Witten/Herdecke, was aus einer Medizin und was aus Ärzten werden konnte, die dem Vorgang der Selbstentfremdung und des Identitätsverlustes gänzlich verfielen.[783] Wir setzen uns mit deutschen Professoren auseinander, die – wie der Gynäkologe und «Massensterilisator» Carl Clauberg oder der Münsteraner Anatom Johann Paul Kremer – ihre «Forschungen» an hilflosen Opfern im Sinne der NS-«Volkgesundheit» weiterführten; wir setzen uns mit SS-Ärzten auseinander, die an der Rampe und in den Baracken die schwächlichen, kranken und alten Gefangenen zum Tod in der Gaskammer «selektierten» und den dortigen Tötungsvorgang überwachten; wir beschäftigen uns mit «willigen Vollstreckern» einer NS-Medizin, deren ideologische und sozialpolitische Voraussetzungen, Strukturen und Vorgehensweisen von Medizinhistorikern in den letzten vier Jahrzehnten in allen Einzelheiten ans Licht gebracht wurden. Wir studieren das abgründige System an einem zentralen Ort der Selektion und Vernichtung und bemühen uns zugleich, den unfassbaren Holocaust zu «personalisieren», das heißt, als eine Geschichte von beteiligten Menschen erlebbar werden zu lassen, im Spiegel des Einzelnen. *«Give people a name and place»*, sagte Traute Lafrenz Page, die Überlebende der «Weißen Rose», vor Jahren bei einer Konferenz des «Center for Medicine after the Holocaust (CMATH)».[784] Die Jerusalemer Gedenkstätte Yad Vashem («Hand und Namen») wurde in Anlehnung an Worte des Propheten Jesaja (56, 5) benannt: «… in meinem Haus, in meinen Mauern / ein Handzeichen, ein Namensmal.» (Yad va-shem, Übersetzung Buber/Rosenzweig[785])

Wir gedenken in Auschwitz-Birkenau – «namenwach, handwach», «handnamenwach» in diesem Sinne (Celan[786]) –

auch der Häftlingsärzte und Häftlingspfleger, die einen völlig anderen Weg als die deutschen SS-Mediziner und -Professoren gingen und sich für ihre kranken und sterbenden Mitgefangenen unter entsetzlichen Umständen bis zuletzt einsetzten. Wir sprechen über Menschen wie Maria Stromberger, Adelaide Hautval, Lucie Adelsberger, Ella Lingens-Reiner, Irena Bielowa, Margita Schwalbova und andere. Wir tun dies an einem Ort, «an dem auf sonderbare Weise das Geschehene noch spürbar ist», wie eine Studentin der Universität Witten/Herdecke in einer Dokumentation schrieb (Vanita Voss[787]). Gerhard Kienle fragte: «Wofür lohnt es sich im Leben, mit ganzem Einsatz der Person zu kämpfen? Welches sind die Lebens- und Existenzbedingungen, die Sie für Ihre Mitmenschen für unverzichtbar halten?» (Fragen an die Studienbewerber, Witten/Herdecke, 1983, vgl. S. 215)

*

In ihren Auschwitz-Erlebnisberichten des – freiwilligen – Wahlseminars artikulieren die Studierenden ihre tiefe Betroffenheit von dem Ort, betonen aber auch die Bedeutung des Aufenthaltes. «Ja, wenn es einen Grund gibt, hier zu sein, dann um zu sehen und zu verstehen. […] Dann frage ich mich oft, und warum bin ich hier? Warum bin ich jetzt hier, höre mir das an? Und im gleichen Moment bin ich dankbar. Dankbar, Zugang zu dieser Frage zu finden.» (Pia Hartmann[788]) Die Seminarteilnehmer entscheiden sich aus unterschiedlichen Gründen für die aufwendige Reise und die viertägigen Gänge über das Gelände, für den Besuch der Ausstellungen und das Anhören der Vorträge. «Mich interessiert in diesem Zusammenhang die Frage, wie es dazu kommen konnte, dass Ärzte vom Helfer zum Mörder wurden. Ganz speziell, wie stark der gesellschaftliche Kontext, das Menschenbild und die jeweilige Ideologie das ärztliche Handeln beeinflussen. […] Ich bin nach Auschwitz gefahren, um mich mit den Abgrün-

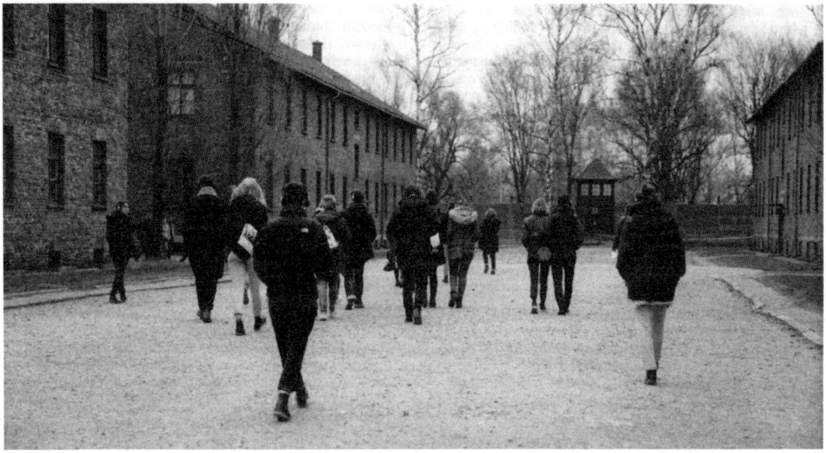

Abb. 3: Stammlager Auschwitz. © Surian Tauschel. UWH 2019

den menschlichen Handelns zu konfrontieren», schrieb der Medizinstudent Demian Buchner im Rückblick.[789] Im Sinne Mitscherlichs wird das Seminar auch immer zur Selbstkonfrontation. Wie hätte ich mich unter der damaligen politisch-gesellschaftlich-ideologischen Situation und Verführung als Arzt oder Ärztin verhalten, und welche destruktiven Kräfte erlebe ich in mir? «Die Quellen der *Aggression* sind [...] Quellen, die in uns fließen, zu unserer Natur gehören. [Die] Zerstörungsleidenschaft entspringt einer der Anlagen des Menschen, keine noch so fürsorgliche Gesellschaft kann uns die Aufgabe der Aggressionsmeisterung abnehmen. Dazu gehört die Überwindung des Wunsches, den Schwächeren zu quälen und in seinem Selbstwert zu erniedrigen ...», schrieb Mitscherlich (vgl. S. 163). «Wenn wir *wirkliche* Interessenvertreter unserer Patienten sein wollen, dann müssen wir uns, entgegen der herrschenden Praxis, mit der uns als Ärzten zukommenden Macht und der damit untrennbar verbundenen mehr oder weniger latenten Gewalttätigkeit selbstkritisch auseinandersetzen. Vermeiden wir dies, dann werden wir die Interessen unsrer Patienten unvermeidlich nach unseren eigenen subjektiven Vorstellungen definieren, in die destruktiv-aggressive Momente ebenso wie wissenschaftliche, ökonomische und anderen Interessen einfließen können», unterstrich der Psychiater Gerald Ulrich 1997 in seinen wichtigen Ausführungen zur «Biomedizin».[790] «Mir ist deutlich vor Augen geführt worden, welches Potential des Vernichtens und Zerstörens in jedem Menschen und mir persönlich innewohnt. Diese Erkenntnis lässt mich demütig und vorsichtig werden», fasste der Psychologiestudent Bernd Storek in seinen Reflexionen nach Auschwitz-Birkenau zusammen.[791] «Es geht nicht nur darum, Gutes zu tun, sondern immer auch darum, Böses zu unterlassen. Es geht darum, in jeder Situation und Zeit, die eigenen Möglichkeiten zu nutzen, zu entscheiden und zu handeln», hielt der Neurologe und Psychiater Volker Hentschel für sich fest.[792]

Das Seminarthema «Ärzte in Auschwitz» sensibilisiert für das System des Totalitarismus und für die Bedeutung und Gefährdung der Medizin, die mit ihrem körperlichen «Eingriffswissen»[793] zur Erfüllungsgehilfin abgründiger Ziele werden kann, im Gang der politischen Zeiten, damals wie heute. Hufeland formulierte 1806 in weitblickender Voraussicht:

> [Der Arzt] soll und darf nichts anderes tun als Leben erhalten, ob es ein Glück oder Unglück sei, ob es Wert habe oder nicht, dieses geht ihn nichts an, und maßt er sich einmal an, diese Rücksicht in sein Geschäft mitaufzunehmen, so sind die Folgen unabsehbar, und der Arzt wird der gefährlichste Mensch im Staat; denn ist einmal die Linie überschritten, glaubt sich der Arzt einmal berechtigt, über die Notwendigkeit eines Lebens zu entscheiden, so braucht es nur stufenweise Progressionen, um den Unwert und folglich die Unnötigkeit eines Menschenlebens auch auf andere Fälle anzuwenden.[794]

In ihren rückblickenden Texten betonen viele Studierende, dass ihnen die gesellschaftliche Position und Problematik der Medizin, die Macht und Verantwortung der Ärzte, erst in Auschwitz-Birkenau ganz bewusst geworden sei. «Wie viel Macht Ärzte durch ihr Wissen und ihre Fähigkeiten haben und wie verletzlich das Vertrauen ist, welches den Ärzten von ihren Patienten entgegengebracht wird …» (Demian Buchner[795]) «Für mich wirkt dieses Thema als eine Art Warnsignal vor dem Einfluss zeitgenössischer Vorstellungen und Ideologien.» (Moritz Völker[796]) Die Studentin Inga Krauß schrieb in ihrem Bericht:

> Das ganze «Gesundheitssystem», das System der Ärzte, hat für mich einen Schatten bekommen. Die Lobby der Ärzte, die auch heute noch da ist.

> Die Tatsache, dass die Macht bestimmter Berufsgruppen und Interessenverbände das von der Bevölkerung entgegengebrachte Vertrauen derart missbrauchen kann, das sollte uns eine Lehre sein. Und dabei ist aus meiner Sicht nicht der Einzelne «das Problem», denn wahrscheinlich hätte unsere Generation damals nicht anders gehandelt. Es ist eine Frage des Systems … und dieses System sollten wir immer wieder kritisch beleuchten, diskutieren …[797]

Im Rückblick des Medizinstudenten Patrick Rebacz steht:

> Für mich bedeutet es vor allem, dass es grundlegende Unterschiede in der Berufsgruppe der Ärzte gibt. Arzt ist nicht gleich Arzt – auch wenn der Beruf Menschen eint und zu Kollegen macht. Dies hat jedoch noch nichts zu bedeuten. Nur weil jemand einen weißen Kittel trägt und von einer Instanz die Genehmigung erteilt bekommen hat, den Arztberuf auszuüben, heißt es noch nicht, dass er/sie im Sinne der Heilkunst agiert. Für mich bedeutet es, dass jeder für sich festlegen muss, wie er als Arzt arbeiten will und was sein Berufsethos ist. Welche Ideale möchte ich vertreten, und welche Werte spielen für mich eine Rolle? Es sensibilisiert mich sehr für die Auseinandersetzung mit dem Thema: «Beruf Arzt».[798]

Vordringlich sei die Aufgabe, «gesellschaftliche Verantwortung für eine Medizin zu übernehmen, die einen lebendigen Ursprung hat und – einer vollkommenen Systematisierung entgegenwirkend – der Einzigartigkeit eines jeden Menschen Achtung entgegenbringt », so die Studentin Vanita Voss.[799] «Für mich stellen sich in Auschwitz die existentiellen Fragen nach Leben und Sterben. Und genau dies sind auch Bereiche, in denen meiner Ansicht nach in der heute stattfindenden

Medizin Unklarkeit zu finden ist. Wie wird mit Fragen ‹ungeborenen› Lebens in der Präimplantationsdiagnostik umgegangen? Welche Haltung habe ich als Ärztin gegenüber schwer kranken, alten Menschen?»[800] Faruk Kazi, Judith Mletzko und Sebastian Preissler betonten in ihrer gemeinsam verfassten Reflexion:

> Die Geschehnisse in Auschwitz haben uns gezeigt, dass wir viel mehr Verantwortung dafür übernehmen müssen, dass Medizin in einer menschenwürdigen Art und Weise gelebt und praktiziert wird und wir uns noch viel mehr gegen scheinbar unvermeidliche Ungerechtigkeiten wehren müssen. Ansonsten besteht immer die Gefahr, dass die eigentlich zentrale medizinische Aufgabe des Heilens aus dem Fokus gerät. Welche Folgen dies haben kann, zeigt uns Auschwitz.[801]

Bei Rahel Weiland, Laura Hemmerich und Ariane von Bergh heißt es:

> Im Nachklang wurde uns bewusst, dass auch uns in den Systemen Gesundheitswesen und Krankenhaus Aufgaben übertragen werden, bei denen wir in Gewissenskonflikte geraten können. In solchen Momenten seinem Gefühl zu trauen, sich Aufgaben und Hierarchien zu entziehen, Kritik zu äußern, das können wir täglich üben. Denn der Mut, für sich einzustehen, kann geübt werden. Gerade als Studenten haben wir dazu alle Freiheiten und doch auch die Pflicht![802]

Inga Krauß betonte, sie sei nach Auschwitz zu dem Seminar gefahren, *«um Wachsamkeit und Mut zu bekommen»*. «Ich habe mir zum Ziel gesetzt, dass ich mir von dieser Exkursion einen Teil Zivilcourage mitnehme ...»[803] Zarah Falkenberg schrieb:

[…] Wo wollen wir hin? Wer wollen wir werden? Wie wollen wir werden? […] Zur Zeit des Nationalsozialismus haben die Ärzte eine zentrale Rolle gespielt. Sie sahen sich in der Position, über den Wert von Leben zu richten. Als vermeintliches Ziel, der Wissenschaft zu dienen, haben sie manipuliert, Missbrauch betrieben und Tausende Menschenleben zerstört, in einem Ausmaß, das nicht zu begreifen ist. Die Ärzte haben im großen Stil ihre Macht ausgenutzt, um ihrem Ziel näher zu kommen. Sie haben ihr medizinisches Wissen benutzt und das Vertrauen der Menschen missbraucht. Dies gibt sehr zu denken, wenn der Arzt doch eigentlich dem Menschen helfen soll zu gesunden. Auch heute haben Ärzte noch viel Macht. Patienten kommen zu ihnen. Bitten um Hilfe und Heilung. Bringen den Ärzten einen Vertrauensvorschuss. Dessen sollte sich jeder Mediziner bewusst sein, denn Macht verführt. Lese ich mir meine Worte durch, werde ich ein wenig nervös, denn ich verspüre einen gewissen Druck, eine große Verantwortung meinen späteren Patienten gegenüber, eben mit dieser «Macht» gut umzugehen. Ich habe den Wunsch, nicht über dem Patienten zu stehen, sondern neben ihm, als Wegbegleiterin. Ihm vielmehr diese «Macht» zurückzugeben. Und zwar indem ich ihn an meinem Wissen teilhaben lasse und ihn so informiere, dass er als «Experte» seiner selbst Entscheidungen treffen kann, hinter denen er auch stehen kann und zu denen er auch in der Lage sein sollte. Diese Gedanken wiederum beruhigen mich ungemein. Nehmen mir den Druck. Aber nicht die Verantwortung. Im Hinblick auf die Zukunft halte ich es für ungemein wichtig, die Schwierigkei-

> ten, die uns wahrscheinlich erwarten, im Bewusstsein zu haben, uns aber nicht durch unsere Angst leiten und lähmen zu lassen.
> Viel bedeutungsvoller ist es, mit Mut, Selbstvertrauen und einer positiven Einstellung dem Ganzen entgegenzublicken.[804]

Dass es auch in Auschwitz-Birkenau, trotz eines totalen Lagerüberwachungssystems, widerständige Menschen gab, die keineswegs nur um ihr eigenes Überleben kämpften, sondern für andere eintraten, Menschen, die ihre Empathiefähigkeit nicht abstumpfen ließen, sondern trotz ihrer Entkräftung, Erschöpfung und Demoralisierung zum Einsatz brachten – und dies auch in den Baracken des «Häftlingskrankenbaus» (HKB) –, beeindruckte die Studierenden. Berichte über Hermann Langbein (vgl. S. 41f.), Maria Stromberger, Adelaide Hautval, Lucie Adelsberger, Ella Lingens-Reiner, Irena Bielowa, Margita Schwalbova und andere wurden – gerade an diesem Ort – von Bedeutung für sie. *«Dagegen ein Widerstand! / Ein Zusammenschluss. / Vertrauen. / In mich, mein Gewissen, mein Gegenüber und die Zukunft. / Auch hier gab es das.»* (Anna Schnettker[805]) Wenn es das «auch hier» gab – wenn Ärzte und Krankenschwestern sich in den furchtbaren Baracken nahezu ohne Hilfsmittel um Patienten kümmerten, ihnen Aufmerksamkeit zukommen ließen, ihnen zuhörten, Zuwendung und Hingabe schenkten –, so sollte ein widerständiger «Zusammenschluss» der Heilberufe in den heutigen Krankenhäusern trotz «DRGs» auch möglich sein, so unterstrichen die Studierenden. Es sollte doch, so sagten sie, möglich sein, mit vereinten Kräften das aufoktroyierte «DRG»-System und die Zweckrationalität wieder aus der Medizin zu verbannen, ebenso wie das Diktat des «Machbaren», das falsche und verlogene «Kunden»-Modell, die Fiktion des isolierten Individuums etc. Es sollte möglich sein, wirksam für etwas anderes einzutreten, für die Medizin *als Heilkunde*.

> Wieso sollte man sein Leben mit
> Unsicherheit und Angst verdunkeln,
> wenn sogar hier einige
> den anderen ein Licht sein konnten.
> (Anna Schnettker[806])

Pia Marie Hartmann notierte sich nach einem Vortrag über Hermann Langbein in Auschwitz:

> Ich dachte, ich würde erschüttert von dieser Reise heimkehren. Habe alle möglichen Vorkehrungen getroffen, gut aufgefangen wieder ankommen zu können. …
> Ich fühle mich [jetzt] stark und voller Ideen. Voller Inspiration und innerer Kraft. Voller Veränderungswillen und Motivation. Sogar voller Freude für die Schönheit der Welt. Ich bin dankbar für die Freundschaften, unsere Reflexionsmöglichkeiten, und spüre, an etwas Wichtiges erinnert worden zu sein.[807]

Bei Anne Gritli-Wirth heißt es:

> Anhand der einzelnen Schicksale, die wir sowohl auf der Täter- als auch auf der Opferseite verfolgt haben, hat sich in mir eine innere Wachsamkeit gebildet, die mit Mut und einer klaren Aufrechte solchen inneren Kämpfen willentlich entgegenblickt.
> Ich spüre, wie das «Mensch-Sein» eine Herausforderung ist, der man sich jeden Tag aufs Neue zu stellen hat. Ich trage Verantwortung für jede einzelne meiner Handlungen. Diese Verantwortung, die uns allein schon mit unserem Leben auferlegt wurde, ist manchmal gar nicht so leicht zu tragen, sodass wir schnell unser Bewusstsein davon abwenden, um sie nicht ganz so stark zu

> spüren. Es bedarf eines großen Mutes und großer Stärke, wenn man mit dieser Verantwortung bewusst umgehen möchte. Und genau auf diesem Weg zur inneren Stärke und Furchtlosigkeit war diese Reise ein Meilenstein, dessen Auswirkung ich schon jetzt in mir wahrnehmen kann.
> Als ich nach Hause kam, betrat ein anderer Mensch die Wohnung [als der], der sie fünf Tage zuvor verlassen hatte.[808]

Miriam Thye schrieb unter der Überschrift «Wie gehe ich [von Auschwitz] weg?» unter anderem:

> Ich erlebe den Menschen stärker, intensiver in seiner Art, in seiner Verletzlichkeit, in seiner Unvollkommenheit. Ich prüfe, welche Kräfte in meine Seele eintreten dürfen, welche ich hineinlassen möchte und leben möchte. Bewusstes Prüfen, Abgleich mit dem Gewünschten. Ich war Mensch, ich bin Mensch, ich werde Mensch bleiben.[809]

Moritz Völker hielt fest:

> Ich werde zukünftig aufmerksamer meine Taten auf ihre Vertretbarkeit hinterfragen und mit dem mir entgegengebrachten Vertrauen versuchen, so würdig als möglich umzugehen.[810]

*

Aus diesem Grund fahren wir seit 2009 mit Medizinstudierenden der Universität Witten/Herdecke nach Auschwitz-Birkenau. Wir lernen dort in erster Linie den deutschen Faschismus und seine medizinischen Implikationen kennen – und gedenken der Opfer. Wir versuchen darüber hinaus, uns für die gegenwärtigen Herausforderungen zu schulen, um, wie Mitscherlich sagte, in den «Proben der Zukunft» bestehen zu können. Bernard Lown schrieb von dem «seltsamen Paradox», dass die medizinischen Fakultäten weltweit – anstatt die «innewohnende Humanität ihrer Studenten [zu] verfeinern» – sie in ihrer «Hingabe an die menschliche Fürsorge» schwächen. Die Studenten, so schilderte Lown nach jahrzehntelangen Erfahrungen als klinischer Hochschullehrer der Harvard Medical School, beginnen ihr Studium mit großem Idealismus und beeindruckender Moral («Sie haben den Wunsch, Gutes zu tun, statt ihre Sache nur ordentlich zu machen»[811]); sie verändern sich jedoch, so Lown, im Laufe ihrer Ausbildung durch die gesellschaftliche und wissenschaftliche «Abkehr von einer auf den Patienten ausgerichteten Gesundheitsfürsorge». «Gegenwärtig bereiten die Hochschulen und die Krankenhäuser die Ärzte darauf vor, Handwerksgesellen in der Wissenschaft und Manager komplexer Biotechnologien zu werden. Von der Heilkunst wird wenig vermittelt.»[812]

Angesichts dieser Situation erscheint es uns heute notwendiger denn je, die «Lehren von Auschwitz» in der medizinischen Ausbildung und ärztlichen Praxis zu ziehen und nicht zu vergessen.

*

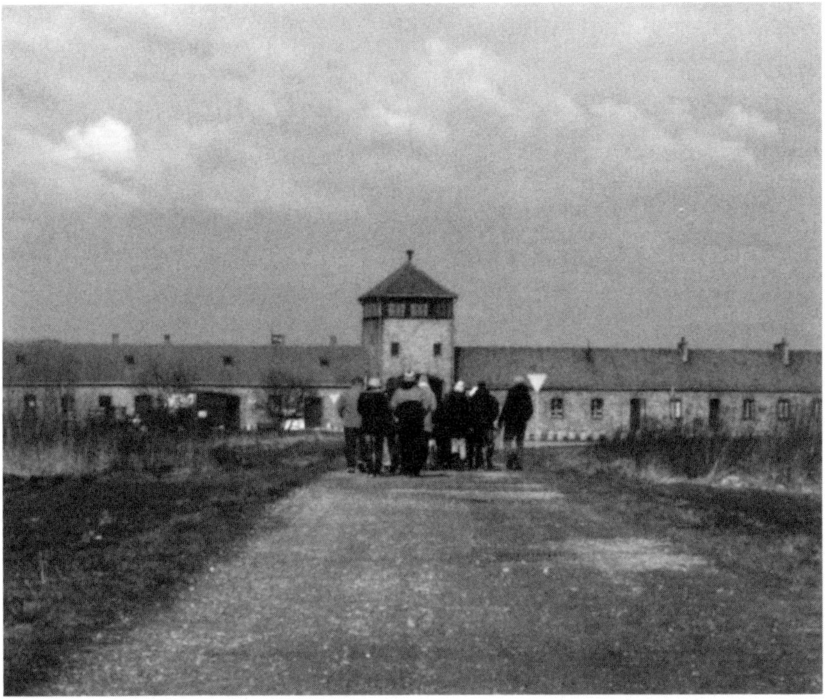

Abb. 4: In Birkenau. © Kristin Frommann. UWH 2015.

Anmerkungen

1 Snyder 2017, S. 9
2 Vgl. https:///www.thelancet.com/journals/lancet/article/PIIS0140-6736(19)32613-3/fulltext und IBAM (Hg.) 2012, 2015, 2019. Die Seminardokumentationen der Studierenden sind auch elektronisch verfügbar: https://ibam.uni-wh.de/studium/links-downloads.
3 Vgl. Selg 2003, Bd. 1, und Selg 2017.
4 Assmann 2013, S. 21
5 Vgl. https://ibam.uni-wh.de/veranstaltungen/aerztliche-bewusstseinsbildung-ethik
6 Levi 1993, S. 45f.
7 Levi 1999, S. 93.
8 Anissimov 1999, S. 23f.
9 Levi 1999, S. 222.
10 Ebd., S. 240
11 Ebd., S. 96.
12 Ebd., S. 98.
13 Vgl. u.a. Anissimov 1999; Thomson 2002; Angier 2003; Lang 2013.
14 Vgl. Anissimov 1999
15 Snyder 2017, S. 125
16 Anissimov 1999, S. 18.
17 Levi 1993, S. 72.
18 Levi 2017, S. 102.
19 Ebd., S. 127.
20 Ebd., S. 140.

21 Levi 1993, S. 16.
22 Levi 1998, S. 21.
23 Levi 2017, S. 258.
24 Ebd., S. 166.
25 Anissimov 1999, S. 150.
26 Levi 1990, S. 145.
27 Ebd., S. 176.
28 Levi 1961, S. 25.
29 Anissimov 1999, S. 188.
30 Levi 1961, S. 53.
31 Levi 1993, S. 29.
32 Levi 1999, S. 228.
33 Levi 1990, S. 35.
34 Levi 1999, S. 228.
35 Ebd., S. 246.
36 Levi 1961, S. 84f.
37 Langbein 1995, S. 161.
38 Anissimov 1999, S. 358.
39 Levi 1999, S. 231.
40 Levi 1998, S. 11.
41 Anissimov 1999, S. 232ff.
42 Levi 1990, S. 144.
43 Vgl. Selg 2010, S. 91ff.
44 Levi 1990, S. 95.
45 Ebd., S. 30.
46 Vgl. Levi 1961, S. 147.
47 Ebd., S. 55ff.
48 Ebd., S. 117f,
49 Thomson 2002, S. 212; vgl. a. Anissimov 1999, S. 291.
50 Levi 2005, S. 647. Vgl. Anissimov 1999, S. 388.
51 Levi 2015, Bd. 2, S. 1408.
52 Levi 2005, S. 639 – 647.
53 Levi 2017, S. 111.
54 Anissimov 1999, S. 292.
55 Levi 1999, S. 247.

56 Ebd., S. 223.
57 Thomson 2002, S. 207.
58 Levi 2015, Bd. 3, S. 2623.
59 Levi 2017, S. 195.
60 «Vier Mal gelang es ihnen, seinen Namen wieder von der Liste [der zum Tode Selektierten] zu streichen.» Levi 2015, Bd. 3, S. 2621.
61 Levi 2017, S. 169.
62 Vgl. Thomson 2002, S. 215.
63 Thomson 2002, S. 425.
64 Levi 1964, S. 215f.
65 Levi 2017, S. 297.
66 Levi 1999, S. 238.
67 Levi 1993, S. 50.
68 Vgl. Levi 1999, S. 48ff.
69 Ebd., S. 124.
70 Levi 1998, S. 11.
71 Levi 1999, S. 157.
72 Anissimov 1999, S. 533.
73 Ebd., S. 362.
74 Ebd.
75 Anissimov 1999, S.540.
76 Levi 1999, S. 87.
77 Ebd., S. 88.
78 Levi 2017, S. 171.
79 Anissimov 1999, S. 540.
80 Levi 2017, S. 172.
81 Ebd., S. 146.
82 Ebd., S. 56.
83 3. 3. 1947. Ebd., S. 63 und S. 211.
84 Levi 1999, S. 266.
85 Ebd., S. 37.
86 Ebd., S. 54.
87 Ebd., S. 133.
88 Ebd.

89 Levi 2017, S. 73.
90 Ebd., S. 75.
91 Ebd., S. 76.
92 Ebd., S. 101.
93 Thomson 2002, S. 408.
94 Levi 2017, 84.
95 Ebd., S. 86.
96 Ebd., S. 88.
97 Levi 1999, S. 88.
98 Levi 1993, S. 48.
99 Ebd., S. 48.
100 Ebd., S. 35.
101 Levi 1999, S. 217ff.
102 Ebd., S. 219.
103 Levi 1999, S. 252.
104 Vgl. Langbein 1949 und Langbein 1995.
105 Vgl. a. Stengel 2012.
106 Vgl. Langbein 1963 und 1965.
107 Vgl. u. a. Lang 2011, S. 132ff.
108 Vgl. u. a. Klee 1986, S. 106f.
109 Vgl. Grosch 1993, S. 117.
110 «Anklage gegen Dr. Josef Mengele», in: Levi 2017, S. 77ff.
111 Levi 2017, S. 95.
112 Anissimov 1999, S. 474.
113 Ebd., S. 464.
114 Ebd., S. 476.
115 Thomson 2002, S. 431.
116 Levi 1993, S. 62.
117 Levi 2017, S. 159.
118 Levi 1990, S. 18.
119 Levi 2017, S. 149f.
120 Levi 1999, S. 203.
121 Anissimov 1999, S. 454.
122 Levi 1999, S. 55.

123 Levi 1998, S. 35.
124 Levi 1999, S. 94.
125 Ebd., S. 57.
126 Thomson zufolge lernte Primo Levi Otto Frank, den Vater von Anne und Margot Frank, noch in Auschwitz kennen und sah ihn später (1952/53) bei Leonardo De Benedetti wieder (2002, S. 276). Anne Franks Tagebach erschien 1954 in italienischer Sprache bei Einaudi.
127 Levi 1998, S. 38.
128 Levi 1999, S. 164.
129 Ebd.
130 Ebd., S. 165.
131 Ebd., S. 168.
132 Levi 2015, Bd. 3, S. 2634.
133 Levi 1999, S. 168.
134 Anissimov 1999, S. 491.
135 Levi 2015, Bd. 3, S. 2674. Zur Kritik Langbeins an Levis generalisierender Darstellung der Brutalität politischer Funktionshäftlinge vgl. Langbein 1995, S. 223.
136 Levi 2015, Bd. 3, S. 2673.
137 Levi 1999, S. 155.
138 Levi 1990, S. 6.
139 Levi 2017, S. 152.
140 Levi 1998, S. 71.
141 Levi 1990, S. 85.
142 Ebd., S. 86.
143 Levi 1999, S. 229.
144 Thomson 2002, S. 506.
145 Levi 1999, S. 229.
146 Thomson 2002, S. 506.
147 Levi 1990, S. 77.
148 Langbein 1980.
149 Levi 1990, S. 84.
150 Ebd., S. 73.
151 Levi 1999, S. 17.

152 LEVI 1999, S. 252.
153 LEVI 1990, S. 210.
154 LEVI 1998, S. 16.
155 ANISSIMOV 1999, S. 531.
156 Ebd., S. 534.
157 LEVI 2017, S. 171.
158 ANISSIMOV 1999, S. 493.
159 Ebd., S. 539.
160 LEVI 1998, S. 103.
161 ANISSIMOV 1999, S. 546.
162 Ebd., S. 549.
163 LEVI 1999, S. 181.
164 Ebd., S. 182.
165 Ebd.
166 LEVI 2015, Bd. 3, S. 2784.
167 ANISSIMOV 1999, S. 524.
168 LEVI 2015, Bd. 3, S. 2783.
169 ANISSIMOV 1999, S. 544.
170 LEVI 2015, Bd. 3, S. 2754.
171 LANG 2013, S. 4f.
172 LEVI 1999, S. 42.
173 MITSCHERLICH 1960, S. 13f.
174 HANAUSKE-ABEL 1999, S. 53.
175 Vgl. EBBINGHAUS 2008, S. 203.
176 WEINDLING 2013, S. 159.
177 EBBINGHAUS 2008, S. 205.
178 WEINDLING 2013, S. 160.
179 EBBINGHAUS 2008, S. 208ff.
180 Ebd., S. 211.
181 HONTSCHIK 2010, S. 10.
182 MITSCHERLICH 1980, S. 61.
183 Zur Vita Mitscherlichs vgl. HOYER 2008, DEHLI 2007, FREIMÜLLER 2007, LOHMANN 1987 und MITSCHERLICH 1980.
184 DEHLI 2007, S. 63. Zu Mitscherlichs zeitweiser Affinität

zu nationalistischen, antiliberalen und antidemokratische Richtungen in der Weimarer Republik (jenseits des Nationalsozialismus) vgl. ebd., S. 35ff. Seine Suchbewegungen von rechts nach links bezeichnete er später als «naiv und ignorant». «Heute gehört dieser Zeitabschnitt zu dem Fremdesten, was ich in mir entdecken kann.» (1980, S. 82/315)

185 MITSCHERLICH 1980, S. 99.

186 DEHLI 2007, S. 71f. «Mitscherlich war in seiner politischen Meinung weniger eindeutig, in seinem Leben weniger verfolgt und in seinem Handeln weniger mutig, als er behauptete.» (Ebd., S. 81)

187 – und nicht von Weizsäckers Publikation «Fälle und Probleme. Anthropologische Vorlesungen in der medizinischen Klinik», wie Mitscherlich in seiner Autobiografie angab (1980, S. 119). «Arbeit und Beschäftigung / an Weizsäcker schreiben / 10. Februar 1938 / Weizsäcker Aerztl. Fragen», notierte sich Mitscherlich auf einem Zettel (1983, Band VII, S. 38).

188 MITSCHERLICH 1980, S. 119.

189 Ebd.

190 Ebd., S. 104.

191 – allerdings nur kurzzeitig im klinischen Zusammenhang; vgl. HOYER 2007, S. 93.

192 MITSCHERLICH 1980, S. 127.

193 VON WEIZSÄCKER 1986, Bd. 1, S. 53.

194 MITSCHERLICH 1980, S. 104f.

195 MITSCHERLICH 1983, Band VII, S. 387.

196 RIMPAU 2008, S. 21.

197 MITSCHERLICH 1983, Band VII, S. 383.

198 Zum medizinisch-anthropologischen Denken Viktor von Weizsäckers vgl. u. a. BENZENHÖFER 2007, HAHN/JACOB 1986; HENKELMANN 1986, RIMPAU 2008. Dehlis Behauptung: «Bei seinem Lehrer Viktor von Weizsäcker traf Mitscherlich [...] auf eine weltanschaulich auf-

geladene medizinische Anthropologie […].» (DEHLI 2007, S. 90) geht am Wesentlichen vorbei.

199 Vgl. u.a. BENZENHÖFER 2007; HAHN/JACOB 1986; HENKELMANN 1986.

200 GADAMER 1993, S. 114.

201 VON WEIZSÄCKER 1986, Bd. 1, S. 293.

202 VON WEIZSÄCKER 1986, Bd. 8, S. 144.

203 VON WEIZSÄCKER 1986, Bd. 1, S. 127.

204 VON WEIZSÄCKER 1987, Bd. 5, S. 191.

205 VON WEIZSÄCKER 1990, Bd. 3, S. 203.

206 VON WEIZSÄCKER 1987, Bd. 7, S. 231.

207 VON WEIZSÄCKER 1988, Bd. 9, S. 50.

208 VON WEIZSÄCKER 1987, Bd. 7, S. 374.

209 VON WEIZSÄCKER 1986, Bd. 1, S. 164.

210 VON WEIZSÄCKER 1987, Bd. 5, S. 55.

211 VON WEIZSÄCKER 1987, Bd. 7, S. 370.

212 VON WEIZSÄCKER 1988, Bd. 9, S. 596.

213 VON WEIZSÄCKER 1986, Bd. 1, S. 54.

214 Ebd., S. 154.

215 VON WEIZSÄCKER 1987, Bd. 5, S. 63.

216 VON WEIZSÄCKER 1986, Bd. 1, S. 124.

217 VON WEIZSÄCKER 1987, Bd. 5, S. 66.

218 GADAMER/VOGEL 1972, Bd. 1, S. XIX.

219 ULRICH 1997, S. 1,

220 VON WEIZSÄCKER 1987, Bd. 5, S. 62.

221 LUDWIG 1852, S. 1.

222 BUBER 1965, S. 186.

223 MITSCHERLICH 1980, S. 315.

224 DEHLI 2007, S. 22.

225 Ebd., S. 28.

226 MITSCHERLICH 1946, S. 5. Mitscherlich intendierte ursprünglich eine Fortsetzung des Buches in zwei Folgebänden, die die tiefenpsychologische Psychotherapie und ihre Bedeutung für die Anthropologie behandeln sollten.

227 Ebd., 13.
228 MITSCHERLICH 1946, S. 5.
229 Vgl. HOYER 2010, S. 126f.
230 MITSCHERLICH 1946, S. 34f.
231 Ebd., S. 30.
232 Ebd., S. 35.
233 Ebd.
234 Ebd., S. 33.
235 Ebd., S. 93.
236 Ebd., S. 97.
237 Ebd., S. 92.
238 Ebd., S. 125.
239 Ebd., S. 10.
240 Ebd., S. 56 – 68.
241 Ebd., S. 125.
242 HOYER 2008, S. 100.
243 HOYER 2010, S. 35.
244 MITSCHERLICH 1980, S. 137f.
245 MITSCHERLICH 1983, Bd. VII, S. 20.
246 Zit. n. HOYER 2007, S. 94.
247 Ebd., S. 95.
248 Vgl. hierzu u.a. ROTZOLL und HOHENDORF 2006.
249 Ebd., S. 926.
250 Ebd., S. 929.
251 Patientenakten Sanatorium Wiesneck, Ita Wegman Institut, Arlesheim. Husemann behandelte die Patientin in der Folge über fünf Monate stationär.
252 Vgl. FAULSTICH 1993, S. 283.
253 FREIMÜLLER (HG.) 2008, S. 148. Vgl. zu Mitscherlichs Hilfestellung für Juden FREIMÜLLER 2007, S. 54.
254 Brief an O. von Arnim, 29. 8. 1946, zit. n. HOYER 2008, S. 146.
255 Gutachten Alexander Mitscherlichs, 4. 6. 1946. Ebd., S. 95.
256 «Insgesamt dürfte Mitscherlichs Lebenslage in der

Kriegszeit durch seine eigene spätere Schilderung zutreffend charakterisiert sein, man habe in einer Gruppe von NS-Gegnern – darunter auch Dolf Sternberger und seine Frau – in Heidelberg überwintert, britischen Rundfunk gehört und auf die Befreiung gewartet.» (FREIMÜLLER 2007, S. 54).

257 JASPERS 1947, S. 20.

258 Vgl. BENZENHÖFER 2007, S. 168f.

259 VON WEIZSÄCKER 1986, Bd. 1, S. 280.

260 BENZENHÖFER 2007, S. 171f.

261 Zur Diskussion um die Obduktionen von Gehirnen von Opfern der Tötungsanstalt («Kinderfachabteilung») Loben (Lubliniec) im Neurologischen Forschungszentrums Breslau unter Leitung von Hans-Joachim Scherer (1942 – 1944) und zum fraglichen Wissen von Weizsäckers von diesem Vorgang vgl. ebd., S. 154ff.

262 Ebd., S. 106ff.

263 VON WEIZSÄCKER 1986, Bd. 8, S. 151.

264 Ebd.

265 Ebd.

266 Ebd., S. 152.

267 Ebd.

268 Ebd., S. 150.

269 VON WEIZSÄCKER 1987, Bd. 5, S. 275.

270 Ebd., S. 328.

271 Ebd., S. 323.

272 Ebd., S. 277.

273 VON WEIZSÄCKER 1986, Bd. 1, S. 315.

274 Zit. n. Benzenhöfer 2007, S. 119. Zu den Anträgen zur Zwangssterilisation von Patienten der Klinik Schneiders bzw. zu Gutachten Schneiders und seiner Mitarbeiter vgl. ROTZOLL/HOHENDORF 2006, S. 920.

275 FREIMÜLLER 2007, S. 54; HOYER 2008, S. 95.

276 Zit. n. BENZENHÖFER 2007, S. 167.

277 GADAMER 1993, S. 114.

278 Mitscherlich 1946, S. 121.
279 Ebd., S. 122.
280 Dehli 2007, S. 120; vgl. a. Hoyer 2008, S. 113f.
281 Dehli 2007, S. 121.
282 Mitscherlich 1980, S. 126.
283 Ebd., S. 127. Zu den thematischen Schwerpunkten von Mitscherlich und von Weizsäcker nach 1945 vgl. u.a. Hoyer 2008, S. 137ff.; zu von Weizsäckers fortdauernder Unterstützung Mitscherlichs (bis zum Eintritt seiner schweren Parkinsonerkrankung und seiner vorzeitigen Emeritierung im September 1952) und zu gemeinsamen akademischen Lehrveranstaltungen vgl. ebenfalls Hoyer 2008, S. 140ff.
284 Vgl. den von Dehli zitierten Brief Mitscherlichs an Jaspers vom 19.8.1942, dessen Bewertung als «unsicher» und «unterwürfig» m. E. unzutreffend ist (Dehli 2007, S. 109)
285 Ebd., S. 111.
286 Mitscherlich 1980, S. 123f., und Dehli 2007, S. 124.
287 Bormuth 2012, S. 206.
288 «Memorandum for the Officer in Charge», 14. 8. 1945. Zit. n. Hoyer 2008, S. 146.
289 Dehli 2007, S. 131.
290 Ebd., S. 132f.
291 Freimüller 2007, S. 68. Zu Mitscherlichs entlastenden Zeugnissen in dem standardisierten Entnazifizierungsverfahren, das er inhaltlich und methodisch ablehnte, s.a. Hoyer 2008, S. 96: «[…] Mitscherlich war kein nachtragender Ankläger. Wenn er den Eindruck gewann. Personen seines Umfeldes besäßen die moralische Lauterkeit, aus persönlicher Schuld zu lernen, dann zeigte er sich zumeist von seiner nachsichtigen Seite.» (Ebd., S. 97). Tobias Freimüller schrieb sogar von einer «irritierenden Bereitschaft» Mitscherlichs, über offensichtliche politische Belastungen hinwegzusehen; er habe sich

«extensiv als Lieferant von Entlastungszeugnissen» betätigt. (2007, S. 66f.) Mitscherlichs Motiv dabei war jedoch keine kollegiale Deckung zur Aufrechterhaltung alter universitärer Strukturen und Bündnisse, sondern – neben seiner Abneigung gegen das standardisierte Vorgehen (s. o.) – im Wesentlichen psychotherapeutischer Natur. Eine angefragte Mitarbeit an «Spruchkammerverfahren» verweigerte er sich komplett (Ebd., S. 69).

292 Mitscherlich 1980, S. 144.

293 Weindling 2013, S. 164.

294 Zit. n. Gerst 1994, S. A-1608.

295 Hoyer 2008, S. 387. In diesem Sinne meldete Mitscherlich dem Dekan der medizinischen Fakultät in Heidelberg, er sei von den Ärztekammern gebeten worden, «eine Kommission zusammenzustellen, die deutscherseits die Anklage gegen die in Nürnberg angeklagten Ätzte nachprüft» (7. 11. 1946; vgl. Freimüller 2007, S. 97).

296 Ebd., 376.

297 Mitscherlich 1983, Bd. VII, S. 72.

298 Einem Brief vom 1. 3. 1947 zufolge aber sprach Mitscherlich mit dem Kommandanten von Auschwitz, Rudolf Höß (oder mit Arthur Liebehenschel?), dem nicht in Nürnberg, sondern in Krakau der Prozess gemacht wurde; wo und wie diese Begegnung zustande kam, geht aus den vorliegenden Biografien über Alexander Mitscherlich nicht hervor. In dem Brief betonte Mitscherlich: «Ich habe den Kommandanten von Auschwitz gesprochen, auf dessen Konto die Tötung von 2 ½ Millionen Menschen kommt, er ist nicht mehr und nicht weniger auffällig als der Bäcker, der bei Ihnen um die Ecke wohnt.» (Freimüller 2007, S. 104)

299 Mitscherlich 1980, S. 144.

300 Ebd., S. 144f.

301 «Als Mitscherlich von Karl Oelemann, dem Leiter der

hessischen Kammer, gebeten wurde, die Delegation zu bilden, stellte Mitscherlich zur Bedingung, dass die Delegation die deutschen medizinischen Fakultäten einschließlich der in der russischen Zone sowie die staatlichen Autoritäten des öffentliche Gesundheitswesen repräsentieren sollte.» (Weindling 2003, S. 72).

302 Zit. n. Peter 1994, S. 51. «Ärzte! Ihr müsst das Vertrauen des Volkes wiedergewinnen!» lautete die Überschrift eines Artikels in der «Frankfurter Rundschau» am 19. 10. 1945, ein Jahr vor der Ankündigung des Nürnberger Ärzteprozesses. Vgl. Gerst 1994, S. A-1606.

303 Alexander-Mitscherlich-Archiv, II.2., 112.27. Zit. n. Peter 1994, S. 51.

304 Zit. n. Gerst 1994, S. A-1606.

305 Weindling 2003, S. 72.

306 Zit. n. Gerst 1994, S. 56f.

307 Ebd., S. 56.

308 «Mitscherlichs [temporäre] Arbeit in der Provinzialregierung Neustadt und seine antifaschistische Biographie dürften den Ausschlag [für die Anfrage] gegeben haben» (Dehli 2007, S. 148).

309 Ebd., S. 150. Weindling zufolge ging der Verteidiger Karl Brandts ursprünglich von einer Unterstützung durch die deutsche Ärztekommission aus – «[er] erwartete, dass die Kommission ein Verbündeter der Verteidigung sein sollte» (Weindling 2003, S. 75).

310 Zit. n. Peter 1994, S. 57.

311 Mitscherlich 1977, S. 24.

312 Dehli 2007, S. 151.

313 Mitscherlich 1980, S. 147.

314 «Drei der ernannten [Kommissions-]Mitglieder tauchten lediglich am Anfang unserer Tätigkeit und dann nur noch selten auf. Übrig blieben Dr. Mitscherlich als Leiter, der Medizinstudent Fred Mielke und ich, die ich damals als Volontärassistentin an der psychosomati-

schen Universitätsklinik in Heidelberg bei Professor von Weizsäcker arbeitete.» (Alice Ricciardi-von Platen, in Kolb/Seithe/IPPNW (Hg.) 1999, S. 13)

315 Ebd., S. 14 («ein düsterer Ort in einer düsteren Umgebung»). Als er wieder nach Nürnberg kam, wohnte Mitscherlich im Hotel «Kaiserhof» (Gerst 1994, S. A-1608).

316 Mitscherlich 1980, S. 147.

317 Vgl. Mitscherlich 1983, Bd. X, S. 615ff.

318 In: Kolb/Seithe/IPPNW (Hg.) 1999, S. 14.

319 Mitscherlich 1983, Bd. VI, S. 142.

320 Ebd., S. 144.

321 Ebd., S. 145.

322 Mitscherlich 1980, S. 150.

323 «Nachwort». In: Mitscherlich/Mielke 1947, S. 163.

324 «Einleitung». In: Mitscherlich/Mielke 1949, S. 10.

325 Mitscherlich 1983, Bd. VI, S. 194.

326 Mitscherlich 1980, S. 151.

327 In: Hoyer 2008, S. 151 (Brief an die Mutter).

328 Zit. n. Assmann 2018, S. 32.

329 Vgl. Gerst 1994, S. A-1608f.

330 Zit. n. Peter 1994, S. 60. Zu den Artikeln von Platens und Mielkes 1947/48 vgl. Freimüller 2007, S. 100.

331 Alexander-Mitscherlich-Archiv, II.2., 112.27. Zit. n. Gerst 1994, S. A-1609.

332 Mitscherlich 1983, Bd. VI, S. 146.

333 Ebd., S. 147.

334 Mitscherlich 1980, S. 152.

335 Mitscherlich 1983, Bd. VI, S. 148.

336 Vgl. hierzu Lang 2004.

337 Freimüller 2007, S. 102. Vgl. hierzu a. Peter 1994, S. 66f., und Weindling 2003, S. 75f.

338 Zit. n. Gerst 1994, S. A-1609.

339 Ebd.

340 MITSCHERLICH/MIELKE 1947, S. 12f.
341 Ebd., S. 15.
342 Ebd., S. 11.
343 Ebd., S. 12.
344 Ebd., S. 163.
345 Ebd., S. 171.
346 Ebd., S. 172.
347 GERST 1994, S. A-1612.
348 Ebd.
349 FREIMÜLLER 2007, S. 107.
350 Zit. n. PETER 1994, S. 75.
351 MITSCHERLICH 1980, S. 159.
352 Ebd., S. 161.
353 Vgl. HOYER 2008, S. 397.
354 FREIMÜLLER 2007, S. 101.
355 Zit. n. GERST 1994, S. A-1606.
356 Zit. n. PETER 1994, S. 75.
357 DEHLI 2007, S. 152.
358 Ebd., S. 153.
359 GERST 1994, S. A-1612.
360 Ebd.
361 Ebd.
362 Zit. n. HOYER 2008, S. 398.
363 Ebd., S. 399.
364 WEINDLING 2013, S. 184.
365 Vgl. LEVEN 2002.
366 MITSCHERLICH/MIELKE 1947, S. 42.
367 WEINDLING 2003, S. 79f. Dehli bekundete dagegen Verständnis für Büchner und schrieb in seiner Mitscherlich-Kritik: «Die irreführende Nennung Franz Büchners im Zusammenhang mit Humanversuchen war […] kein unglücklicher Zufall oder ein Missverständnis, wie Mitscherlich später behauptete, sondern eine Konsequenz des Prinzips, ein ‹objektives Interesse› der naturwissenschaftlichen Mediziner an den Verbrechen auch

dort zu vermuten, wo der genauere Zusammenhang nicht nachweisbar war. Unter diesen Voraussetzungen wirkte der Namensindex, den Mitscherlich dem *Diktat der Menschenverachtung* anfügte, wie eine schwarze Liste der NS-Medizin.» (DEHLI 2007, S. 164)

368 Zit. n. FREIMÜLLER 2007, S. 112.

369 MITSCHERLICH/MIELKE 1949, S. 294 (Anhang).

370 GERST 1994, S. A-1613f.

371 In: PETER 1994, S. 246; vgl. dazu im Einzelnen HOYER 2008, S. 404ff.

372 WEINDLING 2003, S. 84.

373 MITSCHERLICH/MIELKE 1960, S. 14.

374 MITSCHERLICH 1980, S. 146.

375 Vgl. SEIDEL 2000.

376 Vgl. HUSEMANN/PRIEVER 2008, S. 138.

377 LEIBBRAND 1946, S. 5.

378 Zit. n. SEIDEL 2000, S. 362f.

379 LEIBBRAND 1946, S. 16.

380 In: PETER 1994, S. 140

381 Ebd., S. 145.

382 Ebd., S. 143. Zu weiteren Publikationen in England vgl. WEINDLING 2013, S. 179.

383 PETER 1994, S. 161.

384 Ebd., S. 164.

385 ASSMANN 2013, S. 59.

386 VON WEIZSÄCKER 1987, Bd. 7, S. 134. Weindlings Behauptung, von Weizsäcker habe durch die Breslauer Gehirnpathologie «am Rande der Legalität» gestanden und seine «Euthanasie-Angriffe auf die medizinischen Forschungen» seien in erster Linie eine «verdeckte Form der Selbstgeißelung» gewesen (WEINDLING 2003, S. 71), sind nicht haltbar. Zu von Weizsäckers Position im Nationalsozialismus vgl. u.a. RIMPAU 1990, PENSELIN 1994, BENZENHÖFER 2007a, S. 161ff.; zu seiner Zeit in Breslau ebd., S. 143ff.

387 Von Weizsäcker 1987, Bd. 7, S. 134.

388 Ebd., S. 91.

389 Ebd., S. 104f.

390 Henkelmann 1986, S. 167.

391 In Mitscherlich/Mielke 1949, S. VI.

392 Ebd., S. VII.

393 Vgl. Catel 1962 und 1966.

394 Vgl. Hoyer 2008, S. 391. Mielke schrieb am 22. 8. 1947 an Mitscherlich, es sei bemerkenswert, «dass gerade jene freigesprochen wurden, die die amerikanische Luftfahrmedizin so dringend gebrauchen kann» (vgl. Hoyer 2008, S. 391) – darunter Konrad Schäfer, ehemals Arzt am Luftfahrmedizinischen Forschungsinstitut des Reichsluftfahrministeriums, der seine Versuche zur Meerwasserentsalzung (zur Umwandlung von Meerwasser in Trinkwasser) 1944 im KZ Dachau an den Roma-Gefangenen in grausamer Weise erprobt hatte (vgl. u. a. Klee 1997, S. 244ff.) und seine Arbeiten nach dem Nürnberger Prozess vier Jahre lang im Dienst der U.S. Air Force in Texas weiterführte.

395 Zur Arbeitslast, die auf Mielke lag, und zur – zumindest temporären – Spannung mit Mitscherlich, der im öffentlichen Rampenlicht stand, aber Mielke mit der Arbeit oft alleine ließ, vgl. Hoyer 2008, S. 410f.

396 Fred Mielke: «Der Nürnberger Prozess und der deutsche Arzt. Selbstreferat eines Vortrages vor der Ärzteschaft Münchens» (1947). Zit. n. Peter 1994, S. 132.

397 Fred Mielke: «Der Nürnberger Prozess gegen 20 SS-Ärzte und Wissenschaftler» (1948). Ebd., S. 69.

398 An Carl Oelemann, 28. 7. 1947. Vgl. Gerst 1994, S. A-1613.

399 In: Mitscherlich/Mielke 1949, S. VII.

400 Ebd.

401 Ebd., S. VIII.

402 Gerst 1994, S. A-1614.

403 In: MITSCHERLICH/MIELKE 1949, S. VII.
404 MITSCHERLICH 1983, Bd. VII, S. 410.
405 Ebd., S. 409.
406 Ebd., S. 416.
407 Ebd., S. 422f.
408 Ebd., S. 421.
409 Ebd.
410 Ebd., S. 422.
411 Ebd., S. 424.
412 Ebd., S. 426.
413 Ebd., S. 421.
414 WEINDLING 2003, S. 70.
415 Ebd.
416 Ebd., S. 71.
417 Ebd., S. 73.
418 MITSCHERLICH/MIELKE 1949, S. V.
419 Ebd., S. Vf.
420 Ebd., S. VI.
421 Ebd., S. VIII.
422 Ebd., S. 5.
423 FREI 1996, S. S. 14.
424 FREI ET AL 2019, S. 24.
425 Ebd., S. 20.
426 Ebd., S. 20f.
427 Frei 1996, S. 15.
428 Ebd.
429 MITSCHERLICH/MIELKE 1949, S. 6.
430 Ebd.
431 Ebd., S. 7.
432 Zur prominenten Position von Rein und Heubner (sowie auch Büchner) als «Sprecher der deutschen Medizin» und «Repräsentanten der medizinischen Fakultäten» der britischen und russischen Zone vgl. WEINDLING 2003, S. 73f.
433 MITSCHERLICH/MIELKE 1949, S. 279.

434 Weindling 2003, S. 77.

435 Mitscherlich/Mielke 1949, S. 281.

436 Rein 1947b, S. 8. Freimüller schrieb dazu in einem zusammenfassenden Kommentar: «Im Kern berief sich Rein [...] darauf, dass derjenige, der Verbrechen begangen hatte, kein Wissenschaftler gewesen sein konnte – und wer Wissenschaftler war, konnte keine Verbrechen begangen haben. Dieser eigentümliche Zirkelschluss bildete ein Grundmuster des sich nach 1945 etablierenden Umgangs von Medizinern mit der NS-Vergangenheit. Die Wissenschaft galt dabei als von NS-Medizinverbrechern grundsätzlich separierte Sphäre, und das Bild des sadistischen Einzeltäters schob sich zwischen Ärzteschaft und Verbrechen.» (2007, S. 117)

437 Friedrich Hermann Rein: «Wissenschaft und Unmenschlichkeit. Bemerkungen zu drei charakteristischen Veröffentlichungen». In: *Göttinger Universitätszeitung*, 2, 1947, S. 4.

438 Vgl. Klee 2001, S. 185ff.

439 Gerst 1994, S. A-1613.

440 Mitscherlich/Mielke 1949, S. 282.

441 Ebd., S. 284.

442 Ebd.

443 Ebd.

444 Zit. n. Hoyer 2008, S. 141.

445 Vgl. Mitscherlich/Mielke 1947, S. 83f.

446 Mitscherlich/Mielke 1949, S. 292.

447 Vgl. Dörner 2001, S. 342.

448 Mitscherlich 1980, S. 145.

449 Vgl. Peter 1994, S. 182ff.

450 Zit. n. Freimüller 2007, S. 116.

451 Peter 1994, S. 146.

452 Mitscherlich/Mielke 1949, S. 293f.

453 Hoyer 2008, S. 407.

454 Mitscherlich/Mielke 1949, S. 299.

455 Ebd., S. 301.
456 Ebd., S. 300f.
457 Ebd., S. 302f.
458 Ebd., S. 307.
459 Ebd., S. 304.
460 PETER 1994, S. 85.
461 MITSCHERLICH/MIELKE 1960, S. 15.
462 Zur Arbeit von Alice von Platen-Hallermund *Die Tötung Geisteskranker in Deutschland*, die 1948 mit Unterstützung Eugen Kogons im Verlag «Frankfurter Hefte» verlegt wurde, Viktor von Weizsäcker gewidmet war und auch Dokumente weiterer «Euthanasie»-Verfahren berücksichtigte, vgl. u. a. Schlüter 2012, S. 201ff. Zu Gerhard Schmidts Bericht über die Heil-, Pflege- und Tötungsanstalt Eglfing/Haar *Selektion in der Heilanstalt 1939 – 1945*, der 1947 entstand, aber erst 1965 mit einem Geleitwort von Karl Jaspers publiziert werden konnte, vgl. u. a. PETER 1994, S. 89f.
463 PETER 1994, S. 20 (vgl. a. S. 74 und S. 276).
464 Vgl. GERST 1994, S. A-1614f.
465 Ebd.
466 Ebd., S. A-1621.
467 WEINDLING 2003, S. 83.
468 Zit. n. HARTMUT HANAUSKE-ABEL 1999, S. 56.
469 Vgl. u. a. KLEE 2001, S. 216.
470 WEINDLING 2013, S. 180.
471 Ebd., S. 186.
472 PETER 1994, S. 88.
473 Ebd., S. 84.
474 Ebd., S. 85. Gerst und Dehli gehen davon aus, dass eine aktive Vernichtung der Bücher nicht betrieben wurde, Vgl. DEHLI 2007, S. 156.
475 Vgl. GERST 1994, S. A-1618.
476 WEINDLING 2003, S. 83.
477 HOYER 2010, S. 79.

478 FREIMÜLLER 2007, S. 130.
479 Zur rückläufigen US-amerikanischen Diskussion der deutschen Medizinverbrechen nach 1947 vgl. WEINDLING 2013, S. 181.
480 Vgl. Hans Neuffer: «Weltärztebund», in: *Ärztliche Mitteilungen*, Heft 22, 15.11.1950. Vgl. GERST 1994, S. A-1621.
481 HOYER 2008, S. 412f.
482 MITSCHERLICH 1977, S. 24.
483 HOYER 2008, S. 414.
484 MITSCHERLICH/MIELKE 1960, S. 15.
485 WEINDLING 2003, S. 76.
486 Ebd., S. 85.
487 WEINDLING 2013, S. 181.
488 Ebd., S. 185.
489 MITSCHERLICH 1983, Bd. VI, S. 358.
490 Vgl. u.a. MITSCHERLICH 1969.
491 GADAMER 1993, S. 157.
492 MITSCHERLICH 1969, S. 101/103.
493 MITSCHERLICH/MIELKE 1960, S. 13.
494 Ebd., S. 8.
495 Ebd., S. 17.
496 MITSCHERLICH 1983, Bd. VI, S. 359.
497 FELDMANN 1998, S. 59.
498 HEIDEGGER 1927, S. 9.
499 FREI 1996, S. 20.
500 Ebd., S 399.
501 Ebd., S. 30f.
502 Ebd., S. 39.
503 KLEE 1986, S. 14.
504 MITSCHERLICH/MIELKE 1960, S. 15.
505 Ebd.
506 In: DÖRNER 2000, S. 8/0320447.
507 Ebd., S. 8/03165f.
508 Ebd., S. 8/03162f.

509 Zit. n. Freimüller 2007, S. 280.
510 Ebd.
511 Vgl. Wolters 2009 und Klee 2016, S. 507.
512 Assmann 2013, S. 184.
513 Assmann 2018, S. 44.
514 Ebd., S. 42.
515 Wobei die Todesstrafe gegen die beiden Ärzte der Tötungsanstalt Hadamar, Hans Bodo Gorgaß und Adolf Wahlmann, zu der sie im März 1947 vom Schwurgericht Frankfurt a. M. verurteilt worden waren – wegen Mordes in mindestens 1000 bzw. 900 Fällen –, später in lebenslange Haftstrafen mit vorzeitiger Haftentlassung umgewandelt wurden (vgl. Dressen 1996, S. 38).
516 Ebd., S. 35 – 59.
517 Ebbinghaus 2008, S. 215.
518 «Mitte 1948 waren in der britischen Zone 80 bis 90% der Richter an Landgerichten ehemalige NSDAP-Mitglieder und 1949 in Bayern 81% der Richter und Staatsanwälte. Das entsprach ziemlich genau dem Prozentsatz der NSDAP-Mitglieder vor 1945.» (Dressen 1996, S. 55)
519 Schmuhl 2011, S. 273f.
520 Weindling 2013, S. 177.
521 Ebd.
522 Vgl. Grüttner 2004, S. 142.
523 Lohmann 1987, S. 86.
524 Frei 1996, S. 20.
525 Zu Werner Heyde (1902 – 1964), Professor der Psychiatrie und Neurologie (Universität Würzburg), Leiter der medizinischen Abteilung der «Euthanasie»-Zentrale und erster T4-Obergutachter, der nach 1945 unter dem Pseudonym Fritz Sawade als Sportarzt weiter arbeitete, 6000 – 7000 psychiatrische Gutachten verfasste und von zahlreichen Kollegen, aber auch Richtern und Verwaltungsbeamten gedeckt wurde, vgl. insbesondere

GODAU-SCHÜTTKE 2001 (Alexander Mitscherlich war 1963 bereit, über den Prozess gegen Heyde zu berichten und an einem Buchprojekt zu Fragen der «Euthanasie» mitzuarbeiten; die mehrfache Verschiebung der Verhandlung und der nachfolgende Suizid Heydes in der Haft beendeten das Vorhaben. Vgl. FREIMÜLLER 2007, S. 281f.). Zu Werner Catel (1894 – 1981), Professor der Pädiatrie, Ordinarius und Leiter der Universitätskinderklinik Leipzig, Obergutachter der Kinder-«Euthanasie» (1940 – 1945), 1954 – 1960 Ordinarius für Kinderheilkunde an der Universität Kiel, vgl. u.a. PETERSEN/ZANKEL 2003. Zu Mitscherlichs Stellungnahme zu Catel im «Spiegel» und an anderen Orten vgl. HOYER 2008, S. 416f. und den weiteren Text (S. 174f.).

526 ASSMANN 2013, S. 201.

527 MITSCHERLICH 1983, Bd. IX, S. 532.

528 FREIMÜLLER 2007, S. 276.

529 Ebd., S. 291.

530 FREIMÜLLER 2007, S. 275f.

531 Ebd., S. 278.

532 Ebd.

533 HOYER 2008, S. 377.

534 Vgl. FREIMÜLLER 2008, S. 128.

535 Ebd.

536 MITSCHERLICH 1983, Bd. VI, S. 194.

537 Ebd., S. 195f.

538 Ebd., S. 207f.

539 Zum Vorgehen der Studenten, das sich an der Nennung von Ruff in «Medizin ohne Menschlichkeit» und einem diesbezüglichen Hinweis eines Bonner Assistenzarztes entzündet hatte, sowie zur Mitscherlichs Unterstützung des SDS in dieser Angelegenheit vgl. FREIMÜLLER 2007, S. 282f.

540 Ebd., S. 284.

541 Zu Mitscherlichs unterstützendem Verhältnis zur stu-

dentischen Protestbewegung vgl. insbesondere die Beiträge in FREIMÜLLER (HG.) 2008.

542 MITSCHERLICH/MIELKE 2012, S. 24.

543 MITSCHERLICH 1983, Bd. VII, S. 508.

544 Zur inneren Dynamik vgl. DÖRNER 2001, S. 342 – 352.

545 MITSCHERLICH 1983, Bd. VII, S. 509.

546 WEINDLING 2013, S. 172.

547 Ebd., S. 190f.

548 LIFTON 1988, S. XI.

549 DÖRNER 2001, S. 352.

550 Vgl. u.a. die Übersicht von Forschungsresultaten in JÜTTE 2011 sowie DEHLI 2007, S. 162f.

551 ASSMANN 2013, S. 103.

552 MITSCHERLICH 1983, Bd. VI, S. 209.

553 ASSMANN 2013, S.142.

554 Ebd., S. 148.

555 Ebd., S. 95.

556 Ebd., S. 57.

557 Ebd., S. 201.

558 DEHLI 2007, S. 146f. Vgl. a. KOLB/SEITHE/IPPNW (HG.) 1998.

559 MAIO 2012, S. 391.

560 MITSCHERLICH 1983, Bd. VI, S. 360.

561 Ebd., S. 361.

562 Ebd., S. 362.

563 Ebd.

564 Ebd., S. 366.

565 MITSCHERLICH 1983, Bd. VII, S. 460.

566 Ebd., S. 461.

567 Ebd., S. 469.

568 Zur diesbezüglich unveränderten Ausbildungssituation am Beginn des 21. Jahrhunderts vgl. u.a. GOTTSEIN 2002, S. VI.

569 MITSCHERLICH 1983, Bd. VII, S. 477.

570 Ebd., S. 479.

571 Vgl. Hoyer 2008, S. 588f.
572 Mitscherlich 1980, S. 311.
573 Zur Frage des «Werkstückes» und des «Werkes» in der Medizin vgl. a. die grundlegenden Ausführungen von Gadamer 1993, S. 51ff.
574 Mitscherlich 1983, Bd. VII, S. 508.
575 Ebd., S. 509f.
576 Ebd., S. 511.
577 Vgl. Selg 2003 und Selg 2017.
578 Selg 2003, Bd. 1, S. 87.
579 Ebd., S. 91.
580 Ebd. Vgl. Lown 2000 («Practicing the art while mastering the science»).
581 Selg 2003, Bd. 2, S. 19.
582 Vgl. Selg 2000, S. 165f., S. 310ff. und S. 436ff.
583 Vgl. Selg 2011, S. 111f.
584 Selg 2003, Bd. 1, S. 160.
585 Ebd., S. 330ff.
586 Ebd., S. 153.
587 Ebd., S. 166.
588 Ebd., S. 287.
589 Ebd., S. 379f.
590 Ebd., S. 379.
591 Ebd., S. 377.
592 Ebd., Bd. 2, S. 186.
593 Ebd., Bd. 1, S. 387.
594 Ebd., S. 439.
595 Ebd., S. 442.
596 Ebd.
597 Ebd., S. 451f.
598 Ebd., S. 452.
599 Ebd., S. 439.
600 Ebd., S. 472ff.
601 Zur Durchsetzung des naturwissenschaftlichen Paradigmas in der Medizin des 19. Jahrhunderts (der «Auf-

oktroyierung des technomorph-analytischen Konzeptes») und zur Definition der «Schulmedizin» mit Disqualifikation der «außerschulischen» Methoden vgl. die wissenschaftsgeschichtlichen Ausführungen in Kienle 1980. Wiederabdruck in Selg 2003, Bd. 2, S. 216ff.

602 Selg 2003, Bd. 1, S. 491.

603 Ebd., Bd. 2, S. 169.

604 Ebd., S. 170.

605 Selg 2003, Bd. 1, S. 539.

606 Ebd., S. 555.

607 Ebd., S. 516.

608 Vgl. Kienle 1981, S. 226.

609 Selg 2003, Bd. 1, S. 812f.

610 Vgl. Selg 2003, Bd. 1, S. 16f.

611 Schipperges 1981, S. 29f.

612 Vgl. u.a. Matthiessen 2015, S. 133ff.; Wild 2011, Kühn 2008, Dietz/Charbonnier/Manzeschke 2007, Vogd 2004, Simon 2001.

613 Lown 2015, S. VII.

614 Maio 2011, S. 13.

615 Ebd., S. 20.

616 Maio 2012b, S. 19.

617 Zur fundamentalen Bedeutung der Zeit in der Medizin vgl. u.a. Girke 2018, Maio 2018b, Matthiessen 2018a/b; Müller-Busch 2012, 2018.

618 Maio 2012b, S. 16.

619 Von Weizsäcker 1986, Bd. 8, S. 156.

620 Gadamer 1993, S. 144.

621 Maio 2012a, S. 318.

622 Maio 2014a, S. 123ff.

623 Maio 2014b, S. 218.

624 Maio 2012b, S. 15.

625 Maio 2014a, S. 78.

626 Ebd., S. 80.

627 Maio 2012b, S. 17.

628 Maio 2014a, S. 34.
629 Ebd., S. 49.
630 Ebd.
631 Ebd., S. 51.
632 Ebd., S. 146.
633 Lichtenthaeler 1984, S. 19.
634 Maio 2014a, S. 70.
635 Ebd., S. 66.
636 Maio 2012b, S. 20.
637 Maio 2014a, S. 61.
638 Ebd., S. 63.
639 Vgl. Selg 2005b, S. 45ff.
640 Gadamer 1993, S. 131.
641 Maio 2014a, S. 69.
642 Maio 2012b, S. 13; vgl. a. Lown 2002, S. X (dort schrieb Lown über die «Ehe» der ökonomisierten Medizin mit einer reduktionistischen Wissenschaft und einer immer stärker wachsenden Technik).
643 Maio 2018, S. 60.
644 Vgl. Selg 2003, S. 404ff.
645 Ebd.
646 Maio 2015, S. 97. Vgl. dazu u.a. Schermann 2017.
647 Wiesing 2012, S. 31.
648 Lown 2015, S. 39.
649 Lown 2002, S. XII.
650 Vgl. a. Girke/Matthiessen (Hg.) 2015.
651 Maio 2014b, S. 216.
652 Maio 2012a, , S. 375ff.
653 Maio 2014b, S. 228.
654 Maio 2012a, S. 376.
655 Maio 2014b, S. 215.
656 Vgl. in diesem Zusammenhang u.a. auch die von Virt 2012 herausgearbeiteten Dimensionen des mechanistischen, ökonomischen, medikalisierten, «genetisierten» und «roboterisierten» Menschenbildes der modernen

Schulmedizin (S. 282 – 286). Zur Entwicklung der medizinischen Anthropologie im 20. Jahrhundert vgl. u.a. Danzer 2011 und Selg 2011.

657 Vgl. hierzu im Einzelnen Selg 2011, S. 38ff.

658 Maio 2011, S. 22.

659 Uexküll 1997, S. VI.

660 Maio 2012a, S. 377.

661 Maio 2011, S. 29.

662 Maio 2014b, S. 154.

663 Dörner/Rimpau 2008, S. 11.

664 Gadamer 1993, S. 54.

665 Maio 2014b, S. 13f.

666 Lown 2015, S. 145.

667 Maio 2011, S. 29.

668 Ebd., S. 35.

669 Ludwig 1856, S. 1.

670 Vgl. Habermas 2001.

671 Zit. n. Rheinberger 1996, S. 555.

672 Vgl. Wess 1989.

673 Blumenberg 2002, S. 280.

674 Vgl. u.a. Seubold 2006 und 2008.

675 In: Maio 2011, S. 22

676 Lanzerath 2008, S. 159.

677 Gadamer 1993, S. 94.

678 Lown 2002, S. X.

679 Maio 2011, S. 39.

680 Maio 2014a, S. 91.

681 Maio 2014b, S. 219f.

682 Maio 2011, S. 42f.

683 Maio 2014b, S. 111.

684 Maio 2014a, S. 132.

685 Ebd., S. 134.

686 Ebd.

687 Maio 2014b, S. 121.

688 Vgl. u.a. Labisch 1992, 2001.

689 Vgl. Peter/Baader (Hg.) 2018.
690 Selg 2003, Bd. 1, S. 153.
691 Maio 2011, S. 33; Maio 2014a, S. 131.
692 Maio 2012a, S. 3.
693 Husemann 2014, S. 10.
694 Vgl. Danzer 2011 und 2015.
695 Vgl. u.a. Tröhler/Reiter-Theil 1997.
696 Hartmann 1979, S. 329.
697 Ebd.
698 Vgl. Illich 1977.
699 Kienle 1974, S. 266.
700 In seinen naturwissenschaftlichen Schriften machte Goethe bereits Ende des 18. Jahrhunderts an verschiedenen Stellen deutlich, dass es in physiologischer Hinsicht darum gehe, das durch die analytischen Wissenschaften der Physik, Chemie und Anatomie «zerstörte Geschöpf wieder [zu] palingenesiren und es wieder in seinem gesunden Zustande [zu] betrachten» (Goethe 1891, S. 289). Goethe betonte die Bedeutung der ganzheitlichen Gestalt des Organismus und sah die reduktionistische Gefahr der auf «Trennung» beruhenden (ebd., S. 296), den «atomistischen Begriff» anwendenden (Goethe 1893, S. 123) und der Anorganik bzw. den «Stoffesverhältnissen» verschriebenen biologischen Hilfswissenschaften von Physik und Chemie (Goethe 1891, S. 291ff.). Über deren Grenze hielt er in prinzipieller Wendung – ein halbes Jahrhundert vor dem Auftreten von Brücke, Ludwig, Virchow und Du Bois-Reymond – fest: «Die Anwendung mechanischer Prinzipien auf organische Naturen hat uns auf die Vollkommenheit der lebendigen Wesen nur desto aufmerksamer gemacht, und man dürfte beinah sagen, dass die organischen Naturen desto vollkommener werden, je weniger die mechanischen Principien bei denselben anwendbar sind.» (Goethe 1891, S. 295).

701 Rothschuh 1953, S. 133.
702 Hensel 1977, S. 180.
703 Vgl. Kienle 1974, S. 197 – 298.
704 Zit. n. Leibbrand 1954, S. 386.
705 Schipperges 1990, S. 7.
706 Schipperges 1985, S. 275.
707 Vgl. Danzer 2011.
708 Gadamer 1993, S. 111.
709 Jouanna 1996, S. 29.
710 Schuhmacher 1965, S. 114.
711 Diller 1994, S. 264.
712 Ebd.
713 Maio 2014b, S. 103.
714 Maio 2012a, S. 384ff.
715 Maio 2014b, S. 225.
716 Vgl. Maio (Hg.) 2014.
717 Maio 2014b, S. 27.
718 Maio 2012b, S. 19.
719 Vgl. u.a. Berger 2018.
720 Lown gründete 1980 mit seinem russischen Kollegen Evgenij Ivanovič Čazov, dem Direktor des Moskauer Herzforschungsinstituts, die Vereinigung «International Physicians for the Prevention of Nuclear War» (IPPNW), die sich rasch zu einer weltweiten Bewegung von ca. 200 000 Ärztinnen und Ärzten in 80 Nationen ausweitete und politisch wirksam wurde. Dafür erhielten Lown und Čazov 1985 in Oslo den Friedensnobelpreis.
721 Lown 2015, S. 127; vgl. a. Gadamer: «Es wäre begrüßenswert, wenn man sich der Unterschiede bewusst würde, die zwischen der wissenschaftlichen Medizin und eigentlicher Heilkunst bestehen. Letztlich ist das der Unterschied, der zwischen dem Wissen der Dinge im allgemeinen und den konkreten Anwendungen dieses Wissens auf den einmaligen Fall besteht.» (1993, S. 133)

722 Dörner/Rimpau 2008, S. 11.
723 Paracelsus 1928, S. 198.
724 Jaspers 1973, S. 8.
725 Vgl. Steiner 2004, Bd. 2, S. 19ff.
726 Vgl. Schipperges 1985.
727 Von Weizsäcker 1988, Bd. 9, S. 596.
728 Von Weizsäcker 1987, Bd. 7, S. 124.
729 Maio 2014b, S. 227.
730 Maio 2012b, S. 15.
731 Ebd., S. 25.
732 Ebd.
733 Ebd.
734 Vgl. u. a. Dahlhaus 2020.
735 Maio 2014b, S. 119.
736 Gadamer 1993, S. 58.
737 Von Weizsäcker 1987, Bd. 5, S. 192.
738 Gadamer 1993, S. 117.
739 Maio 2014b, S. 155.
740 Buber 1986, S. 83.
741 Gadamer 1993, S. 106f.
742 Vgl. Matthiessen (Hg.) 2018.
743 Gadamer 1993, S. 173.
744 Von Weizsäcker 1986, Bd. 1, S. 125.
745 Lown 2015, S. 128.
746 Von Weizsäcker 1987, Bd. 7, S. 125. Vgl. a. Gahl/Achilles/Jacobi (Hg.) 2007.
747 In: Buber 1975, Bd. 3, S. 550.
748 Vgl. Uexküll 1988.
749 Morgenstern 1952, S. 487.
750 Vgl. Selg 2011.
751 Von Weizsäcker 1986, Bd. 1, S. 293.
752 Von Weizsäcker 1986, Bd. 8, S. 144.
753 Steiner 1982, S. 67.
754 Vgl. Selg 2000 und Heusser 2011.
755 Von Weizsäcker 1986, Bd. 1, S. 127.

756 GADAMER 1993, S. 98.
757 FUCHS 2008, S. 116.
758 RILKE 1986, S. 1057.
759 Vgl. FUCHS 2008, S. 104 – 120, und SELG 2016.
760 RILKE 1986, S. 1024.
761 RILKE/ZWETAJEWA 1992, S. 66.
762 KIENLE 1974, S. 293.
763 GADAMER 1993, S. 92.
764 SCHILLER 2004, Bd. 5, S. 792; zu Fragen der medizinischen Anthropologie in Schillers Frühwerk vgl. SAFRANSKI 2004, S. 78ff., und SELG 2005a, S. 28ff.; zu Schiller als Patient vgl. SELG 2005, S. 51ff.
765 SCHILLER 2004, Bd. 1, S. 591.
766 Brief an Ernst Heinrich Schimmelmann, 5.2.1796. SCHILLER 1943, S. 478; Hv. v. V.
767 – jedoch nicht auf «Selbstmanipulation», vgl. LANZERATH 2008, S. 166.
768 GADAMER 1993, S. 118f.
769 Vgl. SELG 2016, S. 81f.
770 GADAMER 1993, S. 64.
771 HÖLDERLIN 1992, Bd. 1, S. 308.
772 LOWN 2002, S. XII.
773 MAIO 2014a, S. 161.
774 Ebd., S. 114.
775 Ebd., S. 118.
776 Vgl. hierzu auch SELG 2017b.
777 MAIO 2014a, S. 35.
778 Ebd., S. 128.
779 VON WEIZSÄCKER 1986, Bd. 1, S. 49.
780 Vgl. SELG 2018.
781 HONTSCHIK 2015, S. VI:
782 GADAMER 1993, S. 107.
783 Vgl. zum Inhalt der Seminare die in den IBAM-Dokumentationen der Jahre 2012, 2015 und 2019 abgedruckten Programme (vgl. https://ibam.uni-wh.de/studium/

links-downloads) sowie Peter Selg/Krzysztof Antończyk (Hg.): *Mediziner in Auschwitz. Zur Frage der ärztlichen Ethik* (in Vorbereitung).

784 Lafrenz Page 2014, S. 159.
785 Buber/Rosenzweig 1985, S. 176.
786 Vgl. a. Selg 2008, S. 436.
787 IBAM 2012, S. 50.
788 Ebd., S. 8.
789 Ebd., S. 8/21.
790 Ulrich 1997, S. 2f.
791 IBAM 2019, S. 37.
792 IBAM 2015, S. 30.
793 Vgl. dazu Gadamer 1993, S. 54ff.
794 Zit. n. Baader 2001, S. 278.
795 IBAM 2012, S. 51.
796 Ebd., S. 20.
797 Ebd., S. 29.
798 Ebd., S. 21.
799 Ebd., S. 50.
800 Ebd., S. 28.
801 IBAM 2015, S. 33.
802 Ebd., S. 39.
803 IBAM 2012, S. 9.
804 Ebd., S. 48.
805 Ebd., S. 40.
806 Ebd.
807 Ebd., S. 25.
808 Ebd., S. 51
809 IBAM 2015, S. 44.
810 IBAM 2012, S. 50.
811 Lown 2015, S. 135.
812 Ebd., S. 140; vgl. a. S. 228f.

Literatur

Aly, Götz: *Die Belasteten. «Euthanasie» 1939 – 1945. Eine Gesellschaftsgeschichte.* Frankfurt a. M. 2012.

Aly, Götz; Roth, Karl Heinz: *Die restlose Erfassung. Volkszählen, Identifizieren, Aussondern im Nationalsozialismus.* Berlin 1984.

Aly, Götz (Hg.): *Aussonderung und Tod: die klinische Hinrichtung der Unbrauchbaren.* Berlin 1985.

Angier, Carole: *The Double Bond: Primo Levi. A Biography.* London 2003.

Anissimov, Myriam: *Primo Levi. Die Tragödie eines Optimisten. Eine Biographie.* Berlin 1999.

Assmann, Aleida: *Das neue Unbehagen an der Erinnerungskultur. Eine Intervention.* München 2013.

Dies.: *Der europäische Traum. Vier Lehren aus der Geschichte.* München 2018.

Baader, Gerhard: «Heilen und Vernichten. Die Mentalität der NS-Ärzte». In: Ebbinghaus, Angelika; Dörner, Klaus (Hg.), 2001, S. 275 – 294.

Baader, Gerhard; Schultz, Ulrich (Hg.): *Medizin und Nationalsozialismus. Tabuisierte Vergangenheit – Ungebrochene Tradition.* Berlin 1980.

Bär, Stefan: *Das Krankenhaus zwischen ökonomischer und medizinischer Vernunft.* Darmstadt 2011.

Barkhoff, Wilhelm Ernst (Hg.): *Das gefährdete Ich.* Stuttgart 1980.

Bauer, Karl Heinrich (Hg.): *Vom neuen Geist der Universität, Dokumente, Reden und Vorträge 1945/46.* Berlin und Heidelberg 1947.

Bavastro, Paolo; Kollert, Günter (Hg.): *Organtransfer. Ethische und spirituelle Fragen zu Organtransplantation und Hirntod.* Dornach 2014.

Beckmann, Jan P.: *Ethische Herausforderungen der modernen Medizin.* Freiburg/München 2009.

Benz, Wolfgang; Distel, Barbara (Hg.): *Medizin im NS-Staat: Täter, Opfer, Handlanger.* Dachau 1988.

Benzenhöfer, Udo: «‹Ärztliche Aufgaben›: Bemerkungen zu einem Vortrag Viktor von Weizsäckers aus dem Jahr 1933». In: Benzenhöfer (Hg.): *Anthropologische Medizin und Sozialmedizin im Werk Viktor von Weizsäckers.* Frankfurt a. M. 1994, S. 109 – 122.

Ders.: *Herausforderung Ethik in der Medizin.* Frankfurt 1999.

Ders.: *Euthanasie und Sterbehilfe in Geschichte und Gegenwart.* München 1999.

Ders.: *Der Arztphilosoph Viktor von Weizsäcker. Leben und Werk im Überblick.* Göttingen 2007 (= 2007a).

Ders.: «Bemerkungen zur ‹Vernichtungslehre› in den ‹Vorlesungen über Allgemeine Therapie› (1933). In: Gahl/Achilles/Jacobi (Hg.) 2007, S. 239 – 251 (= 2007b).

Berger, Bettina: «Ein Gefühl für die rechte Zeit? Kairos und Chronos aus der Patientenperspektive». In: Matthiessen 2018, S. 393 – 410.

Bleker, Johanna; Schmiedbach, Hans-Peter: «Sich der Wahrheit stellen». In: *Die Zeit*, 6. 11. 1987, S. 47.

Blumenberg, Hans: *Zu den Sachen und zurück.* Frankfurt a. M. 2002.

Bormuth, Martin: «‹Von Freiheit zu Freiheit›. Die Arzt-

Patient-Beziehung nach Karl Jaspers». In: MAIO (HG.) 2012b, S. 195 – 213.

BUBER, MARTIN: *Nachlese*. Heidelberg 1965.

DERS.: *Briefwechsel aus sieben Jahrzehnten*. Drei Bände. Heidelberg 1975.

DERS.: *Begegnung. Autobiographische Fragmente*. Heidelberg 1986.

BUBER, MARTIN; ROSENZWEIG, FRANZ: *Bücher der Kündung. Die Schrift, verdeutscht von Martin Buber und Franz Rosenzweig*. Bd. 3. Heidelberg 1985.

CATEL, WERNER: *Grenzsituationen des Lebens. Beitrag zum Problem der begrenzten Euthanasie*. Nürnberg 1962.

DERS.: *Leidminderung richtig verstanden*. Nürnberg 1966.

DAHLHAUS, WALTER: *Seelische Erkrankungen bei Menschen mit Behinderung*. Stuttgart 2020.

DANZER, GERHARD: *Wer sind wir? Auf der Suche nach der Formel des Menschen. Anthropologie für das 21. Jahrhundert. Mediziner, Philosophen und ihre Theorien, Ideen und Konzepte*. Berlin 2011.

DERS.: «Personale Medizin und die Anthropologie im 20. Jahrhundert». In: HEUSSER/WEINZIRL (HG.) 2015, S. 93 – 110.

DEHLI, MARTIN: *Leben als Konflikt. Zur Biographie Alexander Mitscherlichs*. Göttinger 2007.

DIETZ, ALEXANDER MICHAEL; CHARBONNIER, RALPH; MANZESCHKE, ARNE (HG.): *Aktiengesellschaft Krankenhaus. Bestimmen ökonomische Ziele medizinisches Handeln?* Bayreuth 2007.

DILLER, HANS (HG.): *Hippokrates. Ausgewählte Schriften*. Stuttgart 1994.

DÖRNER, KLAUS: «‹Ich darf nicht denken›. Das medizinische Selbstverständnis der Angeklagten», in: Ebbinghaus/Dörner (Hg.) 2001, S. 331 – 357.

Ders. (Hg.): *Der Nürnberger Ärzteprozess 1946/47. Wortprotokolle, Anklage- und Verteidigungsmaterial, Quellen zum Umfeld.* München 2000.

Dörner, Klaus; Rimpau, Wilhelm: «Die Krise der heutigen Medizin»: In: Rimpau (Hg.) 2008, S. 21.

Dressen, Willi: «NS-«Euthanasie»-Prozesse in der Bundesrepublik Deutschland im Wandel der Zeit». In: Loewy/Winter 1996, S. 35 – 58.

Ebbinghaus, Angelika: «Mediziner vor Gericht». In: Henke (Hg.) 2008, S. 203 – 224.

Ebbinghaus, Angelika; Dörner, Klaus: *Vernichten und Heilen. Der Nürnberger Ärzteprozess und seine Folgen.* Berlin 2001.

Eckart, Wolfgang Uwe: «Der Nürnberger Ärzteprozess». In: Ueberschär (Hg.) 1999, S. 73 – 85.

Ders.: *Medizin in der NS-Diktatur. Ideologie, Praxis, Folgen.* Wien, Köln, Weimar 2012.

Ders.: «Verbrecherische Humanexperimente». In: Jütte (Hg.) 2011, S. 124 – 148.

Faulstich, Heinz: *Von der Irrenfürsorge zur «Euthanasie». Geschichte der badischen Psychiatrie bis 1945.* Freiburg 1993.

Feldmann, Christian: *Eli Wiesel – ein Leben gegen die Gleichgültigkeit.* Freiburg 1998.

Foucault, Michel: *Die Geburt der Biopolitik.* Frankfurt 2006.

Frei, Norbert: *Vergangenheitspolitik. Die Anfänge der Bundesrepublik und die NS-Vergangenheit.* München 1996.

Ders.: *1945 und wir. Das Dritte Reich im Bewusstsein der Deutschen.* München 2005.

Ders. (Hg.): *Medizin im Nationalsozialismus.* München 1988.

Frei, Norbert; Maubach, Franka; Morina, Christina; Tändler, Maik: *Zur rechten Zeit. Wider die Rückkehr des Nationalismus.* Berlin 2019.

Freimüller, Tobias: *Alexander Mitscherlich. Gesellschaftsdiagnosen und Psychoanalyse nach Hitler.* Göttingen 2007.

Ders. (Hg.): *Psychoanalyse und Protest. Alexander Mitscherlich und die «Achtundsechziger».* Göttingen 2008.

Frewer, Andreas; Eickhoff, Clemens (Hg.): *«Euthanasie» und die aktuelle Sterbehilfe-Debatte. Die historischen Hintergründe medizinischer Ethik.* Frankfurt a. M. und New York 2000.

Fuchs, Petra et al.: *«Das Vergessen der Vernichtung ist Teil der Vernichtung selbst». Lebensgeschichten von Opfern der nationalsozialistischen «Euthanasie».* Göttingen 2007.

Fuchs, Thomas: *Leib und Lebenswelt. Neun philosophisch-psychiatrische Essays.* Kusterdingen 2008.

Gadamer, Hans-Georg: *Über die Verborgenheit der Gesundheit. Aufsätze und Vorträge.* Frankfurt a. M. 1993.

Gadamer, Hans-Georg; Vogler, Paul (Hg.): *Neue Anthropologie.* Sieben Bände. Stuttgart 1972.

Gahl, Klaus; Achilles, Peter; Jacobi, Rainer-M.E. (Hg.): *Gegenseitigkeit. Grundfragen medizinischer Ethik.* Würzburg 2007.

Gerst, Thomas: «‹Nürnberger Ärzteprozess› Der Auftrag der Ärztekammern an Alexander Mitscherlich zur Beobachtung und Dokumentation des Prozessverlaufs». In: *Deutsches Ärzteblatt,* 91, Heft 22/23, 6.6.1994, S. A-1606 – 1622.

GIRKE, MATTHIAS: «Die Bedeutung der Zeit in der therapeutischen Beziehung». In: MATTHIESSEN, PETER (HG.) 2018, S. 285 – 303.

GIRKE, MATTHIAS; MATTHIESSEN, PETER (HG.) *Medizin und Menschenbild.* Bad Homburg 2015.

GODAU-SCHÜTTKE, KLAUS-DETLEV: *Die Heyde/Sawade-Affäre.* Baden-Baden 2001.

GOETHE, JOHANN WOLFGANG VON: *Werke. II. Abtheilung. Goethes Naturwissenschaftliche Schriften. 6. Band. Zur Morphologie I. Theil.* HG. STEINER, RUDOLF. Weimar 1891.

DERS.: *Werke. II. Abtheilung. Goethes Naturwissenschaftliche Schriften. 11. Band. Zur Naturwissenschaft. Allgemeine Naturlehre. I. Theil.* HG. STEINER, RUDOLF. Weimar 1893.

GRMEK, MIRKO D.: *Die Geschichte des medizinischen Denkens.* München 1996.

GROSCH, HELMUT; «Der Kieler Gynäkologe Carl Clauberg und die Bevölkerungspolitik des Nationalsozialismus». In: HEESCH (HG.) 1993, S. 85 – 118.

GRÜN, BERND; HOFER, HANS-GEORG; LEVEN, KARL-HEINZ (HG.): *Medizin und Nationalsozialismus. Die Freiburger Medizinische Fakultät und das Klinikum in der Weimarer Republik und im «Dritten Reich».* Frankfurt a. M. 2002.

GRÜTTNER, MICHAEL: *Biographisches Lexikon zur nationalsozialistischen Wissenschaftspolitik.* Heidelberg 2004.

HABERMAS, JÜRGEN: *Die Zukunft der menschlichen Natur. Auf dem Weg zu einer liberalen Eugenik?* Frankfurt a.M. 2001.

HAHN, PETER; JACOB, WOLFGANG (HG.): *Viktor von Weizsäcker zum 100. Geburtstag.* Berlin u.a. 1986.

Hamann, Matthias und Asbek, Hans (Hg.): *Halbierte Vernunft und totale Medizin. Zu Grundlagen, Realgeschichte und Fortwirkungen der Psychiatrie im Nationalsozialismus. Beiträge zur nationalsozialistischen Gesundheits- und Sozialpolitik 13*. Berlin 1997.

Hanauske-Abel, Hartmut: «Von Anbeginn eine tiefe Beziehung: Nationalsozialismus und Ärzteschaft im Jahre 1933». In: Kolb/Seithe/IPPNW (Hg.) 1999, S. 52–67.

Hartmann, Fritz: «Therapie». In: Seidler (Hg) 1979, S. 327–335.

Heesch, Eckhard (Hg.): *Heilkunst in unheilvoller Zeit. Beiträge zur Geschichte der Medizin im Nationalsozialismus.* Frankfurt a. M. 1993.

Heidegger, Martin: *Sein und Zeit.* Tübingen 1927.

Henke, Klaus-Dietmar (Hg.): *Tödliche Medizin im Nationalsozialismus. Von der Rassenhygiene zum Massenmord.* Köln, Weimar, Wien 2008.

Henkelmann, Thomas: *Viktor von Weizsäcker (1886–1957). Materialien zu Leben und Werk.* Berlin u. a. 1986.

Hensel, Herbert: «Biologische Reaktionsweisen und Therapie». In: Büttner, Gottfried (Hg.): *Biologische Medizin. Grundlagen ihrer Wirksamkeit.* Heidelberg 1977.

Heusser, Peter: *Anthroposophische Medizin und Wissenschaft. Beiträge zu einer integrativmedizinischen Anthropologie.* Stuttgart 2011.

Ders.: *Anthroposophie und Wissenschaft. Eine Einführung.* Dornach 2016.

Heusser, Peter; Selg, Peter: *Das Leib-Seele-Problem. Zur Entwicklung eines geistgemäßen Menschenbildes in der Medizin des 20. Jahrhunderts.* Arlesheim 2011.

Heusser, Peter; Weinzirl, Johannes (Hg.): *Medizin und die Frage nach dem Menschen.* Würzburg 2013.

Dies.: *Rudolf Steiner. Seine Bedeutung für Wissenschaft und Leben heute.* Stuttgart 2014.

Dies.: *Die menschliche Individualität. Verloren und neu gesucht.* Würzburg 2015.

Hobsbawm, Eric: *Das Zeitalter der Extreme. Weltgeschichte des 20. Jahrhunderts.* München 2002.

Hölderlin, Friedrich: *Sämtliche Werke und Briefe.* Bd. 1 – 3. Hg. Knaupp, Michael. München 1992.

Hohendorf, Gerrit; Magull-Seltenreich, Achim (Hg.): *Von der Heilkunde zur Massentötung. Medizin im Nationalsozialismus.* Heidelberg 1990,

Hohendorf, Gerrit; Roelcke, Volker; Rotzoll, Maike: «Von der Ethik des wissenschaftlichen Zugriffs auf den Menschen». In: Hamann/Asbek (Hg.) 1997, S. 81 – 106.

Hohendorf, Gerrit et al.: *Die nationalsozialistische «Aktion T4» und ihre Opfer: historische Bedingungen und ethische Konsequenzen für die Gegenwart.* Paderborn 2008.

Hontschik, Bernd: *Körper, Seele, Mensch. Versuch über die Kunst des Heilens.* Frankfurt a. M. 2006.

Ders.: «Vorwort». In: Hoyer 2010, S. 9 – 10.

Ders.: «Geleitwort». In: Lown 2015, S. V – VI.

Hornung, Klaus: *Das totalitäre Zeitalter. Bilanz des 20. Jahrhunderts.* Frankfurt a. M. 1993.

Hoyer, Timo: *Im Getümmel der Welt. Alexander Mitscherlich – Ein Porträt.* Göttingen 2008.

Ders. (Hg.): *Alexander Mitscherlich. Krankheit verstehen. Ein Lesebuch.* Frankfurt a. M. 2010.

Husemann, Armin: «Geleitwort». In: Bavastro/Kollert (Hg.) 2014, S. 9 – 10.

Husemann, Friedwart; Priever, Werner: *Friedrich Husemann. Eine Biographie.* Dornach 2008.

IBAM (Hg.): *Ärzte in Auschwitz. Der Nationalsozialismus und die Medizin im «Dritten Reich»*. Witten 2012.

Ders.: *Ärzte in Auschwitz. Über die Beziehungen des Nationalsozialismus zur Medizin.* Witten 2015

Ders.: *SS-Ärzte und Häftlingsärzte. Das Selbstverständnis der Medizin zwischen Vernichtung und Heilung*. Witten 2019.

Illich, Ivan: *Die Nemesis der Medizin. Von den Grenzen des Gesundheitswesen.* Reinbek 1977.

Jäckle, Renate: *Die Ärzte und die Politik. 1930 bis heute.* München 1988.

Jaspers. Karl: «Die Erneuerung der Universität». In: Bauer (Hg.) 1947, S. 18 – 26.

Ders.: *Allgemeine Psychopathologie*. Berlin, Heidelberg, New York 1973.

Jouanna, Jacques: «Die Entstehung der Heilkunst im Westen». In: Grmek 1996, S. 28 – 80.

Jütte, Robert (Hg.): *Medizin und Nationalsozialismus. Bilanz und Perspektiven der Forschung*. Göttingen 2011.

Kaiser, Jochen-Christoph; Nowak, Kurt; Schwartz, Michael: (Hg.): *Eugenik, Sterilisation, «Euthanasie». Politische Biologie in Deutschland 1895 – 1945*. Berlin 1992

Kater, Michael H.: *Doctors under Hitler.* Chapel Hill/N.C. 1989.

Kienle, Gerhard: «Haben physiologische Anschauungen eine Bedeutung für die ärztliche Verantwortung?» (1948) In: Selg 2003, Bd. 2, S. 19 – 24.

DERS.: *Das Gemeinschaftskrankenhaus.* Tübingen 1961.

DERS.: «Ist die Medizin eine Wissenschaft? Lebensdrama und Erkenntnisfragen». In: *Die Drei*, 5, 1971, S. 218 – 222.

DERS.: *Arzneimittelsicherheit und Gesellschaft.* Stuttgart 1974.

DERS.: «Herdecke – Werdegang eines medizinisch-sozialen Impulses» (1977/78). In: KIENLE 2009, S. 127 – 149.

DERS.: «Rechnen und Denken in der Medizin. Ärztliche Ausbildung und Absolutismus der Verwaltung» (1978). In: SELG 2003, Bd. 2, S. 167 – 178.

DERS.: «Anthroposophische Medizin». In: SEIDLER (HG.) 1979, S. 33 – 37.

DERS.: «Der Mensch zwischen Krankheit und Gesundheit». In: BARKHOFF (HG.) 1980, S. 86 – 99.

DERS.: «Die Paradigmen in der Medizin». In: NEUHAUS/ SEIDLER (HG.) 1980, S. 8 – 14.

DERS.: «Sozialpharmakologie oder ärztliche Wissenschaftslehre?» In: *Münchener Medizinische Wochenschrift*, 51/52, 1980, S. 1825 – 1826.

DERS.: «Was bedeutet die Anthroposophie für die Medizin?» (1981). In: SELG 2003, Bd. 2, S. 227 – 230.

DERS.: «Die Karzinomatose des sozialen Netzes» (1981). In: SELG 2003, Bd. 2, S. 223 – 226.

DERS.: «‹Ganzheitsmedizin› – zur Frage der Pluralität in der Medizin» (1982). In: SELG 2003, Bd. 2, S. 335 – 346.

DERS.: «Neue Wege in der Ausbildung zum Arzt von Morgen – ‹Das Modell Herdecke› (1982). In: SELG 2003, Bd. 2, S. 347 – 355.

DERS.: «Die gefährliche Formalisierung der Medizin». In: *Münchener Medizinische Wochenschrift*, 10, 1983, S. 21 – 23.

DERS.: *Die Würde des Menschen. Aufsätze und Vorträge.* Arlesheim 2009.

KLEE, ERNST: *«Euthanasie» im NS-Staat, Die «Vernichtung lebensunwerten Lebens»*. Frankfurt a. M. 1984.

DERS.: *Was sie taten – was sie wurden. Ärzte, Juristen und andere Beteiligte am Kranken- oder Judenmord.* Frankfurt a. M. 1986.

DERS.: *Auschwitz, die NS-Medizin und ihre Opfer.* Frankfurt a. M. 1997.

DERS.: *Deutsche Medizin im Dritten Reich. Karrieren vor und nach 1945*. Frankfurt a.M. 2001.

DERS.: *Das Personenlexikon zum Dritten Reich. Wer war was vor und nach 1945*. Hamburg 2016.

KOLB, STEPHAN; SEITHE, HORST; IPPNW (HG.): *Medizin und Gewissen. 50 Jahre nach dem Nürnberger Ärzteprozess.* Frankfurt a. M. 1998.

KOLB, STEPHAN; BONDE, INGO; GERHARDT, MORITZ; KAISER, TINA (HG.): *Medizin und Gewissen – im Streit zwischen Markt und Solidarität.* Frankfurt 2008.

KUDLIEN, FRIDOLF (HG.): *Ärzte im Nationalsozialismus.* Köln 1985.

KÜHN, HAGEN: «Soziale Verantwortung und Ökonomisierung im Krankenhaus». In: KOLB/BONDE/GERHARDT/KAISER (HG.) 1985, S. 285 – 328.

LABISCH, ALFONS: *Homo Hygienicus. Gesundheit und Medizin in der Neuzeit.* Frankfurt a. M. 1992.

DERS: «Die ‹hygienische Revolution› im medizinischen Denken. Medizinisches Wissen und ärztliches Handeln». In: EBBINGHAUS/DÖRNER (HG.) 2001, S. 68 – 89.

LAFRENZ PAGE, TRAUTE: «The White Rose: Resisting National Socialism – with an Introduction by Susan Benedict». In: RUBENFELD/BENEDICT (ED.) 2014, S. 157 – 162.

LANG, BEREL: *Primo Levi. The Matter of a life.* New Haven und London 2013.

LANG, HANS-JOACHIM: *Die Namen der Nummern. Wie es gelang, die 86 Opfer eines NS-Verbrechens zu identifizieren.* Hamburg 2004.

DERS.: *Die Frauen von Block 10. Medizinische Versuche in Auschwitz.* Hamburg 2011.

LANGBEIN, HERMANN: *Die Stärkeren. Ein Bericht aus Auschwitz und anderen Konzentrationslagern.* Wien 1949.

DERS.: *Im Namen des deutschen Volkes. Zwischenbilanz der Prozesse wegen nationalsozialistischer Verbrechen.* Frankfurt a. M. 1963.

DERS.: *Der Ausschwitz-Prozess.* 2 Bände. Frankfurt a. M. 1965.

DERS.: *... nicht wie die Schafe zur Schlachtbank. Widerstand in den nationalsozialistischen Konzentrationslagern.* Frankfurt a. M. 1980.

DERS.: *Menschen in Auschwitz.* Wien und München 1995.

LANZERATH, DIRK: «Krankheitsbegriff, Anthropotechnik und die Grenzen des ärztlichen Handelns.» In: MAIO/CLAUSEN/MÜLLER (HG.) 2008, S. 154 – 175.

LEIBBRAND, WERNER (HG.): *Um die Menschenrechte der Geisteskranken.* Nürnberg 1946.

DERS.: *Heilkunde. Eine Problemgeschichte der Medizin.* München und Freiburg 1954.

LEVEN, KARL-HEINZ: «Der Freiburger Pathologe Franz Büchner 1941 – Widerstand mit und ohne Hippokrates». In: GRÜN/HOFER/LEVEN (HG.) 2002, S. 362 – 386.

DERS.: *Geschichte der Medizin. Von der Antike bis zur Gegenwart.* München 2008.

LEVI, PRIMO: *Ist das ein Mensch?* Frankfurt a. M. 1961 (1991).

DERS.: *Atempause.* Hamburg 1964 (1991).

DERS.: *Das periodische System.* Berlin und Weimar 1979.

DERS.: *Ad ora incerta.* Mailand 1984.

DERS.: *Wann, wenn nicht jetzt.* München 1989.

DERS.: *Der Freund des Menschen.* München und Wien 1989.

DERS.: *Die Untergegangenen und die Geretteten.* München 1990 (1993).

DERS.: *Der Ringschlüssel.* München und Wien 1992.

DERS.: *«Ich suche nach einer Lösung, aber ich finde sie nicht»: Primo Levi im Gespräch mit Ferdinando Camon.* München 1993

DERS.: *Zu ungewisser Stunde. Gedichte.* München und Wien 1998.

DERS.: *Gespräche und Interviews.* HG. BELPOLITI, MARCO. München und Wien 1999.

DERS.: *Tutti i racconti.* HG. BELPOLITI, MARCO. Turin 2005.

DERS.: *The Complete Works.* HG. GOLDSTEIN, ANN. Drei Bände. New York. 2015.

DERS.: *So war Auschwitz. Zeugnisse 1945 – 1986.* HG. SCARPA, DOMENICO; LEVI, FABIO. München 2017.

LEY, ASTRID: *Zwangssterilisation und Ärzteschaft. Hintergründe und Ziele ärztlichen Handelns, 1933 – 1945.* Frankfurt a. M. 2004.

LICHTENTHAELER, CHARLES: *Der Eid des Hippokrates. Ursprung und Bedeutung.* Köln 1984.

LIFTON, ROBERT JAY: *Ärzte im Dritten Reich.* Stuttgart 1988.

LOEWY, HANNO; WINTER, BETTINA (HG.): *NS-*

«Euthanasie» vor Gericht. Fritz Bauer und die Grenzen juristischer Bewältigung. Frankfurt a.M., New York 1996.

LOHMANN, HANS-MARTIN: *Alexander Mitscherlich.* Reinbek 1987.

LOWN, BERNARD: *Practicing the art while mastering the science.* Winston, Salem 2000.

DERS.: *Die verlorene Kunst des Heilens. Anstiftung zum Umdenken.* Stuttgart 2002.

DERS.: *Heilkunst. Mut zur Menschlichkeit.* Stuttgart 2015.

LUDWIG, CARL: *Lehrbuch der Physiologie des Menschen.* Vorwort des ersten Bandes. Heidelberg 1852.

MAIO, GIOVANNI: *Ethik der Forschung am Menschen. Zur Begründung der Moral in ihrer historischen Bedingtheit.* Stuttgart-Bad Cannstatt 2002.

DERS.: «Das Menschenbild als Grundfrage der Medizinischen Ethik». In: H. BLUM; R. HAAS (HG.): *Über das Menschenbild in der Medizin.* Stuttgart 2004, S. 41 – 47.

DERS.: «Medizin im Umbruch. Ethisch-anthropologische Grundfragen zu den Paradigmen der modernen Medizin». In: *Zeitschrift für medizinische Ethik*, 53, 2007, S. 229 – 252.

DERS.: *Mittelpunkt Mensch: Ethik in der Medizin. Ein Lehrbuch.* Stuttgart 2012 (=2012a).

DERS.: *Geschäftsmodell Gesundheit. Wie der Markt die Heilkunst abschafft.* Berlin 2014 (=2014a)

DERS.: *Medizin ohne Maß? Vom Diktat des Machbaren zu einer Ethik der Besonnenheit.* Stuttgart 2014 (=2014b)

DERS.: *Den kranken Menschen verstehen. Für eine Medizin der Zuwendung.* Freiburg 2015.

DERS.: *Werte für die Medizin. Warum die Heilberufe ihre Identität verteidigen müssen.* München 2018 (= 2018a).

Ders.: «Beschleunigen heißt unterbrechen. Zur Bedeutung der Geduld in der Medizin». In: Matthiessen (Hg.) 2018, S. 121 – 132 (= 2018b).

Ders.: «Medizin und Menschenbild. Eine Kritik anthropologischer Leitbilder der modernen Medizin». In: Maio, Giovanni; Clausen, Jens; Müller, Oliver (Hg.): *Mensch ohne Maß? Reichweite und Grenzen anthropologischer Argumente in der biomedizinischen Ethik.* Freiburg und München 2008, S. 215 – 229.

Ders.: «Gefangen im Übermaß an Ansprüchen und Verheißungen. Zur Bedeutung des Schicksals für das Denken der modernen Medizin». In: Maio, Giovanni (Hg.): *Abschaffung des Schicksals? Menschsein zwischen Gegebenheit des Lebens und medizinisch-technischer Gestaltbarkeit.* Freiburg 2011, S. 10 – 48.

Ders.: «Wenn Prozesse wichtiger sind als Worte. Zur Gefährdung einer personalen Medizin durch die Übermacht von Naturwissenschaft und Ökonomie». In: Maio, Giovanni (Hg.): *Macht und Ohnmacht des Wortes. Ethische Grundfragen einer personalen Medizin.* Göttingen 2012 (b), S. 13 – 32.

Mastragostino, Matteo und Ranghiasci, Alessandro: *Primo Levi.* Wien 2019.

Matthiessen, Peter F. (Hg.): *Patientenorientierung und Professionalität.* Bad Homburg 2010

Ders.: «Der Hochschulgedanke Rudolf Steiners und die Universität Witten/Herdecke». In: Heusser, Peter; Weinzirl, Johannes (Hg.) 2014, S. 267 – 331.

Ders.: «Die Bedeutung der Zeit in der Medizin. Für eine zeitliche Kultivierung der Patient-Arzt-Begegnung». In: Matthiessen, Peter (Hg.): *Für eine zeitliche Kultivierung der Patient-Arzt-Begegnung.* Kulmbach 2018, S. 19 – 96.

Ders.: «Das Erfordernis einer Erweiterung des Zeitbegriffs für eine spirituelle Anthropologie und eine biographieorientierte Medizin». Ebd., S. 233 – 283.

Mitscherlich, Alexander: *Freiheit und Unfreiheit in der Krankheit. Das Bild des Menschen in der Pychotherapie.* Hamburg 1946.

Ders.: *Die Idee des Friedens und die menschliche Aggressivität. Vier Versuche.* Frankfurt a. M. 1969.

Ders.: *Ein Leben für die Psychoanalyse. Anmerkungen zu meiner Zeit.* Frankfurt a. M. 1980.

Ders.: *Gesammelte Schriften.* 10 Bände. Hg. Menne, Klaus. Frankfurt a. M. 1983.

Mitscherlich, Alexander; Mielke, Fred: *Das Diktat der Menschenverachtung.* Heidelberg 1947.

Dies.: *Wissenschaft ohne Menschlichkeit. Medizinische und eugenische Irrwege unter Diktatur, Bürokratie und Krieg.* Heidelberg 1949.

Dies.: *Medizin ohne Menschlichkeit. Dokumente des Nürnberger Ärzteprozeses.* Frankfurt a. M. 1960 (1978, 1995, 2012).

Morgenstern, Christian: *Ein Leben in Briefen.* Hg. Morgenstern, Margareta. Wiesbaden 1952.

Müller, Thomas; Ricken, Desiree: «Alexander Mitscherlichs ‹politische Psychoanalyse›, seine Beziehungen zur Humanmedizin und die bundesdeutsche Öffentlichkeit». In: *Tel Aviver Jahrbuch für deutsche Geschichte,* 32, 2004, S. 219 – 257.

Müller-Busch, Christof: *Abschied braucht Zeit.* Frankfurt a. M. 2012.

Ders.: «Abschied braucht Zeit: Sinn und Zeit bei Sterbenskranken». In: Matthiessen (Hg.) 2018, S. 303 – 321.

Neuhaus, Günter Alexander; Seidler, Eduard

(Hg.): *Pluralität in der Medizin. Der geistige und methodische Hintergrund.* Frankfurt 1980.

Paracelsus (Theophrast von Hohenheim): *Sämtliche Werke.* 1. Abteilung. Hg. Sudhoff, Karl. 11. Band. München und Berlin 1928.

Penselin, Cora: «Bemerkungen zu den Vorwürfen, Viktor von Weizsäcker sei in die nationalsozialistische Vernichtungspolitik verstrickt gewesen». In: Benzenhöfer (Hg.) 1994, S. 123 – 137.

Peter, Jürgen: *Der Nürnberger Ärzteprozess im Spiegel seiner Aufarbeitung anhand der drei Dokumentensammlungen von Alexander Mitscherlich und Fred Mielke.* Münster 1994.

Ders.: *Der Einbruch der Rassenhygiene in die Medizin – Auswirkung rassenhygienischen Denkens auf Denkkollektive und medizinische Fachgebiete von 1918 bis 1934.* Frankfurt a. M. 2004.

Peter, Jürgen; Baader, Gerhard (Hg.): *Public Health, Eugenik und Rassenhygiene in der Weimarer Republik und im Nationalsozialismus. Gesundheit und Krankheit als Vision der Volksgemeinschaft.* Frankfurt a. M. 2018.

Petersen, Hans-Christian und Zankel, Sönke: «Werner Catel – ein Protagonist der «Kindereuthanasie» und seine Nachkriegskarriere». In: *Medizinhistorisches Journal*, Band 38, 2003, S. 139 – 173.

Platen-Hallermund, Alice: *Die Tötung Geisteskranker in Deutschland. Aus der Ärztekommission beim Amerikanischen Militärgericht.* Frankfurt a. M. 1948.

Priemel, Kim C.; Stiller, Alexa (Hg.): *NMT. Die Nürnberger Militärtribunale zwischen Geschichte, Gerechtigkeit und Rechtschöpfung.* Hamburg 2013.

Rheinberger, Hans-Jörg: «Molekulare Genetik als

Paradigma? Gentechnologie im Blick von Wissenschaftstheorie und medizinischer Ethik». In: Schott (Hg.) 1996.

Rilke, Rainer Maria: *Die Gedichte.* Frankfurt a. M. 1986.

Rilke, Rainer Maria; Zwetajewa, Marina: *Ein Gespräch in Briefen.* Hg. Asadowski, Konstantin M. Frankfurt a. M. und Leipzig 1992.

Rimpau, Wilhelm: «Viktor von Weizsäcker im Nationalsozialismus». In: Hohendorf, Gerrit; Magull-Seltenreich, Achim (Hg.) 1990, S. 113 – 130.

Ders. (Hg.): *Viktor von Weizsäcker. Warum wird man krank? Ein Lesebuch.* Frankfurt a. M. 2008.

Rothschuh, Karl: *Geschichte der Physiologie.* Berlin 1953.

Ders.: *Konzepte der Medizin in Vergangenheit, Gegenwart und Zukunft.* Stuttgart 1978.

Rotzoll, Maike und Hohendorf, Gerrit: «Die Psychiatrisch-Neurologische Klinik». In: W. U. Eckart, V. Sellin, E. Wolgast (Hg.): *Die Universität Heidelberg im Nationalsozialismus.* 2006, S. 990 – 1039.

Rubenfeld, Sheldon; Benedict, Susan (Ed.): *Human Subjects Research after the Holocaust.* Heidelberg und New York 2014.

Safrankski, Rüdiger: *Schiller oder Die Erfindung des Deutschen Idealismus.* München und Wien 2004.

Samuel, Jean und Deyfus, Jean-Marc: *Il m'appelait Pikolo. Un compagnon de Primo Levi raconte.* Paris 2007.

Schermann, Zoltán: «Sterbeprozess und Schicksal». In: *Der Europäer*, 12, 2017, S. 12 – 17.

Schiller, Friedrich: *Briefe.* Hg. Buchwald, Reinhard. Leipzig 1943.

Ders.: *Sämtliche Werke in 5 Bänden.* Hg. Alt, Peter-André; Meier, Albert; Riedel, Wolfgang. München und Wien 2004.

Schipperges, Heinrich: *Utopien der Medizin. Geschichte und Kritik der ärztlichen Ideologie des 19. Jahrhunderts.* Salzburg 1968.

Ders.: *Weltbild und Wissenschaft. Eröffnungsreden zu den Naturforscherversammlungen 1822 – 1972.* Hildesheim 1976.

Ders.: *Kosmos anthropos. Entwürfe zu einer Philosophie des Leibes.* Stuttgart 1981.

Ders.: *Homo patiens. Zur Geschichte des kranken Menschen.* München und Zürich 1985.

Ders.: *Medizin in Bewegung. Geschichte und Schicksal.* Heidelberg 1990.

Schlüter, Reinhard: *Leben für eine humane Medizin. Alice Riccardi-von Platen – Psychoanalytikerin und Protokollantin des Nürnberger Ärzteprozesses.* Frankfurt a. M. 2012.

Schmidt, Gerhard: *Selektion in der Heilanstalt, 1939 – 1945.* Berlin 1965.

Schmuhl, Hans-Walter: *Rassenhygiene, Nationalsozialismus, Euthanasie. Von der Verhütung zur Vernichtung lebensunwerten Lebens.* Göttingen 1987.

Ders.: «Die Patientenmorde». In: Ebbinhaus/Dörner (Hg.) 2001, S. 295 – 328.

Ders.: *Grenzüberschreitungen. Das Kaiser-Wilhelm-Institut für Anthropologie, menschliche Erblehre und Eugenik, 1927 – 1945.* Göttingen 2005.

Ders.: «Eugenik und Rassenanthropologie». In: Jütte (Hg.) 2011, S. 24 – 38. (= 2011a)

Ders.: «Konfessionell gebundene Krankenversorgung». In: Jütte (Hg.) 2011, S. 63 – 74. (= 2011b)

DERS.: «Zwangsterilisation». In: JÜTTE (HG.) 2011, S. 201 – 213. (= 2011c)

DERS.: «Euthanasie» und Krankenmord. In: JÜTTE (HG.) 2011, S. 214 – 255. (= 2011d)

SCHOTT, HEINZ (HG.): *Meilensteile der Medizin.* Dortmund 1996.

SCHUHMACHER, JOSEF: *Die Anfänge der abendländischen Medizin in der griechischen Antike.* Stuttgart 1965.

SEIDEL, ROLF: «Die Sachverständigen Werner Leibbrand und Andrew C. Ivy». In: EBBINGHAUS/DÖRNER (HG.) 2001, S. 358 – 373.

SEIDLER, EDUARD: *Geschichte der Pflege des kranken Menschen.* Stuttgart 1977.

DERS.: *Die Medizinische Fakultät der Albert-Ludwigs-Universität Freiburg im Breisgau: Grundlagen und Entwicklungen.* Berlin 1991.

DERS.: *Jüdische Kinderärzte 1933 – 1945: entrechtet, geflohen, ermordet.* Basel 2007.

SEIDLER, EDUARD (HG.): *Wörterbuch medizinischer Grundbegriffe.* Freiburg 1979.

SEIDLER, EDUARD UND LEVEN, KARL-HEINZ: *Geschichte der Medizin und Krankenpflege.* Stuttgart 2003.

SELG, PETER: *Vom Logos menschlicher Physis. Die Entfaltung einer anthroposophischen Humanphysiologie im Werk Rudolf Steiners.* Dornach 2000.

DERS.: *Gerhard Kienle. Leben und Werk.* 2 Bände. Dornach 2003.

DERS.: *Krankheit, Heilung und Schicksal des Menschen. Über Rudolf Steiners geisteswissenschaftliches Pathologie- und Therapieverständnis.* Dornach 2004.

DERS.: *Der therapeutische Blick. Rudolf Steiner sieht Kinder.* Dornach 2005 (=2005a)

DERS.: *Friedrich Schiller. Die Geistigkeit des Willens.* Dornach 2005 (=2005b).

DERS.: *Rainer Maria Rilke und Franz Kafka. Lebensweg und Krankheitssschicksal im 20. Jahrhundert.* Dornach 2007.

DERS.: *«Alles ist unvergessen». Paul Celan und Nelly Sachs.* Dornach 2008.

DERS.: *Überleben in Auschwitz. Elie Wiesel, Ruth Klüger, Ruth Elias, Primo Levi, Viktor Frankl.* Arlesheim 2010.

DERS.: «‹Die geistige Dimension des Menschen?› Zur Entwicklung der medizinischen Anthropologie im 20. Jahrhundert». In: HEUSSER/SELG 2011, S. 35 – 113.

DERS.: *Was heißt und zu welchem Ende studiert man Anthroposophische Medizin?* Arlesheim 2016.

DERS.: *Gerhard Kienle und die Universität Witten-Herdecke. Ärztliche Ausbildung und Ethik.* Arlesheim 2017 (=2017a).

DERS.: *Der Mut des Heilens. Über Ita Wegman.* Arlesheim 2017 (=2017b).

DERS.: *Der Wille zur Zukunft.* Arlesheim 2018.

DERS.: *Rudolf Steiner, die Anthroposophie und der Rassismus-Vorwurf. Gesellschaft und Medizin im totalitären Zeitalter.* Arlesheim 2020.

SEUBOLD, GÜNTER: *Der idealische Körper. Philosophische Reflexionen über die Machtergreifung der Körpertechnologien.* Bonn 2008.

DERS. (HG.): *Humantechnologie und Menschenbild.* Bonn 2006.

SIMON, MICHAEL: *Die Ökonomisierung des Krankenhauses. Der wachsende Einfluss ökonomischer Ziele auf patientenbezogene Entscheidungen.* Berlin 2001.

SNYDER, TIMOTHY: *On Tyranny. Twenty Lessons from the Twenthieth Century.* London 2017.

SOLDNER, GEORG: «Spirituelle Aspekte der Individualität im Kontext der modernen Medizin». In: HEUSSER/WEINZIRL (HG.) 2015, S. 159 – 171.

STEINER, RUDOLF: *Anthroposophische Menschenerkenntnis und Medizin.* GA 319. Dornach 1982.

DERS.: *Quellentexte für die Wissenschaften. Texte zur Medizin. Band 3: Physiologische Menschenkunde. Band 4: Pathologie und Therapie.* HG. SELG, PETER. Dornach 2004.

STENGEL, KATHARINA: *Hermann Langbein. Ein Auschwitz-Überlebender in den erinnerungspolitischen Konflikten der Nachkriegszeit.* Frankfurt a. M. 2012.

STINGELIN, MARTIN: *Biopolitik und Rassismus.* Frankfurt a. M. 2003.

SÜSS, WINFRIED: *Der «Volkskörper» im Krieg. Gesundheitspolitik, Gesundheitsverhältnisse und Krankenmord im nationalsozialistischen Deutschland 1939 – 1945.* München 2003.

DERS.: «Standeswesen». In: JÜTTE (HG.) 2011, S. 53 – 62.

THOMSON, IAN: *Primo Levi.* London 2002.

TRÖHLER, ULRICH; REITER-THEIL, STELLA (HG.): *Ethik und Medizin 1947 – 1997. Was leistet die Kodifizierung von Ethik?* Göttingen 1997.

UEBERSCHÄR, GERD (HG.): *Der Nationalsozialismus vor Gericht. Die alliierten Prozesse gegen Kriegsverbrecher und Soldaten 1943 – 1952.* Frankfurt a. M. 1999.

UEXKÜLL, THURE VON: «Geleitwort». In: ULRICH 1997, S. V – VI.

UEXKÜLL, THURE; WESIACK, WOLFGANG: *Theorie der Humanmedizin. Grundlagen ärztlichen Denkens und Handelns.* München 1988.

ULRICH, GERALD: *Biomedizin. Die folgenschweren Wandlungen des Biologiebegriffs.* Stuttgart 1997.

Virt, Günter: «Vom Informieren zum heilsamen Wort in der Medizin». In: Maio, (Hg.) 2012, S. 272 – 287.

Vogd, Werner: *Ärztliche Entscheidungsprozesse des Krankenhauses im Spannungsfeld von System- und Zweckrationalität.* Berlin 2004.

Weindling, Paul: «Alexander Mitscherlich und die deutsche Medizinische Kommission beim Nürnberger Ärzteprozess». In: Woelk (Hg.) 2003, S. 69 – 85.

Ders.: «Der Nürnberger Ärzte-Prozess: Entstehungsgeschichte, Verlauf, Nachwirkungen». In: Priemel/Stiller (Hg.) 2013, S. 158 – 193.

Weingart, Peter; Kroll, Jürgen, Bayertz, Kurt: *Rasse, Blut und Gene. Geschichte der Eugenik und Rassenhygiene in Deutschland.* Frankfurt a. M. 1992.

Weizsäcker, Viktor von: *Gesammelte Schriften.* 10 Bände. Hg. Achilles, Peter; Janz, Dieter; Schrenk, Martin; von Weizsäcker, Carl Friedrich. Zehn Bände. Frankfurt a. M. 1986 – 2005.

Werner, Frank (Hg.): *Schaumburger Nationalsozialisten. Täter, Komplizen, Profiteure.* Bielefeld 2009.

Wess, Ludger: *Die Träume der Genetik. Gentechnische Utopien von sozialem Fortschritt.* Nördlingen 1989.

Wiesing, Urban (Hg.): *Ethik in der Medizin. Ein Studienbuch.* Stuttgart 2012.

Woelk, Wolfgang (Hg.): *Nach der Diktatur. Die Medizinische Akademie Düsseldorf vom Ende des Zweiten Weltkriegs bis in die 1960er Jahre.* Essen 2003.

Wolters, Christine: «Humanexperimente aus Überzeugung. Gerhard Rose – Vizepräsident des Robert-Koch-Instituts». In: Werner (Hg.) 2009, S. 407 – 444.

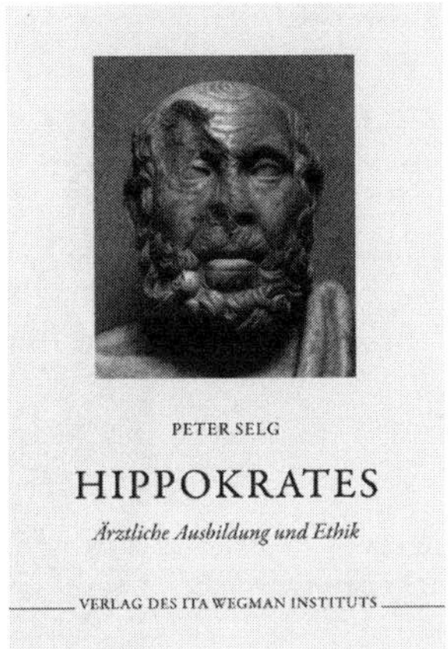

Peter Selg

Hippokrates

Ärztliche Ausbildung und Ethik

112 Seiten, 5 Abb., Broschur

ISBN 978-3-905919-65-3

Die hier vorgelegte Studie zu Hippokrates und der Ärzteschule von Kos basiert auf einer Vorlesungsfolge zur Ideengeschichte der Medizin und ärztlichen Bewusstseinsbildung an der Universität Witten-Herdecke (Studium fundamentale/Integriertes Begleitstudium Anthroposophische Medizin).

«Überhaupt muss man sich das Vorhergegangene klarmachen, erkennen das Gegenwärtige, voraussagen das Kommende. Diese Probleme gründlich durchdenken. Grundsatz bei der Behandlung der Kranken: stets zweierlei im Auge haben: helfen oder wenigstens nicht schaden. Die Kunst hat drei Elemente: die Krankheit, die Kranken und den Arzt. Der Arzt ist der Diener der Kunst. Die Krankheit bekämpfen muss der Kranke mit Hilfe des Arztes.»

(Epidemien Buch I. Corpus Hippocraticum)

VERLAG DES ITA WEGMAN INSTITUTS

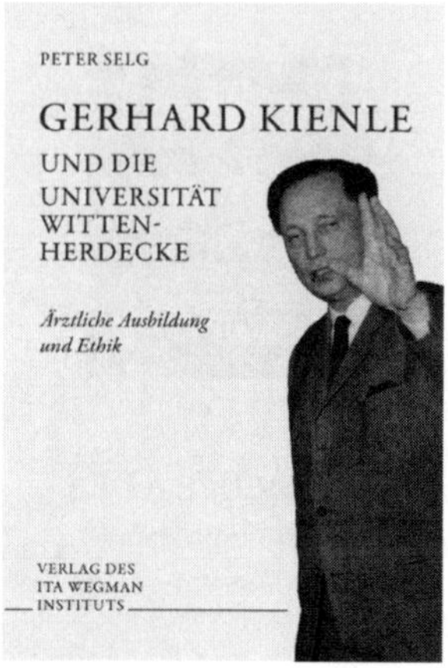

Peter Selg

Gerhard Kienle und die Universität Witten-Herdecke

Ärztliche Ausbildung und Ethik

160 Seiten, Broschur

ISBN 978-3-905919-87-5

Die Monografie beschreibt Gerhard Kienles Konzeption der Universität Witten/Herdecke und ihres modellhaften Medizinstudienganges in der Auseinandersetzung mit gesellschaftspolitischen und medizinethischen Herausforderungen der Gegenwart und Zukunft, 33 Jahre nach der Gründung der Universität. Gerhard Kienle schrieb 1982: «Wir müssen die Fragen des freien Geisteslebens lösen; die Antworten müssen wahr sein. Es muss unter uns die andere Individualität, den Willen des anderen zu akzeptieren, Gestalt und soziale Wirklichkeit werden.»

VERLAG DES ITA WEGMAN INSTITUTS

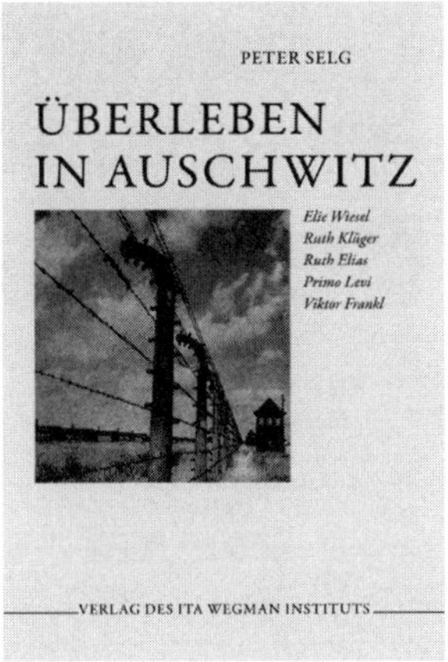

Peter Selg

Überleben in Auschwitz

Elie Wiesel – Ruth Klüger – Ruth Elias – Primo Levi – Viktor Frankl

176 Seiten, 6 Abb., Broschur

ISBN 978-3-905919-23-3

«Die Tatsache, dass ich überlebt habe und unbeschadet heimgekehrt bin, ist meines Erachtens hauptsächlich dem Glück geschuldet … Vielleicht hat mir auch mein nie erlahmendes Interesse am menschlichen Geist geholfen und mein Wille, nicht nur zu überleben (den teilten viele), sondern zu überleben mit dem konkreten Ziel, zu erzählen, was wir erfahren und durchgemacht haben. Und schließlich hat dabei vielleicht auch der von mir hartnäckig bewahrte Wille mitgespielt, stets, auch in düsteren Tagen, in meinen Gefährten und in mir selbst Menschen zu erkennen und keine Dinge und mich somit jener Erniedrigung und Demoralisierung zu entziehen, die viele in den geistigen Schiffbruch geführt hat.» (Primo Levi) Das Buch berichtet von den Überlebenswegen von fünf Auschwitz-Häftlingen, den äußeren und inneren Umständen ihrer Rettung.

VERLAG DES ITA WEGMAN INSTITUTS

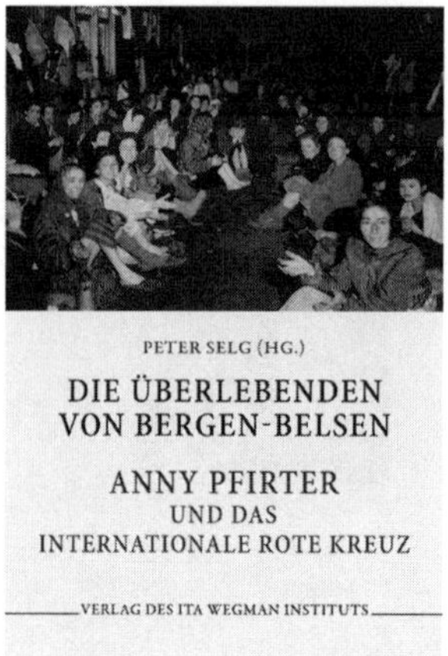

Peter Selg (Hg.)

Die Überlebenden von Bergen-Belsen

Anny Pfirter und das Internationale Rote Kreuz

120 Seiten, 17 Abb., Broschur

ISBN 978-3-906947-03-7

Die Krankenschwester Anny Pfirter (*1911, Pratteln – †1989, Arlesheim) gehörte zu der Schweizer Ärzte-Mission des Internationalen Roten Kreuzes, die sich nach der Befreiung des Lagers Bergen-Belsen um die Überlebenden kümmerte. In den folgenden Jahren arbeitete sie für die vielen «displaced persons» in Deutschland und leitete von 1952 bis 1971 die «Section pour le personnel sanitaire» und die «Section pour les invalides de guerre» des Internationalen Komitees vom Roten Kreuz (IKRK, Genf) mit internationalen Kriseneinsätzen. Außerhalb ihrer IKRK-Tätigkeit engagierte sich Anny Pfirter für die Aus- und Weiterbildung im Bereich der anthroposophischen Krankenpflege in Arlesheim.
In ihrem Nachlass fanden sich bemerkenswerte Texte, in denen sie einige ihrer inneren Erfahrungen in Todesnähe sowie in anderen Grenzsituationen festhielt.

VERLAG DES ITA WEGMAN INSTITUTS

ITA WEGMAN INSTITUT FÜR ANTHROPOSOPHISCHE GRUNDLAGENFORSCHUNG

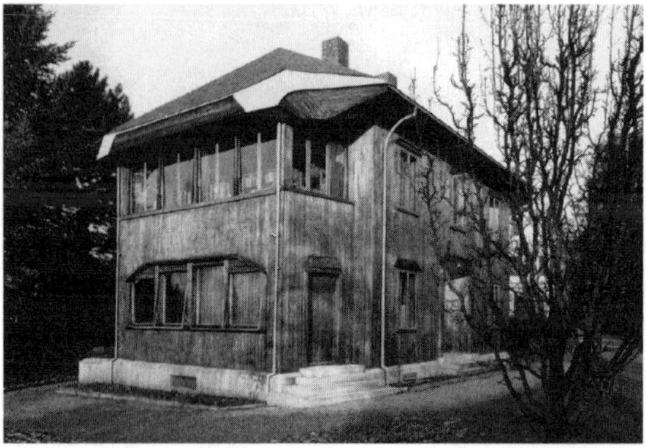

Im Ita Wegman Institut für anthroposophische Grundlagenforschung wird die von Dr. phil. Rudolf Steiner (1861 – 1925) in Schrift- und Vortragsform entwickelte anthroposophische Geisteswissenschaft ideengeschichtlich aufgearbeitet, unter werkbiographischer Akzentuierung und im Kontext der Wissenschafts- und Sozialgeschichte des 19. und 20. Jahrhunderts.
Das Institut unterhält mehrere, öffentlich zugängliche Arbeitsarchive, die auf den Nachlässen von wegweisenden Mitarbeitern Rudolf Steiners beruhen, insbesondere im Bereich der Medizin, Heilpädagogik und Pädagogik.
Die Arbeiten des Ita Wegman Instituts werden von verschiedenen Stiftungen – in erster Linie der Software AG-Stiftung (Darmstadt) – sowie einem internationalen Freundes- und Förderkreis unterstützt.

Pfeffinger Weg 1A · CH 4144 Arlesheim · Schweiz
Leitung: Prof. Dr. P. Selg
www.wegmaninstitut.ch · E-Mail: sekretariat@wegmaninstitut.ch